W0260417

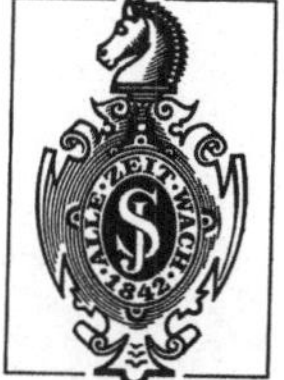
ALLE · ZEIT · WACH · 1842

Ärztliche Maßnahmen aus psychologischer Sicht – Beiträge zur medizinischen Psychologie

Herausgegeben von
Jörn W. Scheer und Elmar Brähler

Mit 13 Abbildungen

Springer-Verlag
Berlin Heidelberg New York Tokyo 1984

Prof. Dr. phil. Dipl.-Psych. Jörn W. Scheer
Priv.-Doz. Dr. rer. biol. hum. Dipl.-Math. Elmar Brähler

Zentrum für Psychosomatische Medizin
des Klinikums der Justus-Liebig-Universität Gießen
Abteilung Medizinische Psychologie
Friedrichstraße 36
6300 Gießen

ISBN-13: 978-3-540-13184-7 e-ISBN-13: 978-3-642-69588-9
DOI:10.1007/978-3-642-69588-9

CIP-Kurztitelaufnahme der Deutschen Bibliothek
Ärztliche Maßnahmen aus psychologischer Sicht: Beitr. zur med. Psychologie / hrsg. von Jörn W. Scheer u. Elmar Brähler. — Berlin; Heidelberg; New York; Tokyo: Springer, 1984.
NE: Scheer, Jörn W. [Hrsg.].

Satz: Jürgen Kleindienst Offsetdruck, Berlin, Druck: Hartmann, Berlin, Einband: Lüderitz + Bauer, Berlin
2141/3020 — 543210

Autorenverzeichnis

Prof. Dr. phil. Dipl.-Psych. Dieter Beckmann, Zentrum für Psychosomatische Medizin des Klinikums der Justus-Liebig-Universität Gießen, Abteilung Medizinische Psychologie, Friedrichstr. 36, 6300 Gießen

Dr. med. Heinz Böker, Zentrum für Psychiatrie des Klinikums der Justus-Liebig-Universität Gießen, Am Steg 22, 6300 Gießen

Dr. med. Elfrun Bork, Gynäkologin, Neuen Bäue 22, 6300 Gießen

Priv.-Doz. Dr. rer. biol. hum. Dipl.-Math. Elmar Brähler, Zentrum für Psychosomatische Medizin des Klinikums der Justus-Liebig-Universität Gießen, Abteilung Medizinische Psychologie, Friedrichstr. 36, 6300 Gießen

Prof. Dr. rer. soc. Dipl.-Psych. Susanne Davies-Osterkamp, Rheinische Landesklinik, Universitätsklinik für Psychotherapie, Bergische Landstraße 2, 4000 Düsseldorf 12

Dipl.-Psych. Ingo Gerlach, Zentrum für Psychosomatische Medizin des Klinikums der Justus-Liebig-Universität Gießen, Abteilung Medizinische Psychologie, Friedrichstr. 36, 6300 Gießen

Prof. Dr. med. Herbert Heckers, Zentrum für Innere Medizin des Klinkums der Justus-Liebig-Universität Gießen, Klinikstr. 36, 6300 Gießen

Dr. med. Peter Heller, Chefarzt der Anästhesie- und Intensivabteilung der Kinderklinik St. Katharinen, Zurmaienerstr. 10, 5500 Trier

Dr. med. Josef Holzki, Chefarzt der Anästhesie-Abteilung des Städt. Kinderkrankenhauses, Amsterdamer Str. 59, 5000 Köln 60

Dipl.-Math. Manfred Jäger, Zentrum für Psychosomatische Medizin des Klinikums der Justus-Liebig-Universität Gießen, Abteilung Medizinische Psychologie, Friedrichstr. 36, 6300 Gießen

Dr. med. Burghard F. Klapp, Zentrum für Innere Medizin des Klinikums der Justus-Liebig-Universität Gießen, Klinikstr. 36, 6300 Gießen

Dr. med. Christine Klapp, Lehrkrankenhaus Wetzlar, Forsthausstr. 1, 6330 Wetzlar 1

Dipl.-Psych. Hildegard Klein, Zentrum für Psychosomatische Medizin des Klinikums der Justus-Liebig-Universität Gießen, Abteilung Medizinische Psychologie, Friedrichstr. 36, 6300 Gießen

Dr. med. Jürgen Kleinstein, Zentrum für Frauenheilkunde und Geburtshilfe des Klinikums der Justus-Liebig-Universität Gießen, Klinikstr. 32, 6300 Gießen

Dr. med. Wolfgang Kober, St. Martinus-Krankenhaus, 5960 Olpe

Wilfried Laubach MA, Zentrum für Psychosomatische Medizin des Klinikums der Justus-Liebig-Universität Gießen, Abteilung Medizinische Psychologie, Friedrichstr. 36, 6300 Gießen

Cand. med. Alfons Lindemann, Schiffenberger Weg 28, 6300 Gießen

Dr. med. Ulrich Madalschek, Lehrkrankenhaus Wetzlar, Forsthausstr. 1, 6330 Wetzlar

Dr. med. Michael Peter Maiwald, Zentrum für Chirurgie des Klinikums der Justus-Liebig-Universität Gießen, Klinikstr. 29, 6300 Gießen

Dipl.-Psych. Annelene Meyer, Zentrum für Psychosomatische Medizin des Klinikums der Justus-Liebig-Universität Gießen, Abteilung Medizinische Psychologie, Friedrichstr. 36, 6300 Gießen

Dr. med. Klaus Möhlen, Zentrum für Psychosomatische Medizin des Klinikums der Justus-Liebig-Universität Gießen, Ludwigstr. 76, 6300 Gießen

Dr. med. Peter Möhring, Zentrum für Psychosomatische Medizin des Klinikums der Justus-Liebig-Universität Gießen, Friedrichstr. 33, 6300 Gießen

Prof. Dr. med. Dr. phil. Petra Netter, Fachbereich 06 — Psychologie — der Justus-Liebig-Universität Gießen, Otto-Behagel-Str. 10, 6300 Gießen

Prof. Dr. med. Diethard Neubüser, Zentrum für Frauenheilkunde und Geburtshilfe des Klinikums der Justus-Liebig-Universität Gießen, Klinikstr. 32, 6300 Gießen

Prof. Dr. med. Gerhard Neuhäuser, Zentrum für Kinderheilkunde des Klinikums der Justus-Liebig-Universität Gießen, Abteilung Neuropädiatrie, Feulgenstr. 12, 6300 Gießen

Dr. biol. hom. Annegret Overbeck, Heil- und Sonderpädagogin, Zentrum für Psychosomatische Medizin des Klinikums der Justus-Liebig-Universität Gießen, Funktionsbereich Familientherapie, Friedrichstr. 35, 6300 Gießen

Dipl.-Psych. Helmut Saile, Fachbereich I — Psychologie — der Universität Trier, Schneidershof, 5500 Trier

Dr. biol. hom. Dipl.-Psych. Annemarie Salm, Zentrum für Psychosomatische Medizin des Klinikums der Justus-Liebig-Universität Gießen, Abteilung Medizinische Psychologie, Friedrichstr. 36, 6300 Gießen

Prof. Dr. phil. Dipl.-Psych. Jörn W. Scheer, Zentrum für Psychosomatische Medizin des Klinikums der Justus-Liebig-Universität Gießen, Abteilung Medizinische Psychologie, Friedrichstr. 36, 6300 Gießen

Prof. Dr. phil. Dipl.-Psych. Lothar R. Schmidt, Fachbereich I — Psychologie — der Universität Trier, Schneidershof, 5500 Trier

Prof. Dr. med. Konrad Schwemmle, Zentrum für Chirurgie des Klinikums der Justus-Liebig-Universität Gießen, Klinikstr. 29, 6300 Gießen

Dr. med. Barbara Wirsching, Kinderärztin, Am Zollstock 11, 6300 Gießen

Prof. Dr. med. Michael Wirsching, Zentrum für Psychosomatische Medizin des Klinikums der Justus-Liebig-Universität Gießen, Friedrichstr. 28, 6300 Gießen

Vorwort

Wenn ärztliche Maßnahmen aus psychologischer Sicht betrachtet werden, dann könnte der Verdacht aufkommen, es sollten Verhaltensweisen einer Berufsgruppe mit dem Instrumentarium einer anderen Berufsgruppe gleichsam seziert und die Ergebnisse einer interessierten Öffentlichkeit preisgegeben werden. Angesichts der berufspolitischen Kontroversen, die zwischen Ärzten und Psychologen nach wie vor bestehen — man denke an die umstrittene Frage der eigenständigen psychotherapeutischen Tätigkeit von Psychologen — wäre ein solches Vorgehen ganz sicher nicht geeignet, die medizinisch-psychologische Kooperation zu fördern, die u. E. im Interesse der Sache, und das heißt hier der Gesundheit der Patienten, dringend angezeigt ist. Es ist aber vielmehr das Ziel dieses Buches, an Beispielen gerade die Möglichkeiten zur Zusammenarbeit von Ärzten und Psychologen aufzuzeigen.

Zunehmend interessieren sich auch Ärzte für das, was außerhalb der ärztlichen Maßnahmen mit den Patienten geschieht: die Auseinandersetzung mit dem Kranksein überhaupt, die vorbereitende Beschäftigung mit den medizinischen Maßnahmen und auch die psychologische Verarbeitung danach. Da sie in der Regel nicht über die Möglichkeiten verfügen, derartige Phänomene selbst wissenschaftlich zu untersuchen, nehmen sie mehr und mehr die Hilfe von empirisch arbeitenden Psychologen in Anspruch. Solche Psychologen, die zudem noch mit den medizinischen Handlungsfeldern vertraut sind und gewissermaßen mit den ärztlichen Bemühungen sympathisieren, finden sich neuerdings vor allem in den medizinpsychologischen Abteilungen der medizinischen Fachbereiche, die ursprünglich vor gut zehn Jahren zur Erteilung eines psychologischen Grundlagenunterrichts für Medizinstudenten eingerichtet worden sind.

Den meisten Beiträgen in diesem Buche ist gemeinsam, daß sie medizinisches Handeln auf psychologische Voraussetzungen, Bedingungen und Implikationen hin betrachten: Herzoperationen (Salm u. Davies-Osterkamp), Operationen bei Kindern (Schmidt et. al), Magenoperationen (Möhlen u. Brähler), Aufklärung vor Operationen (Jäger, Maiwald et al.), Intensivtherapie (Laubach et al.), Karzinomtherapie (Möhring), Infarkttherapie (B. F. Klapp u. Scheer) und -prävention (C. Klapp et al.). Im letztgenannten Beitrag berühren sich bereits individuumzentrierte Betrachtung und die Einbeziehung von Bezugspersonen. Letztere wird zum Thema in der Familientherapie, die nicht nur bei gestörten Familien angezeigt sein kann, sondern auch, wenn nur ein Familienmitglied „Indexpatient" ist (Klein et al.), und bei der psychischen Verarbeitung einer Risikogeburt durch die Eltern (Böker et al.). Ein weiterer Schwerpunkt gilt Patienten (genauer: Patientinnen), die eigentlich nicht krank sind: In der Geburtshilfe gehören die ärztlichen Maßnahmen zur normalen Lebenswelt fast jeder Familie (Jäger, Kober et al.; Jäger, Lindemann et al.). Geradezu zwingend nahegelegt wird eine psychologische Betrachtungsweise bei Maßnahmen, die weit in den Intimbereich hineinreichen: bei Sterilisation (Bork et al.) und Refertilisierung (Meyer et al.). Im Grenzbereich zwischen somatischer und psychologischer Medizin liegt das Verhältnis von „objektiven" Befunden und „subjektiven" Beschwerden (Brähler u. Scheer), insbesondere Schmerzen (Netter). In einigen Beiträgen wird die praktische Zusammenarbeit zwischen Ärzten und Psychologen/Psychotherapeuten direkt behandelt (M. Wirsching, B. Wirsching). Schließlich halten wir die Erörterung bestimmter Grundfragen im Verhältnis zwischen Medizin und Psychologie (Beckmann) bzw. zwischen Ärzten und Psychologen (Scheer) zum gegenwärtigen Zeitpunkt noch für angebracht.

Die Mehrzahl der hier zusammengestellten Beiträge ist von Ärzten und Psychologen gemeinsam verfaßt worden. Ärzte und Psychologen legen gewissermaßen ihr Fachwissen zusammen, um dem Ziel einer patientenorientierten medizinischen Betreuung näherzukommen. Daß dabei der den Ärzten vertraute, nicht unbeträchtliche Bestand an Fremdwörtern noch um ein weiteres Kontingent von den Psychologen geläufigen Fachausdrücken „bereichert" wird, sollte den Leser nicht abschrecken: Fachwörter haben nun einmal den Vorzug, aufgrund allgemeiner Übereinkunft präziser definiert zu sein als diejenigen Ausdrücke der Alltagssprache, mit denen man „alles einfacher sagen" könnte.

Der unterschiedliche Stand der Erforschung der Themen in diesem erst neuerdings erschlossenen Feld bedingt auch eine Vielfalt von Ansätzen sowohl in der Untersuchung als auch in der Darstellung. So finden sich zusammenfassende Beiträge neben der Darstellung empirischer Befunde und Erfahrungs- und Fallberichten. Für eine Art Handbuch der praktischen Psychologie in der Medizin ist es u. E. zum gegenwärtigen Zeitpunkt noch zu früh.

Ein Teil der Beiträge wurde ursprünglich für ein Symposion über „Medizinische Psychologie und klinische Medizin" erarbeitet, das im Dezember 1982 in Gießen stattfand. Die Mehrzahl wurde speziell für diesen Band geschrieben. Das inhaltliche Spektrum spiegelt die Interessen und die Arbeitsschwerpunkte der Gießener medizinpsychologischen Arbeitsgruppe und ihr nahestehender Ärzte, Psychotherapeuten und Psychologen wider. Wir wünschen uns, daß diese „Beiträge" zu „Bausteinen" einer zukünftigen umfassenden medizinischen Psychologie für Klinik und Praxis werden mögen.

Gießen, im September 1983

Jörn W. Scheer
Elmar Brähler

Inhaltsverzeichnis

Arzt, Patient und Familie

Schmerzen und Beschwerden

Arzt und Psychologe

Arzt und Psychologe als Partner — Chancen einer Medizinpsychologie

Jörn W. Scheer

Medizin und Psychologie

Wie nicht selten bei Wissenschaften, die über einen gemeinsamen Gegenstand verfügen, haben Medizin und Psychologie seit über 100 Jahren Gemeinsamkeiten in ihrer Tradition, die sie teils verbinden, teils trennen. Kooperation und Konfrontation auf wissenschaftlicher, praktischer, ideologischer und materieller Ebene kennzeichnen bis heute das Verhältnis zwischen beiden Disziplinen. Zwar haben die Hauptströme ihrer wissenschaftlichen Entwicklung unabhängig voneinander ihren Weg genommen, doch gab es auch immer wieder Versuche, Verbindungen herzustellen. Vor allem in den Grenzgebieten, der Psychiatrie, später auch der Psychotherapie und der psychosomatischen Medizin, gab es Berührungen, aber auch Eingliederungsversuche und damit auch Berührungsängste. Mit diesem Stichwort ist angesprochen, daß es nicht nur — gewissermaßen abstrakt — um das Verhältnis von zwei Disziplinen geht, sondern auch um das Verhältnis der konkret in ihnen tätigen Personen. Der größte Teil dieser praktisch tätigen Personen gehört ja nicht zu den Trägern der Wissenschaftsentwicklung im großen, zu den Artikulatoren des Selbstverständnisses. Diese werden in ihrem Verhalten gegenüber den Vertretern der anderen Disziplin oft von ganz anderen Gesichtspunkten geleitet als jene bei ihren Äußerungen über Psychologie und Medizin in Vergangenheit und Gegenwart, obwohl sicher auch der einzelne Arzt oder Psychologe nicht frei ist von den Einflüssen der offiziellen Berufsideologie. Konkrete Äußerungen über „die Ärzte" oder „die Psychologen" stehen sehr oft unter dem Eindruck der stets neu aufgelegten handfesten, z. T. aggressiven Auseinandersetzungen. Über das Verhältnis zwischen den Wissenschaften ist direkt und indirekt einiges Ausgewogene geschrieben worden (z. B. Hartmann 1973; Rosemeier u. Adler 1976; Huppmann u. Hoffmann 1977; vgl. auch Beckmann in diesem Band), die Beziehungen zwischen Ärzten und Psychologen jedoch sind einerseits verwickelter als nach den historischen Darstellungen zu vermuten, andererseits aber — individuell und gleichsam im Alltag — auch oft viel einfacher und unkomplizierter.

Medizinische Psychologie

Seit Erlaß der Approbationsordnung von 1970, praktisch jedoch schon einige Jahre länger, gibt es nun eine neue Dimension in diesem Spannungsfeld: seit nämlich eine neue *Disziplin* in die Ausbildung der *Ärzte* eingeführt wurde, die überwiegend von *Psychologen* vertreten wird. Mit der offiziellen Neubestimmung eines Faches wurde somit auch eine neue Form des Psychologen definiert: der medizinische Psychologe oder Medizinpsychologe. Dieser hat innerhalb der Medizinerausbildung eine andere Rolle als beispielsweise der ebenfalls in der Vorklinik unterrichtende Physiologe oder Biochemiker, der von der Grundausbildung her gleichfalls oft kein Arzt ist. Zwar hat auch der Medizinpsychologe zunächst die Aufgabe, für die ärztliche Tätigkeit wichtiges Grundlagenwissen zu vermitteln (vgl. Dahme et al. 1977), aber darüber hinaus thematisiert er das ärztliche Handeln in Klinik und Praxis direkt. Zudem kann er auch selber praktisch-therapeutisch, zumindest aber beratend tätig werden und steht damit dem praktizierenden Arzt näher als der Naturwissenschaftler.

Die sich derzeit noch verstärkende Entwicklung der medizinischen Psychologie vom reinen, vorklinischen Unterrichtsfach zur anwendungsorientierten, klinisch relevanten Unterrichts-, Forschungs- und auch Handlungsdisziplin (vgl. Beckmann et al. 1982; Pohlmeier 1982; Lockot u. Rosemeier 1983) birgt wegen der genannten Nähe zur ärztlichen Tätigkeit zweifellos ein gewisses Konfliktpotential. Größer erscheint mir demgegenüber aber das Potential an Chancen für die Kooperation, die letztlich zu einer weiteren Entfaltung der Möglichkeiten einer patientenorientierten Medizin führen können.

Davon soll im folgenden die Rede sein — mehr von Personen also als von Disziplinen.

Ärzte und Psychologen

Es ist nützlich, sich zu vergegenwärtigen, daß die Begriffe „Ärzte" und „Psychologen" sowohl formell als auch informell recht unscharf sind. Beide Berufsgruppen sind nicht nur objektiv vielgestaltig, sondern auch in der gegenseitigen Wahrnehmung, also auf einer eher subjektiven Ebene, muß zwischen mehreren Untergruppen unterschieden werden. Erschwerend kommt hinzu, daß beide Berufsgruppen sich sogar, informell und formell, überschneiden.

Für viele Ärzte stellt sich die psychologische Seite einerseits verwirrend komplex, andererseits ziemlich undifferenziert dar. Dem somatisch tätigen Arzt einerseits stehen zunächst einmal alle psychologisch arbeitenden Ärzte und Psychologen gegenüber, also die Psychiater, die Psychoanalytiker, die Psychotherapeuten, die Psychosomatiker, die klinischen Psychologen und jetzt auch noch die Medizinpsychologen, ohne daß vielfach ausreichend unter ihnen differenziert würde (s. Rosemeier 1978, S. 3 ff.). Dann aber auch sehen sich die approbierten Ärzte den Diplompsychologen gegenüber. Dies ist nicht nur ein Unterschied im absolvierten Studiengang: Sowohl Ärzte als auch Diplompsychologen können nach dem Studium eine psychotherapeutische Weiterbildung absolvieren; selbständig Psychotherapie ausüben darf dann aber bei gleichartiger psychotherapeutischer Qualifikation nur der approbierte Arzt, nicht aber der Diplompsychologe, weil nämlich die Psychotherapie rechtlich ein Bestandteil der Heilkunde ist, deren Ausübung nur Ärzten und Heilpraktikern zukommt.

Es gibt also 2 Polaritäten: einmal die zwischen somatischen Ärzten und psychologisch-psychotherapeutisch Tätigen im weiteren Sinne, dann die zwischen Medizinern und Diplompsychologen.

Weiter ist es wesentlich, die berufliche Position zu berücksichtigen, weil diese ebenfalls die Interaktionen bestimmt: Ist ein Arzt oder Psychologe in einer Institution (Klinik, Universität, Landeskrankenhaus etc.) beschäftigt oder in freier Praxis selbständig tätig? Steht er weiter unten oder weiter oben in der akademischen oder Krankenhaushierarchie (Stationsarzt, Abteilungsleiter, Oberarzt, Chef)? Für die gegenwärtige Erörterung genügt es zu denken an

1) den niedergelassenen Praktiker oder Allgemeinarzt, aber auch den selbständigen Facharzt, dem Patienten begegnen, die er an den psychologisch-medizinischen Spezialisten überweisen möchte;
2) den Klinikarzt, der ebenfalls Patienten überweist oder aber konsiliarische Unterstützung begehrt;

3) den niedergelassenen Nervenarzt, der ambulant psychisch gestörte Patienten (vorwiegend psychotische, aber oft auch neurotische und psychosomatische) vorzugsweise medikamentös behandelt;
4) den im Krankenhaus tätigen Psychiater, der überwiegend schwerer gestörte psychiatrische, suchtkranke, geriatrische Patienten behandelt;
5) den niedergelassenen Psychotherapeuten, der ambulant in der Regel langfristige, hochfrequente Psychotherapien mit meist neurotischen oder psychosomatischen Patienten durchführt;
6) den in einer Institution tätigen Psychotherapeuten/Psychosomatiker, der einerseits eigene Patienten betreut, zum anderen dem Organmediziner konsiliarisch zur Seite tritt;
7) den Psychosomatiker im Sinne des psychosomatisch arbeitenden Internisten, Gynäkologen usw.;
8) den klinischen Psychologen, der in freier Praxis Psychotherapien unterschiedlicher Schulrichtungen ambulant durchführt;
9) den klinischen Psychologen, der als Testdiagnostiker oder als Psychotherapeut in einer psychiatrischen oder psychosomatischen Klinik oder anderen Einrichtung arbeitet;
10) den Medizinpsychologen, der Lehre, Forschung und Patientenbetreuung im Rahmen einer medizinpsychologischen Universitätsabteilung ausübt*.
11) den Medizinpsychologen, der in einem Allgemein- oder Spezialkrankenhaus außerhalb der Psychiatrie Patienten psychologisch betreut.

Die unter 1, 2, 3, 4 und 7 Genannten sind von der Grundausbildung her Ärzte, die unter 8, 9 und 11 genannten sind von ihrer Grundausbildung her Diplompsychologen, die unter 5, 6 und 10 genannten können von beiden Studiengängen her kommen. In seltenen Fällen finden sich auch Kollegen, die ein Doppelstudium absolviert haben. Der Vollständigkeit halber sei vermerkt, daß in medizinpsychologischen Institutionen, aber auch in psychiatrischen Kliniken und sehr selten in Organkliniken auch Soziologen mit verwandten Aufgaben beschäftigt sind.

Traditionelle Konflikte

Es sind im wesentlichen 3 Ebenen, auf denen ärztlich-psychologische Spannungen zu lokalisieren sind. Folgende Polarisierungen lassen sich erkennen:

1) somatische Ärzte vs. Psychologen/Psychotherapeuten/Psychiater;
2) approbierte Ärzte (somatische wie psychotherapeutisch tätige) vs. Diplompsychologen, bezogen auf die freie Praxis;
3) approbierte Ärzte vs. Diplompsychologen innerhalb von Institutionen (sowohl der psychologischen Medizin als auch der somatischen Medizin).

Diese Konfliktschauplätze prägen im Bewußtsein vieler der Beteiligten in je nach Betroffenheit unterschiedlichem Ausmaß die Stellung zur jeweils anderen Berufsgruppe oder zu einem Teil davon. Sie sollen hier nicht sehr detailliert erörtert werden, weil es sich dabei um ausgesprochen komplexe Sachverhalte mit teilweise juristischen Voraussetzungen und Implikationen handelt. Sie werden hier nur angesprochen, weil mit ihnen verbundene Ressentiments oft auch an sich erfolgversprechende Kooperationsansätze negativ beeinflussen.

---

* An einigen Universitäten befaßt sich neuerdings auch die klinische Psychologie im psychologischen Fachbereich mit ähnlichen Aufgabenstellungen (z. B. in Freiburg, Gießen, Trier).

Zu 1): Klinikärzte wie niedergelassene Praktiker und Fachärzte neigen heute dazu, Patienten ohne erkennbare somatische Verursachung ihrer Beschwerden nicht mehr so oft als Hypochonder oder Simulanten zu klassifizieren, sondern als Patienten mit psychogenen Störungen an niedergelassene oder in Institutionen tätige Nervenärzte, Psychotherapeuten oder Psychologen zu überweisen. Da hierbei, oft infolge unzureichender Fachkenntnisse, ein hoher Anteil an Fehlüberweisungen vorkommt (z. B. wenn ein niedergelassener Gynäkologe eine Patientin wegen funktioneller Sexualstörungen an einen Nervenarzt überweist), kommt es oft zu Enttäuschung, Unzufriedenheit, Resignation bei den Organärzten. Sie verstehen nicht, was der Psychotherapeut mit unzureichender Behandlungsmotivation meint, kennen nicht die infolge der langfristigen, hochfrequenten Behandlungsmethoden geringe Behandlungskapazität des Psychotherapeuten und haben überhaupt oft zu wenig Kenntnisse über Psychotherapie, um angemessene Indikationen stellen zu können. Die Psychotherapeuten ihrerseits fühlen sich mißbraucht, wenn immer wieder für Psychotherapien ungeeignete Patienten überwiesen werden, deren sich die Organärzte ihrem Eindruck nach nur entledigen wollen, weil sie „schwierig“ sind, und sind nicht bereit, als Auffangstationen in Abschiebeprozessen zu fungieren. In der Tat sind die Grenzen zwischen Arbeitsteilung und Abschiebung hier fließend (vgl. Willi 1978; Richter 1978).

Vergleichbare Probleme ergeben sich in der psychotherapeutischen oder psychiatrischen Konsiliartätigkeit, wenn der Psychotherapeut nicht Adressat von Überweisungen, sondern Ratgeber in der Organmedizin selbst ist (vgl. M. Wirsching in diesem Band).

Die genannten Konflikte betreffen in erster Linie ärztliche Psychotherapeuten und die psychotherapeutisch tätigen klinischen Psychologen. Die medizinische Psychologie macht ähnliche Erfahrungen, wenn sie sich in der konsiliarischen Tätigkeit engagiert.

Zu 2): Direkte materielle Interessengegensätze bestehen zwischen niedergelassenen Ärzten und niedergelassenen Diplompsychologen mit psychotherapeutischer Zusatzausbildung. Diese mögen für die frei praktizierenden ärztlichen Psychotherapeuten und Nervenärzte potentiell eine unmittelbare Konkurrenz darstellen. Auch niedergelassene somatische Ärzte aber, deren berufliche und materielle Sicherung von den Honoraren der Kassenpatienten abhängt, fühlen sich bedroht, und dies um so mehr, je mehr die Beteiligung psychosozialer Faktoren an Krankheitsentstehung, -verarbeitung und -aufrechterhaltung erkannt, anerkannt und Gegenstand der Kassenleistung wird. Sollten etwa Gesetzgeber und Krankenkassen die psychologische Behandlung in vielen Fällen für effektiver halten als somatische bzw. medikamentöse, dann wären tiefreichende Veränderungen im Gesundheitswesen die Folge. Zwar würden auch die ärztlichen Psychotherapeuten von einer solchen Entwicklung profitieren, die Offensivverteidigung der ärztlichen Standesvertretungen aber geht in Richtung auf die Diplompsychologen. Entsprechend den zur Zeit gegebenen Einflußmöglichkeiten sitzen die psychotherapeutisch ausgebildeten Diplompsychologen allerdings an einem ausgesprochen kurzen Hebel und fühlen sich ihrerseits von den Ärzten an der Ausübung ihres erlernten Berufes gehindert; ein Urteil des Bundesverwaltungsgerichts vom Februar 1983 stellt fest, daß ein psychotherapeutisch ausgebildeter Diplompsychologe entweder zusätzlich ein Heilpraktikerexamen absolvieren müsse oder nur als Angehöriger eines Heilhilfsberufs in Abhängigkeit und unter Kontrolle von Ärzten unselbständig tätig werden dürfe. Auch wenn in der Praxis entsprechende Vereinbarungen zwischen einzelnen Ärzten und einzelnen Psychologen durchaus kollegial und zur beiderseitigen Zufriedenheit gehandhabt werden, bleibt diese Situation auch unter gesundheitspolitischen Gesichtspunkten doch problematisch.

Zu 3): Sind Ärzte und Psychologen in der gleichen Institution tätig, dann befindet sich der Psychologe traditionell in einer nachgeordneten Position. Immer noch gibt es die unbefriedigende Situation, daß der Psychologe als Testdiagnostiker in der Rolle eines technischen Assistenten zum Lieferanten von „Werten" wird, die der Psychiater nach eigenem Urteil und Gutdünken verwendet. Ein psychotherapeutisch ausgebildeter Psychologe fühlt sich dann degradiert und unter seiner Qualifikation beschäftigt. Erst neuerdings werden in manchen psychiatrischen Institutionen die Chancen der Beschäftigung von Psychologen gewürdigt.

In allerjüngster Zeit erst erkennt man die Möglichkeiten, die sich durch die Einstellung von Psychologen in Organkliniken ergeben: v. a. in der Pädiatrie, dann aber auch z. B. in der Anästhesie, etwa bei der Operationsvorbereitung, in der Krebsnachsorge, zur Sexualtherapie. Konflikte zeichnen sich hier ab, wenn den Psychologen die Rolle der Spezialisten für schwerste oder gar hoffnungslose Fälle zugewiesen wird. Intrainstitutionell wiederholt sich dann der unter 1) beschriebene Mechanismus von Abschiebung, Enttäuschung und Mißachtung. Problematisch erscheint unter solchen Bedingungen außerdem, daß der Psychologe in die gleichen Handlungszwänge gerät wie der Arzt und eine wesentliche Chance, nämlich die Orientierung an einem anders gearteten Zugang zu den Patienten, vertan wird (s. u.).

Arbeitsteilung und Kooperation

Es ist keine neue Weisheit, daß echte Arbeitsteilung und Kooperation nur zwischen gleichberechtigten und gleichrangigen Partnern möglich ist. Hierarchische Abhängigkeitsverhältnisse und berufsständische Benachteiligungen sind schlechte Voraussetzungen für die oft propagierte Zusammenarbeit im Dienste des Patienten. Da sie allzu oft die Interaktionen bestimmen, ist das Scheitern kooperativer Bemühungen in vielen Fällen vorprogrammiert. Daß Arbeitsteilung zwischen Spezialisten zum Abschieben bzw. Hin- und Herschieben von schwierigen oder lästigen Patienten wird, läßt sich sicher nur zum Teil durch verbessere Indikationsstellung vermeiden. Hierfür wäre mindestens erforderlich, daß der Organarzt selbst mehr psychologische Kompetenz erwirbt und der Psychotherapeut sich nicht nur auf die Langzeitbehandlung neurotischer Patienten beschränkt. Letzteres wiederum ist nicht denkbar ohne den Rückhalt einer Institution: Dem Niedergelassenen ist dies kaum zuzumuten, wenn halbwegs überblickbare Arbeitsbedingungen gegeben sein sollen.

Mir scheint, daß die Konzeptbildung für eine „ganzheitliche" Patientenversorgung, welche die somatische, die psychische, aber auch die soziale Betreuung von Patienten umfaßt, noch nicht abgeschlossen ist. Neuere Tendenzen in der institutionalisierten Psychosomatik sowie die erwähnte zunehmende klinische Orientierung der Medizinpsychologie führen zu erkundenden Experimenten in Richtung auf eine in diesem Sinne modifizierte Patientenversorgung, die sich inhaltlich und methodisch ergänzen (vgl. v. Uexküll 1981; Weiner 1983). Hierzu zählen sog. Consultation-Liaison-Dienste, die von Psychosomatikern oder Medizinpsychologen unterhalten werden (vgl. Lipowski 1983).

Der geltende Krankheitsbegriff und die Organisation der medizinischen Versorgung bringen es mit sich, daß der Arzt entscheidet, wann seine Kunst nicht ausreicht und ein Psychologe (oder Psychotherapeut) hinzugezogen werden soll. Es wäre jedoch auch denkbar, daß Arzt und Psychologe (oder Psychotherapeut) *gemeinsam* beraten und darüber entscheiden, was wann für welchen Patienten am besten ist, also die psychologische Betrachtung und Betreuung nicht erst als Ultima ratio, sondern als selbstverständlichen Bestandteil des Vorgehens jederzeit mit berücksichtigen.

Die Erfahrungen aus der ärztlich-psychologischen Kooperation in Universitätskliniken zeigen, daß es mehrere typische Situationen gibt, in denen unterschiedliche Formen psychologischen Engagements gewünscht werden:

1) Bei Schwierigkeiten im Einzelfall wird konsiliarische Betreuung im üblichen Sinne erbeten.

2) Bei häufigerem Auftreten eines „typischen Problems" wird die Anfrage um konsiliarische Untersuchung verbunden mit dem Wunsch nach einer wissenschaftlichen Bearbeitung der dabei unterstellten grundsätzlicheren Problematik (Beispiel: vermutete Abhängigkeit der Erfolgsaussichten eines Eingriffs von psychologischen Patientenmerkmalen).

3) Nicht selten wird aber auch ohne direkten Beratungswunsch das Interesse an der genaueren Untersuchung eines in der Klinik auftretenden Phänomens geäußert (Beispiel: Durchgangssyndrome nach Operationen am offenen Herzen; psychische Belastungen durch die Intensivbehandlung).

Definiert wird die Anforderungs- und damit die Kooperationssituation auch in diesen Fällen von den Somatikern. Wenn beide Seiten sich über die damit verbundenen Interessen im klaren sind, ergibt sich gleichwohl die Chance, modellhaft die Möglichkeiten einer längerfristigen Zusammenarbeit zu erproben und zu verdeutlichen.

Im folgenden wird nicht von der üblichen Konsiliartätigkeit (1) die Rede sein. Es sollen vielmehr die Voraussetzungen, aber auch die in bisherigen Erfahrungen bei der gemeinsamen Bearbeitung medizinisch-psychologischer Fragestellungen im Sinne von 2) und 3) zutagegetretenen Probleme erörtert werden, weil sie spezifischer für den Charakter der medizinpsychologischen Tätigkeit sind.

Interessen von Ärzten und Psychologen an der Kooperation

Immer wieder scheitern auch wohlmeinend und engagiert begonnene Kooperationsprojekte. In der Regel kommt es dabei nicht zu offenen Konflikten, sondern die Unternehmungen schreiten nicht voran, sie stagnieren aufgrund von Terminschwierigkeiten, versanden und enden schließlich in mehr oder weniger uneingestandener Unzufriedenheit. Um den Ursachen hierfür näherzukommen, ist es wichtig, sich zu fragen, was für Interessen eigentlich die Beteiligten motivieren. Was veranlaßt z. B. einen Stationsarzt, Verbindung mit einem Medizinpsychologen aufzunehmen? Wieso verfolgt der Psychologe das eine Angebot zur Zusammenarbeit mit Verve und läßt ein anderes eher links liegen? Manche der motivierenden Faktoren liegen offen zutage, andere muß man erschließen.

1) Von seiten der Ärzte

Offen ausgesprochen wird meist eine gewisse Ratlosigkeit oder Unsicherheit angesichts von Situationen, in denen ärztliche Kunst und gesunder Menschenverstand an ihre Grenzen stoßen. Warum sprechen bestimmte Patienten auf eine erprobte Behandlung nicht an? Wieso produzieren manche Patienten unerklärliche Nebenwirkungen oder psychopathologische Auffälligkeiten? Was erklärt die hohe Fluktuation des Personals auf einer bestimmten Station? Sind bestimmte Maßnahmen bei Berücksichtigung psychosozialer Faktoren wirklich indiziert? Hier steht die erwünschte *Hilfestellung* im Vordergrund.

Oft nicht klar hiervon zu trennen ist der Wunsch nach *Erkenntnisgewinn*, eine wissenschaftliche Neugier, ein Interesse für psychologische Fragen, das bei klinisch tätigen Ärzten zunehmend feststellbar ist. In diesen Fällen ist v. a. die Qualifikation des Medizinpsychologen in der empirisch-statistischen, objektivierenden Forschung gefragt, ob nun die statistische Absicherung im Vordergrund steht oder eine weitergehende *methodische Bera-*

tung bis hin zur elektronischen Datenverarbeitungstechnologie, in der viele Psychologen versiert sind.

Unter den verdeckten Motiven ist besonders wichtig der Wunsch nach einer *Rechtfertigung der eigenen Praxis.* Der Psychologe soll dann im Grunde eine Bestätigung für die Richtigkeit oder Korrektheit des eigenen Vorgehens liefern, nachdem es von Dritten, z. B. von Patienten oder ihren Angehörigen oder auch von Kollegen, oder aber auch von dem eigenen Gewissen angezweifelt worden ist. Dann kann das Interesse an der Kooperation schnell erlöschen, wenn diese Bestätigung nicht prompt und problemlos geliefert wird.

Eine ähnliche Problematik kann entstehen, wenn es darum geht, sich vor *Konkurrenten* im eigenen Hause auszuzeichnen oder sich in fachinternen *Rivalitäten* durchzusetzen, modern und auf dem neuesten Stand zu sein durch die Berücksichtigung nun auch noch der psychologischen Dimension. „Wenn wir die Psychoseite auch noch in den Griff kriegen, sind wir dieser englischen Arbeitsgruppe endgültig voraus", sagt z. B. ein Chirurg. Der Psychologe kann dann zum umstrittenen Bundesgenossen werden, der sich darüber wundert, daß am Rande Beteiligte ein scheinbar konsensgetragenes Projekt offenkundig sabotieren.

Schließlich, und in Verbindung mit dem Vorgenannten, kann es ganz einfach um die Beförderung der *Karriere,* um die Habilitation, um das Sammeln von Publikationen gehen, wodurch nach Erreichen dieses Zweckes das Interesse abrupt erlöschen kann.

Diese Motive schließen einander natürlich nicht aus. Sie sind alle im Prinzip durchaus achtbar und legitim und oft auch effektiv. Es ist jedoch ratsam, ihrer innezuwerden, weil ihre offenere Berücksichtigung manche Reibungen und Behinderungen, die sonst unverständlich bleiben, erklärlich und damit auch vermeidbarer macht.

2) Von seiten der Medizinpsychologen

Für sie gilt hinsichtlich der Offenheit oder Verdecktheit der Motive Vergleichbares.

Sicher steht unter den offenen Beweggründen der *Erkenntnisgewinn* mit an erster Stelle, die Möglichkeit, nicht nur theoretisch oder in mehr oder weniger artifiziellen Laborsituationen psychologische Forschung zu betreiben, sondern durch den Zugang zu Patienten relevantere Anwendungsgebiete theoretisch interessierender Fragestellungen zu erschließen (z. B. psychophysiologische Grundlagenforschung oder Theorien der Angst vs. Schmerzbehandlung oder Operationsvorbereitung).

Wichtiger aber ist vielleicht sogar für viele, Kontakt zur *praktischen Tätigkeit* zu erlangen, Erfahrungen in realen Handlungsfeldern zu machen, angewandte Psychologie in einem wichtigen sozialen Feld zu betreiben und damit auch zur Verwirklichung eines patientenorientierten, integrierten psychologisch-somatischen Krankheitsverständnisses beizutragen.

Nicht zu übersehen ist gelegentlich in Übersteigerung des Vorhergenannten allerdings eine Art *missionarisches Bewußtsein,* dem als Triebkraft der Wunsch zugrundeliegen dürfte, die vermeintlich abgestumpften und inhumanen Ärzte zu einer psychosozialen Betrachtungsweise und damit zu einer patientenorientierten Medizin zu bekehren.

Umgekehrt mag auch eine Rolle spielen, der benachteiligten Minderheit der Psychologen durch erwiesene Nützlichkeit die *Anerkennung* der mächtigen Ärzteschaft zu verschaffen. Ohne realen Hintergrund ist dies nicht, solange auch von psychosozial engagierten Ärzten zuweilen die Meinung zu hören ist, die Einstellung eines Psychologen in einer Organklinik sei eigentlich ein unvertretbarer Luxus.

Schließlich bedeutet auch für Psychologen die kooperative Forschung und Praxis einen Weg nach oben: Der Qualifikationsdruck (Promotion, Habilitation) lastet auch auf ihnen, wenn sie wissenschaftlich und praktisch *Karriere* machen wollen.

Zusammenfassend kann man feststellen, daß in einem bisher inhaltlich weitgehend von der einen Seite (den Ärzten), methodisch weitgehend von der anderen Seite (den Medizinpsychologen) definierten Arbeitsgebiet beide Partner neben dem oft beschworenen Wohl der Patienten legitimerweise auch eigene Interessen und Bedürfnisse verfolgen — was im ganzen gesehen durchaus günstige Vorbedingungen für eine ersprießliche Zusammenarbeit verheißt.

Probleme in der Zusammenarbeit

In einer Reihe von Merkmalen und Bedingungen unterscheiden sich klinisch tätige Ärzte und Medizinpsychologen sowohl hinsichtlich der Arbeitsbedingungen als auch in bezug auf die Philosophie des wissenschaftlichen Vorgehens. Langjährige Erfahrungen ermöglichen es, bestimmte Probleme in der Zusammenarbeit zu benennen, die teilweise aus dem unterschiedlichen Arbeitshintergrund der Beteiligten erwachsen.

Ein Grundmerkmal ist m. E. die auf *Handeln und Entscheiden* bezogene Haltung des Arztes gegenüber der *kontemplativ-reflektierenden* Haltung des Psychologen. Dem Arzt geht es um relativ direkt im Handlungsfeld umsetzbare Ergebnisse, der Psychologe neigt zunächst einmal zur Infragestellung der Befunde. Gilt es unter Psychologen als wissenschaftliche Tugend, „gegen sich zu arbeiten", jeweils bis auf weiteres davon auszugehen, daß die gewonnenen Ergebnisse wahrscheinlich zufallsbedingt sind, mehrfache Replikationen und Kreuzvalidierungen abzuwarten, so kann es sich der Arzt oft nicht leisten, allzulange auf derart zufallskritisch abgesicherte Ergebnisse zu warten. Auch ohne psychologische Untersuchungen ist er ja oftmals gezwungen, auf der Grundlage wesentlich begrenzterer Information zu handeln als derjenigen, welche ein Psychologe erst einmal zu akkumulieren für unverzichtbar hält.

Dieser Handlungszwang (dem beim Psychologen sozusagen eine Handlungshemmung gegenüberzustehen scheint) entsteht sicher auch durch die emotionale *Betroffenheit*, die aus der unmittelbaren Verantwortung für den Patienten erwächst; jener sich zu erwehren ist wohl vielen am ehesten durch eine Art „kontraphobischen" Aktivismus möglich. Entsprechend steht der Arzt oft unter einem Zeitdruck, der dem Psychologen grundsätzlich fremd ist und nur erfahrbar wird, wenn er in einer vergleichbaren Verantwortung steht.

Dies hängt auch mit der *wissenschaftlichen Methode* zusammen. Da der Arzt sich oft gezwungen sieht, mit begrenzter Information vorläufige Entscheidungen zu treffen, ist der Erkenntnisfortschritt in der klinischen Forschung eher sukzessiv-sequentiell, während der Psychologe es liebt, von vornherein alle möglicherweise relevanten Variablen zu kontrollieren und entsprechend komplexe, auf Erschöpfung aller Eventualitäten angelegte Versuchspläne zu entwickeln. Dies ist durchaus doppelsinnig zu verstehen: Die dem Psychologen vertrauten „Versuchspersonen", meist Studenten, verkraften eine Vielzahl aufwendiger Untersuchungsverfahren, die — tatsächlich ja oftmals geschwächten — Patienten des Arztes dagegen werden durch psychologische Verfahren (Tests, Fragebögen, Interviews) mit ihrem zeitlichen Aufwand häufig schnell erschöpft. Daß sie auf der anderen Seite eine umfangreiche, vielfach belastende und schmerzhafte somatische Diagnostik mehr oder weniger klaglos über sich ergehen lassen, dürfte auch mit dem traditionellen Krankheitsverständnis von Arzt und Patient zu tun haben, demzufolge psychologische Erwägungen und daher auch Untersuchungen in den Bereich der verzichtbaren Zusatzleistungen gehören.

Auch der persönliche Aufwand, den der Wissenschaftler selbst treiben muß, übersteigt beim Psychologen erheblich den des Arztes, der in seinem Bereich einen Großteil der Untersuchungen ja an Hilfskräfte delegiert, was im psychologischen Bereich nicht möglich ist. Auf der anderen Seite ist der Medizinpsychologe freier, was die Bestimmung seiner Arbeitszeit, den Einsatz seiner Arbeitskraft angeht. Der Arzt hingegen ist in viel größerem Ausmaß in institutionelle Zwänge eingebunden. Dies ist zeitlich zu verstehen hinsichtlich des Drucks durch die Patientenversorgung, von dem er nur auf Kosten zusätzlicher Belastung für Kollegen freigestellt werden kann, aber auch strukturell durch Dienstpläne, das Angewiesensein auf die Mitarbeit des Pflegepersonals, die Tolerierung seines Faibles für die psychologische Dimension, die Billigung derartiger Interessen und Aktivitäten durch die dienstlichen Vorgesetzten. Für ihn sind die medizinisch-psychologische Forschung und das praktische Engagement im Grenzgebiet Luxus oder zusätzliche Leistung, für den Psychologen ist dies die zentrale Dienstaufgabe.

Hinzu kommt, daß das *Studium* des Psychologen viel mehr — wohl zu sehr — auf die Vorbereitung auf eine wissenschaftliche Tätigkeit eingerichtet ist als auf praktische Tätigkeit, ganz im Gegensatz zur ärztlichen Ausbildung, die ausschließlich praxisorientiert (obwohl fast gar nicht praktisch!) ist und keinerlei Vorübung auf wissenschaftlich-methodisches Vorgehen beinhaltet. In diesem Sinne beendet die Diplomprüfung des Psychologen ein klassisches Universitätsstudium, während die Approbation charakteristischerweise einem „Staats"-Examen folgt, ähnlich wie in der Lehrer- und der Juristenausbildung. Entsprechend irritieren den Arzt das Fachvokabular und die Ausdrucksweise des Psychologen viel mehr als nötig wäre (wenn er an seine eigene sehr spezielle und extensiv entwickelte Terminologie denkt), den Psychologen wiederum befremden der vergleichsweise saloppe Umgang mit Daten, die seiner Ansicht nach allzu kleinen Fallzahlen (was bei Kenntnis der Erhebungsbedingungen unmittelbar verständlich wäre) und die oft naive Überschätzung der Statistik.

Schließlich sei ein Aspekt erwähnt, der gewissermaßen eine *ethische* Dimension berührt. Der genannte Entscheidungszwang, unter dem der Arzt oft steht, setzt ihn u. U. Gewissenskonflikten aus, in denen das Wort eines Psychologen, der sozusagen die psychosozialen Lebensbedingungen vertritt, ihm eine gewisse Entlastung bedeuten kann. Hier berühren sich für den Psychologen Forschungslust und Praxisdruck in einer Weise, auf die er nach dem oben Ausgeführten oft nicht vorbereitet ist. Als Beispiel sei die Frage der Indikation von Refertilisierungsoperationen genannt, wobei dem Arzt zuweilen Bedenken kommen, wenn er aus der Vorgeschichte der betroffenen Patientinnen Hinweise auf problematische Partnerschaftsbeziehungen erhält, in denen die Frage von Fruchtbarkeit/Unfruchtbarkeit einen besonderen Stellenwert hat. Eine kurze konsiliarische Beratung reicht hier nicht aus, dem Psychologen erscheinen tiefergreifende Untersuchungen notwendig, der Arzt aber bedarf einer raschen, möglichst konkreten Entscheidungshilfe, die zu geben der Psychologe aufgrund seiner beruflichen Tradition zögert, auch weil es ja juristisch um eine letztlich vom Arzt zu verantwortende Entscheidung geht (vgl. hierzu Meyer et al. in diesem Band). Ähnliches gilt z. B. für die Indikation zu Operationen, deren Erfolgsaussichten offenbar mit psychologischen Merkmalen kovariieren (vgl. z. B. Möhlen u. Brähler in diesem Band zur chirurgischen Ulcusbehandlung). In vielen derartigen Situationen geht es sicher nicht um das Abschieben unangenehmer Patienten oder das Abwälzen unangenehmer Entscheidungen auf andere, sondern um eine echte Erweiterung des Horizonts in bezug auf die relevanten Entscheidungskriterien. Hier scheinen mir außer empirischen Untersuchungen auch differenzierte, gemeinsame Überlegungen notwendig, um zu einem befriedigenden Handlungsmodell zu kommen.

Günstige Bedingungen für die Zusammenarbeit

Soll eine Zusammenarbeit in den genannten Bereichen einige Aussichten auf Erfolg haben, so sollten einige hierfür günstige Voraussetzungen erfüllt sein. An erster Stelle wäre zu nennen für den Arzt eine genauere Kenntnis von Vorgehensweise und *Methodologie der Psychologie,* ohne daß eigene Sachkompetenz in diesem Bereich vorhanden sein muß. Die Grundlagen dafür könnten schon im medizinisch-psychologischen Unterricht in der Vorklinik vermittelt werden, der entsprechende Gegenstandsbereiche bereits aufweist. Bewährt haben sich außerdem Kontaktseminare über Forschungsfragen anhand konkreter Projekte. Sodann wäre eine Klärung der eigenen *Interessen- und Motivationslage* von Bedeutung. Qualifikationsinteressen z. B. sind in keiner Weise ein Hindernis, wenn sie nicht ausschließlich unterschwellig wirksam werden, sondern eine Verständigung hierüber möglich ist. Schließlich ist eine *realistische Einschätzung* der Möglichkeiten erforderlich, die auch eine Reduktion überhöhter Erwartungen bedeuten kann.

Für den Psychologen ist eine essentielle Voraussetzung ein Mindestmaß an *Kenntnis der ärztlichen Handlungsbedingungen,* d. h. auch eine eigene Anschauung des Betriebs von Station und Poliklinik (beispielsweise durch Teilnahme an Visiten oder Hospitation in Ambulanzen, ggf. durch eigenes Medizinstudium). Dies bedingt sowohl ein größeres Verständnis für die Lage des Organarztes als auch eine Reduktion eigener Kontaktängste gegenüber dem Medizinbetrieb. Wie bei den Ärzten ist größere Klarheit über die *eigenen Interessen* und die Möglichkeit, diese zu artikulieren, angebracht, und schließlich, ebenfalls korrespondierend, eine *realistische Einschätzung der Möglichkeiten,* v. a. ein Verzicht auf die erwähnten missionarischen Bedürfnisse hinsichtlich des Verhaltens der Ärzte, die allzu leicht in einer moralisierenden Besserwisserei mit nachfolgendem Rückzug enden würden (vgl. dazu Dahme 1981).

Der Medizinpsychologe hat, anders als der Psychotherapeut in der Institution, den Vorteil, daß von ihm nicht ohne weiteres erwartet wird, dem somatischen Arzt Patienten abzunehmen; er ist daher seltener als jener der Adressat von abschiebenden Überweisungen mit den unvermeidlichen Folgen wie Enttäuschung und Rückzug von kooperativen Beziehungen. Er ist in geringerem Maße ein möglicher Konkurrent um die Palme der bestmöglichen Patientenversorgung. Seine empirisch-wissenschaftliche Kompetenz ermöglicht ihm unter auch sonst günstigen Umständen, vielleicht wirklich ein Partner des Arztes zu sein.

Schlußbemerkungen

Die Arbeitsfelder des Medizinpsychologen und des konsiliarisch tätigen Psychotherapeuten und Psychosomatikers berühren sich in vielen Punkten. Gelegentlich werden Bestrebungen erkennbar, die Psychologie in der somatischen Medizin für die eine oder andere Disziplin zu reklamieren. Die anstehenden Aufgaben sind jedoch derartig vielfältig und umfangreich, daß es m. E. in absehbarer Zeit keinen Anlaß für eine praktische Konkurrenz gibt. An den einzelnen Orten werden auch in einer den jeweiligen Bedingungen angepaßten Weise derartige Aktivitäten von Vertretern unterschiedlicher psychologisch-medizinischer Fachrichtungen wahrgenommen. So erscheint vielmehr ein Erfahrungsaustausch fruchtbar und angezeigt, da beide genannten Berufsgruppen mit unterschiedlichen Ansätzen im Spannungsfeld von somatischer und psychologischer Betrachtungsweise tätig sind. Dies ist um so naheliegender, als die spezifische methodische Ergänzung in der Zusammenarbeit zwischen Ärzten und Psychologen auch für das Verhältnis von ärztlichen Psychotherapeuten und empirisch-statistisch arbeitenden Psychologen Geltung hat.

Die Handlungsorientierung der Ärzte gegenüber der zurückhaltenden Kontemplationsneigung der Psychologen (und Psychotherapeuten) ist im übrigen nur eine Dimension. Tendenzen zur Entwicklung einer Art „Psychotechnik", wie sie im Gebiet der angewandten Psychologie eine jahrzehntelange Tradition hat, nun auch im Hinblick auf das Anwendungsfeld Medizin sind nämlich nicht zu übersehen. Eine bestimmte Richtung der Psychologie verspricht vermöge ihres pragmatischeren, dem Anspruch nach zudem noch im naturwissenschaftlichen Sinne experimentellen Ansatzes den Ärzten eine ihnen verwandtere Medizinpsychologie unter dem Stichwort „Verhaltensmedizin" (vgl. Melamed u. Siegel 1983). Demgegenüber wäre es zu begrüßen, wenn die Ärzte die Neigung der Psychologen zum Problematisieren und Reflektieren auch als fruchtbare Provokation begreifen und nicht vorschnell zu scheinbar leicht handhabbaren Verhaltenstechnologien greifen würden. Die Gefahr scheint mir nicht von der Hand zu weisen zu sein, wenn es in einer programmatischen Rede über die zukünftige Entwicklung der Medizin auf dem Deutschen Ärztetag 1983 heißt: „Was Klinik und Praxis in Zukunft benötigen, ist ein verstärktes Angebot einfacher Analyse- und Therapieverfahren zur Behandlung leichter bis mittelschwerer psychosomatischer Störungen — etwa im Sinne eines abgestuften Systems —, aus dem der Allgemeinarzt oder Internist allgemeinverwendbare Verfahren übernehmen kann, so wie er allgemeine diagnostische und therapeutische Methoden aus anderen Spezialgebieten anwendet" (Wolff 1983).

Der Grundgedanke medizinisch-psychologischer Integration sollte nicht in dem Wunsch nach Inkorporation sämtlicher Sachkompetenz in einer Person gipfeln — ein unerreichbarer Wunschtraum, der nur Dilettantismus begünstigen würde —, sondern zu einem Modell arbeitsteiliger Kooperation von in ihrem Bereich ausgewiesenen Experten mit einer begrenzten Überlappung von Kompetenzen, Kenntnissen und Interessen führen.

Literatur

Beckmann D, Davies-Osterkamp S, Scheer JW (Hrsg) (1982) Medizinische Psychologie — Forschung für Klinik und Praxis. Springer, Berlin Heidelberg New York

Dahme B (1981) Klinische Tätigkeit der Medizinischen Psychologen — Vorläufiges Fazit aus bisherigen Erfahrungen. In: Scheer JW (Hrsg) Bericht über den 3. Kongreß „Psychologie in der Medizin". Eigenverlag, Gießen, 179—190

Dahme B, Ehlers W, Enke-Ferchland E, Rosemeier HP, Scheer JW, Schmidt LR, Wildgrube K (1977) Lernziele der Medizinischen Psychologie — Empfehlungen zu den Zielen und Methoden des Unterrichts. Urban & Schwarzenberg, München Wien Baltimore

Hartmann F (1973) Ärztliche Anthropologie. Schünemann Universitätsverlag, Bremen

Huppmann G, Hoffmann V (1977) Zur historischen Entwicklung der Medizinischen Psychologie in Deutschland: Geschichte einer angewandten Disziplin. Med Psychol 3:145—168

Lipowski ZJ (1983) Aktuelle Probleme des psychosomatischen Konsiliar- und Liaison-Dienstes. Psychother Psychosom Med Psychol 33: 3—14 (Sonderheft)

Lockot R, Rosemeier HP (Hrsg) (1983) Ärztliches Handeln und Intimität. Enke, Stuttgart

Melamed BG, Siegel LJ (1983) Lehrbuch der Verhaltensmedizin. Kohlhammer, Stuttgart

Pohlmeier H (Hrsg) (1982) Medizinische Psychologie und Klinik. Verlag für angewandte Psychologie, Stuttgart

Richter HE (1978) Ist Psychosomatische Medizin überhaupt zu verwirklichen? Psychosozial 1/2:22—44

Rosemeier HP (1978) Medizinische Psychologie, 2. Aufl. Enke, Stuttgart

Rosemeier HP, Adler M (1976) Zur Frage der Identität der Medizinischen Psychologie. Enke, Stuttgart

Uexküll T v (Hrsg) (1981) Lehrbuch der Psychosomatischen Medizin, 2. Aufl. Urban & Schwarzenberg, München Wien Baltimore

Weiner H (1983) Gesundheit, Krankheitsgefühl und Krankheit — Ansätze zu einem integrativen Verständnis. Psychother Psychosom Med Psychol 33:15—34 (Sonderheft)

Willi J (1978) Konflikte zwischen Ärzten und Psychotherapeuten. Psychosozial 1/2:6—21
Wolff HP (1983) Entwicklungen in der Medizinischen Forschung und Wissenschaft. Dtsch Aerztebl 80/23:41—46

Medizin und Psychologie als Natur- und Geisteswissenschaften

Dieter Beckmann

Der allgemeine Trend der medizinischen Psychologie geht unbestritten in Richtung einer klinischen Orientierung. Aus verschiedenen Erhebungen wissen wir (vgl. Beckmann 1982), daß die Forschungskooperation der medizinischen Psychologie mit den klinischen Fächern der Medizin erheblich zugenommen hat. Auch sieht der neue Entwurf der Approbationsordnung einen zweiten Pflichtkurs der medizinischen Psychologie im klinischen Abschnitt des Studiums vor. Diese Entwicklung wird von fast allen Fachvertretern begrüßt. An vielen Orten wird im Unterricht seit Jahren eine Hinwendung zur Klinik in einzelnen Unterrichtsveranstaltungen versucht, ein Trend, der sich wahrscheinlich in den kommenden Jahren verstärken wird, da die überkommene Medizin keine Konzepte für den Umgang mit chronischer Krankheit und auf prophylaktischem Gebiet aufzuweisen hat.

Die allgemeine und auch differentielle Psychologie muß sich andererseits gegen eine Medizinisierung ihrer Fächer wehren, zumal über 75% aller Psychologiestudenten schon 1978 klinische Psychologie als Anwendungsfach wählten (Heckhausen 1983). Vielleicht ist den heutigen Psychologiestudenten nicht bewußt, daß die Medizinisierung aller Lebensbereiche ein geschichtlich relativ neues Phänomen der Akzeptierung alter Herrschaftsformen ist: Krankheit legitimiert, entlastet, verpflichtet und sorgt auch für Entmündigung. So wurden nur selten Arbeiten publiziert, die sich auf die Macht der Psychopraktiker und Psychotherapeuten beziehen.

Deshalb darf eine Hinwendung der medizinischen Psychologie zur Klinik nicht mit einer Abwertung der theoretischen Orientierung des Faches verbunden sein, indem naive Positionen der traditionellen Medizin auch eine Medizinisierung der medizinischen Psychologie hervorrufen. Andererseits beobachtet man in den psychologischen Fächern eine Hinwendung zur Handlungsforschung, da man offensichtlich an der abgehobenen Laborforschung zunehmend mehr leidet, u. a. auch deshalb, da heute unklar ist, was man als Kriterien naturwissenschaftlich begründbarer Theorien akzeptieren soll. Eine neue theoretische Orientierung der medizinischen Psychologie kann sich also nur auf Tradition beziehen, darauf, was überhaupt als Wissenschaft akzeptierbar sein könnte, nicht nur auf experimentell begründete Wissenschaften.

Die medizinische Psychologie betonte schon in ihren ersten Konzeptionen eine Überwindung der traditionellen Zweiteilung der medizinischen Fächer in theoretische Vorklinik und praktische Klinik. Andererseits bewirkt die vermehrte Zuwendung der medizinischen Psychologie zur Klinik eine Hervorhebung von Forschungsgebieten, die weder in den Fächern der Psychologie noch der Medizin bisher systematisch bearbeitet wurden. Wenn z. B. in der Psychologie Arbeiten zu Emotionstheorien in den letzten Jahren enorm zugenommen haben, sind doch typische Themen der medizinischen Psychologie bisher kaum aufgenomen, wie z. B.: Todesangst, Scham, Angst vor Einwilligung (Einwilligungsfähigkeit) und eine Psychologie ethischer Normen als emotionale Grundorientierungen in der klinischen Praxis und Forschung (Schuler 1980). Noch diffuser scheint jedoch die Position der klinischen Medizin zu sein, wenn z. B. Buchborn (1980) auf dem Internistenkongreß einerseits die klassische Position von Virchow (1968) wieder aufgreift, daß Medizin vom Ursprung her eine Sozialwissenschaft sei, oder andererseits im Kontrast hierzu z. B. Federlin et al. (1982) betonen, daß Medizin im Gegensatz zur Psychologie „rational" orientiert sei. Diese Autoren setzen ganz naiv rational mit naturwissenschaftlich und technisch gleich.

Die klinische Orientierung der medizinischen Psychologie enthält also die Schwierigkeit, daß kritisch überprüft werden muß, ob sich das Fach nicht vielleicht nur an Trends in der klinischen Medizin anpaßt. Wenn z. B. als Errungenschaften der Medizin in den letzten 30 Jahren unter anderem die Intensivmedizin, die Operation an Herzkranzgefäßen, die Einführung von Betablockern, der Zytostatika u. a. m. hervorgehoben werden, so sind hiermit auch Gebiete angesprochen, die auch in der medizinischen Psychologie erforscht werden. So gibt es allein z. B. zur Situation der Patienten bei Heimdialyse eine große Zahl an abgeschlossenen und laufenden Forschungsprojekten.

Was als Wissenschaft akzeptierbar erscheint, ist notwendig umstritten. Diese Tatsache erzwingt aber gerade die Hervorhebung von Positionen, indem dem Postulat widersprochen werden muß, daß die Kategorien von „Rationalität" außerhalb von manipulativer Technik abgemacht (vereinbart) seien.

Ein logischer Fehler liegt schon im Ansatz, wenn der moderne Arzt die Krankheit isoliert sieht und sie nicht als Teil sozialer und persönlicher Wirklichkeiten des Patienten versteht. Wenn der Arzt nur die Krankheit sieht, hat er keine Distanz zu seiner Rolle. Er erlebt dann z. B. unheilbare Krankheiten als persönliche Niederlagen, wenn er nicht zwischen seiner Rolle als Arzt und seiner Person als mitmenschlichem Partner zu unterscheiden gelernt hat. Die Krankheit erscheint dem modernen Arzt nur deshalb häufig als das Ganze, da sie den Rahmen absteckt, innerhalb dessen eine manipulative Technik begründbar ist. Auch erscheint bei diesem Ansatz die Position der technischen Medizin scheinbar plausibel, da doch die Krankheit als Feind begriffen wird. Hierbei wird das Feindbild einer beliebigen Krankheit häufig jedoch derart aufgewertet, daß die Person des Patienten in totaler Unmündigkeit zerfallen kann. Der Kranke selbst wird hierdurch schließlich zum Feind des Arztes und nicht die Krankheit.

So ergibt sich aus der Sicht der Psychologie z. B. ein typisches Problem der modernen klinischen Medizin aus der Verwechslung von Hoffnungen des Patienten und Versprechungen des Arztes. Hoffnungen enthalten subjektive und objektive, häufig auch transzendentale Elemente, indem die subjektive Endlichkeit gleichzeitig als intersubjektive transzendentale Perspektive verstanden wird. Versprechungen des technisch orientierten Arztes können jedoch immer nur eindimensional auf die körperliche Wiederherstellung des Patienten gerichtet sein. Durch diese primäre Asymmetrie können Versprechungen des ärztlichen Technologen auch Hoffnungen zerstören, wenn Patienten in persönlich schwierigen Situationen auf unrealistische „Hoffnungen" durch Versprechungen fixiert werden. Aus diesem Zusammenhang erklärt sich auch, warum in Extremsituationen der Glaube an Versprechungen zu einem Loyalitätskonflikt werden kann, indem jede ärztliche Maßnahme schließlich auch den Widerspruch zwischen persönlichem Leid und transzendentaler Hoffnung weiter verschärfen kann. Die Befolgung ärztlicher Maßnahmen wird dann schließlich zu einem Identitätsproblem des Patienten, wenn scheinbare „Hoffnungen" jede Form von Initiative lähmen.

Auch das Gespräch zwischen Patient und Arzt ist als „Kommunikationsgemeinschaft" transzendentalen Zielen verpflichtet, indem die Intersubjektivität nicht durch soziale Kontrolle, sondern durch Abstimmung und Konsensbildung angestrebt werden muß. Nach Apel (1972) würde eine Gesellschaft aus philosophischer Sicht in Kontrollierte und Kontrollierende zerfallen, wenn auch in den Sozialwissenschaften schließlich die Trennung von Subjekt und Objekt wie in den technologischen Wissenschaften durchgesetzt würde. Nach Kant bezieht sich „Aufklärung" auf die Überwindung von Unmündigkeit, jedoch nicht auf die „Versachlichung", d. h. „Objektivierung". Die Gleichsetzung von Wissen und Macht bedeutet in der Medizin nicht selten, daß die Person des Patienten als Subjekt unter den „Sachverhalt" einer technologisch manipulierbaren Krankheit subsumiert wird, womit das Wissen des Arztes die Unmündigkeit des Patienten scheinbar begründet.

Es ist auf diesem Hintergrund zu begrüßen, daß es zunehmend mehr medizinpsychologische Untersuchungen gibt, die die Bedingungen medizinischer Behandlung erforschen. So konnte z. B. nachgewiesen werden, daß Kinder aus Problemfamilien relativ häufiger operiert werden (vgl. Langenmayr 1980). Derartige Forschungen machen deutlich, daß die klinische Medizin auch Teil allgemeiner Lebensbewältigung ist und damit nicht nur medizinisch begründbar sein kann. Besonders aufschlußreich sind in diesem Zusammenhang die Forschung zur Non-Compliance von Patienten. Soutter u. Kennedy (1974) wiesen nach, daß die Wirksamkeit vieler Medikamente bis heute u. a. deshalb nicht beurteilbar ist, weil in den bisherigen Studien die Compliance der Patienten in über 80% der Fälle überhaupt nicht überprüft wurde (Schneller u. Wildgrube 1980). Ansätze, die den Patienten und seine psychosoziale Situation einbeziehen, nehmen jedoch immer mehr zu. Sie spiegeln eine kritische Position der medizinischen Psychologie wider, wenn die klinische Medizin als Teil menschlichen Verhaltens begriffen wird, nicht jedoch als eine allseitig technisch begründete Wissenschaft.

Der Gleichsetzung „technisch = rational" soll im folgenden ganz entschieden widersprochen werden. Der Anspruch vieler Mediziner, daß Medizin „rational" begründbar sei, enthält eine naive Position. Es bleibt unklar, was unter rational verstanden wird. In der klassischen Bedeutung heißt „rational" vernünftig. Auf eine Kritik dieser Position des „aufgeklärten" Menschen, der seine Vernunft betonte und seine Emotionalität mit Irrationalität gleichsetzte, möchte ich hier verzichten.

Eine Gleichsetzung von „rational" mit naturwissenschaftlich betont hier ganz konkret einen anachronistischen Gegensatz zwischen Psychologie und Medizin. Es wird so getan, als ob die Psychologie die Prinzipien naturwissenschaftlicher Forschung ignoriere. Diese Unterstellung ist absurd, da sich gerade moderne Psychologie vom Ursprung her genauso wie Medizin naturwissenschaftlichen Methoden verpflichtet fühlt. Alle klassischen psychologischen Theorien sind experimentell begründet. Offensichtlich werden hier Positionen hervorgehoben, die das vorige Jahrhundert beherrscht haben. Die medizinische Psychologie als klassisches Fach der Preußischen Approbationsordnung verschwand ja gerade mit der naturwissenschaftlichen Orientierung der Medizin aus der Grundausbildung der Mediziner, so wie auch die Diätetik als die Lehre von der vernünftigen Lebensgestaltung aus dem klinischen Unterricht der Medizinstudenten verschwand. Die Medizin verstand zunehmend unter „rational" nur das Aufteilen und Zuteilen. So erscheint der Mensch des 20. Jahrhunderts als rationalisiertes Wesen, als aufgeteilt in Psyche und Soma, bezogen auf Psychotechnik oder Medizintechnik. Aus dieser „Rationalisierung" wird deutlich, daß auch heute noch behauptet werden kann, Medizin und Psychologie seien unterschiedlichen Methoden verpflichtet (Federlin et al. 1982): Auch Psychotechnik könne inhuman sein, was hier in keiner Weise bestritten werden soll, zumal moderne medizinische Psychologie durchaus nicht selten als Psychotechnik hervortritt (vgl. Beckmann 1981).

Sachlich falsch ist bei derartigen Positionen die Gleichsetzung von Naturwissenschaft und Technik. Auch in der Psychologie breitet sich leider ein Trend aus, auf wissenschaftlich begründete Theorien zu verzichten, wenn eine kontrollierte Praxis erreichbar erscheint. Aus dieser Haltung spricht eine Verachtung unserer wissenschaftlichen Traditionen, indem das ,,it works", d. h. das technisch Machbare das naturwissenschaftlich Begründbare ersetzt (Beckmann 1982). Gerade diese pragmatisch-utilitaristische Position muß heute Widerspruch hervorrufen, da die Gleichsetzung ,,Technik = Fortschritt" nicht mehr belegbar erscheint. Hierzu ein Beispiel: Die Auffassung, daß Patienten deshalb nicht über ihr Leiden aufgeklärt werden sollten, weil die Folge einer Aufklärung ein ,,psychischer Schaden" sein könne, wird damit zu einem technischen Vorgang reduziert, der allein an den Folgen bemessen wird. In der Ethik nennt man diese Position ,,utilitaristisch" (Schuler 1980). Ethische Positionen werden fragwürdigen Kausalinterpretationen geopfert, wodurch ,,rational" letztlich bedeutungsgleich mit Rationalisierung wird. Unter Rationalisierung versteht man unter logischen Gesichtspunkten die Umkehrung von Ursache-Wirkungs-Beziehungen. Zu einer Wirkung wird nachträglich eine Ursache postuliert, um — von einem isolierten Gesichtspunkt aus — Angst erträglicher zu machen. Rationalisierung wie auch Isolierung und Intellektualisierung sind klassische Mechanismen zur Angstabwehr. Die utilitaristische Position entspricht der leider nicht unüblichen Haltung, daß ein Zweck die Mittel heiligen könne.

Nach Lorenzen u. Schwemmer (1973) handelt es sich um logisch nicht vertretbare Argumentationen, wenn die Rechtfertigung für zukünftige Gebotenheiten (mellontische Modalitäten) aus der Vergangenheit bezogen wird (pseudomellontische Modalitäten). Man tut so, als ob die Wirkung einer unterlassenen Aufklärung den Nutzen einer späteren Situation rechtfertige, da doch dem Patienten eine ,,Depression" erspart geblieben sei.

An dieser Stelle wird deutlich, daß die medizinische Psychologie in der Zukunft vernünftige Argumentation der traditionellen Wissenschaftstheorien mehr betonen muß. Ganz unabhängig davon, daß das kausale Argument der konventionellen Mediziner bei der Aufklärung von Schwerkranken empirisch häufig widerlegt wurde (Scheele 1978), muß hervorgehoben werden, daß nach Kant sich Ethik generell substantiell und nicht kausal begründet. Auch die Juristen betonen bis heute (Bappert 1980), daß die Aufklärung Teil des Selbstbestimmungsrechts des Patienten ist. Insofern ist die Aufklärung eines Patienten als Güterabwägung zu verstehen: zwischen dem Recht auf Selbstbestimmung und dem Recht auf ärztliche Hilfe. Beides sind deontologische Maximen, die nicht durch utilitaristische Gesichtspunkte funktional aufeinander bezogen werden können, schon gar nicht rationalisiert werden dürfen, indem z. B. eine unterlassene Aufklärung von Medizinern häufig als ,,Humanitas am Krankenbett" verstanden wird.

Methodologisch ist es durchaus ein fundamentaler Unterschied, ob man die Zukunft prognostizieren oder die Vergangenheit verstehen will. Im ersten Fall sucht man nach begründbaren Gesetzen menschlichen Handelns, um diesen oder jenen isolierten Aspekt menschlichen Verhaltens vorhersagen zu können. Der Ansatz zwingt zu naturwissenschaftlicher Methodologie, die von der Manipulation unabhängiger Variabler und der Kontrolle der Lebensvielfalt profitiert. Im Rückblick jedoch erscheint die Vielfalt der Lebensvorgänge jeweils als das Unvorhersehbare, das Kreative und vielleicht auch das Zufällige, das erst im Nachhinein sinnvoll gemacht werden kann. So sind alle modernen Methoden zur Interpretation des Sterbens hermeneutisch, da doch für die Person in ihrer subjektiven Realität ihr eigenes Sterben, d. h. das Ende der persönlichen Welt, nur aus der persönlichen Lebensgeschichte begreifbar wird. Vergangenes eröffnet sich immer erst durch Deutung und Interpretation. Vielleicht gelten bis heute hermeneutische Methoden deshalb allzu sehr als nicht rational begründbar, weil die Historiker leider auch allzu lange versäumt haben, Vergangenes ohne den Blick auf das Heute zu würdigen (sog. ,,Historismus").

So folgern Medizinhistoriker noch heute aus dem Rückblick, daß die Erhöhung der

Lebenserwartung der Menschen eine Folge der Entwicklung naturwissenschaftlicher Medizin gewesen sei. Als Hermeneutiker würde man erwarten, daß bei der Interpretation eines historischen Vorgangs der Interpret seine eigene Position mitreflektiert: Aus der persönlichen Sicht eines Mediziners mag man derartige Ursache-Wirkungs-Zusammenhänge konstruieren. Aus der persönlichen Sicht eines Sozialwissenschaftlers geht jedoch die Entwicklung der naturwissenschaftlichen Medizin mit einer unübersehbaren Fülle sozialer Veränderungen einher, durch die die Lebenserwartung sich erhöhte. So ging u. a. die Säuglingssterblichkeit zurück, weil in dieser Zeit die modernen Gesellschaften das Kind als Kind respektieren lernten u. a. m. (Flandrin 1978).

Dennoch enthält die medizinhistorische Interpretation vielleicht auch plausible Meinungen. Wie ist es aber, wenn unsere Medizin in den letzten 30 Jahren nach Argumentation vieler Medizintechniker „Großerfolge" verzeichnen konnte. Die Lebenserwartung ist doch in dieser Zeit nicht nachweisbar gestiegen! Warum benutzt man für die Medizin des vergangenen Jahrhunderts die Erhöhung der Lebenserwartung als Kriterium und für die der letzten Jahrzehnte nicht? Vielleicht denkt man insgeheim auch daran, daß allein eine faktische Erhöhung der Lebenserwartung kein Kriterium für Lebensqualität sein kann. Eine Aufklärung der zeitgenössischen Haltungen der Medizintechniker würde sicher zur Klarheit der Positionen beitragen, was moderne Medizintechnologie überhaupt an vertretbaren Standpunkten aufweist. Eine Bilanz der Vor- und Nachteile der technologischen Position der Medizin fehlt bis heute. Es muß zumindest offen bleiben, ob eine Erhöhung der Lebenserwartung nun ein Kriterium für eine erfolgreiche Medizin ist oder nicht. Sie könnte auch ein Kriterium für die Veränderung aller gesellschaftlichen Bereiche sein, wie viele Sozialhistoriker deutlich gemacht haben. So wurde die medizinische Versorgung erst in neuester Zeit zu einem respektablen Posten unserer Volkswirtschaft. Sie spielte im vorigen Jahrhundert nur eine ganz unwesentliche Rolle, zu einer Zeit, als auch Ernährung, Hygiene, Krankengesetzgebung, Altersversorgung u. a. m. ungesichert waren.

Gegen Rationalisierung im Sinne pseudomellontischer Argumentation kann man sich nur schützen, wenn man Vergangenes nicht beliebig post hoc in Begründungszusammenhänge stellt. So ist der heute noch übliche medizinhistorische Standpunkt eine Rationalisierung der heutigen Medizin, die ja gerade dadurch gekennzeichnet ist, daß die Erhöhung der allgemeinen Lebenserwartung und der Rückgang der Säuglingssterblichkeit durch medizinische Maßnahmen allein nicht beeinflußbar erscheint. Man beschwört in einem konstruierten Kausalzusammenhang vergangene Zeiten der „Großerfolge", um das heutige Tun zu rechtfertigen.

Insgesamt sind in der medizinischen Psychologie drei Themenbereiche abgrenzbar, die auch mit speziellen methodologischen Ansätzen verbunden sind. Zunächst hat in Analogie zur Medizin die psychotechnische Forschung erheblich zugenommen. Sie steht wie jede Technologie in Konkurrenzbeziehungen. Ein großer Teil der Psychotechnik sucht seine Legitimation in Konkurrenz zu medizinischen Techniken. Andererseits ist nach einer etwas euphorischen Zeit auch z. T. eine sachliche Ernüchterung eingetreten, indem z. B. bei Biofeedbacktechniken vielfach spezifische Wirksamkeiten nicht nachgewiesen werden konnten. Andererseits ist eine Reihe von verhaltenstherapeutischen Verfahren erst in der Erprobungsphase, wenn es z. B. um Probleme der Rehabilitation geht.

Ein zweiter Strang gruppiert sich um die Weiterentwicklung psychologischer Theorien. In der Regel sind die Forscher derartiger Interessen gleichermaßen an Experimental- und Feldforschung interessiert. Wie auch in anderen Bereichen der Psychologie spielen handlungs- oder emotionstheoretische Ansätze eine zentrale Rolle. Die Handlungstheoretiker bemühen sich u. a. auch um die Aufhellung medizinischer Handlungsfelder wie z. B.

Selbstbehandlung, Laiensysteme, Überweisungsverhalten, klinische Situationen, Arzt-Patient-Beziehung und Complianceverhalten. Die Emotionstheoretiker sind in der Regel psychophysiologisch orientiert. Da man Emotionen wie Freude, Angst, Scham u. a. m. letztlich nicht experimentell „setzen" kann, bieten sich insbesondere auch medizinische Situationen als quasiexperimentelle Bedingungen für psychologische Grundlagenforschungen an. Insbesondere die Schmerztheorien werden momentan in der medizinischen Psychologie sehr lebhaft vorangetrieben.

Ein dritter Themenbereich entsteht durch die Bevorzugung hermeneutischer Ansätze. So sind Lebenskrisen als subjektive Phänomene nur durch einfühlendes Verstehen aufhellbar, wie z. B. die Geburt eines behinderten Kindes, Pubertätskrisen und Jugendprobleme, die Chronifizierung einer Krankheit, Behinderung und Sterben. Gerade am Beispiel des Sterbens wird deutlich, daß das Ende des eigenen Lebens notwendigerweise die Subjektivität des Menschen in den Mittelpunkt rückt. Andererseits gibt es auch eine Reihe von methodischen Ansätzen, die hermeneutische Ansätze mit anderen in Verbindung bringen.

Nach Heckhausen (1983) ist das Fach der medizinischen Psychologie „nicht nur rege, sondern auch produktiv". Vielleicht ist es angemessen zu erwarten, daß die Psychologie mehr als die Medizin wissenschaftliche Argumentationen bewahren konnte, da die Psychologie klassischer Philosophie näher geblieben ist als die Medizin, d. h. näher den Prinzipien des sokratischen Dialogs und auch denen der sozialen Bedingtheit physiologischer Theoreme in den antiken Grundmodellen von Krankheit (Beckmann 1984).

Meine Hoffnung für eine fruchtbare Kooperation zwischen Medizin und Psychologie gilt der Tatsache, daß jedoch auch in der Medizin diese drei oben spezifizierten Hauptströmungen humanwissenschaftlicher Forschung tradiert sind. Auch medizinische Forschung ist nicht auf Technologie beschränkt, z. B. wenn der Arzt die Kunst der Anamneseerhebung lernen muß. Eine konkrete Krankengeschichte zu verstehen, interpretieren zu lernen und in sinnvolle ärztliche Maßnahmen umzusetzen ist als wissenschaftlicher Vorgang allein hermeneutisch erfaßbar, insbesondere dann, wenn der Arzt seine eigene Position in die Reflexion einbezieht. Das Bewußtsein der Notwendigkeit einer idiographischen Haltung wird nur dann verdrängt, wenn eine technologische Orientierung nicht mehr der Wissenschaft, sondern der persönlichen Angstabwehr des Arztes dient, denn der Arzt ist häufig mit einem Übermaß an Leid konfrontiert.

Zum Schluß möchte ich darauf hinweisen, daß der durchaus bis heute aktuelle Unterschied zwischen natur- und geisteswissenschaftlichen Ansätzen methodologisch begründet ist, daß aber dieser Gegensatz in keiner Weise Medizin und Psychologie unterscheidet. Sowohl in der Medizin als auch in der Psychologie gibt es natur- und geisteswissenschaftliche Strömungen. Nach Weber (1906) beschäftigt sich die Naturwissenschaft mit der Erklärung von Sachverhalten und die Geisteswissenschaft mit der Interpretation menschlicher Handlungen, d. h. mit der Analyse menschlicher Überzeugungen, Vorstellungen und auch Mythen. In diesem Sinne ist auch die Hermeneutik Teil medizinpsychologischer Methodologie.

Literatur

Apel KO (1972) Die Kommunikationsgemeinschaft als transzendentale Voraussetzung der Sozialwissenschaften. Neue Hefte für Philosophie 2/3: 1—40

Bappert L (1980) Arzt und Patient als Rechtsuchende. Das Vertrags- und Haftungsrecht des Arztes in Grundsatz-Entscheidungen bundesdeutscher Gerichte 1969—1980. Rowohlt, Reinbek

Beckmann D (Hrsg) (1981) Psychotechnik in der Medizin. Psychosozial 4/4: 3—9

Beckmann D (1982) Zur Theorie der Medizinischen Psychologie. In: Minsel WR, Scheller R (Hrsg) Brennpunkte der Klinischen Psychologie, Bd III: Psychologie in der Medizin. Kösel, München, S 110—136

Beckmann D (1984) Geschichte der Psychologischen Medizin, Gruppendynamik (im Druck)

Buchborn E (1980) Die Medizin und die Wissenschaften vom Menschen. Vortrag zur Eröffnung des 86. Kongresses der Deutschen Gesellschaft für innere Medizin. 13. 4. 1980, Wiesbaden

Federlin K, Fleischer K, Lasch HG, Pia HW, Voßschulte K (1982) Braucht die Medizin ein neues Bild vom Menschen? Dtsch Ärztebl 79/41:57—65

Flandrin JL (1978) Familien: Soziologie — Ökonomie — Sexualität. Ullstein, Frankfurt Berlin Wien

Heckhausen H (1983) Zur Lage der Psychologie. Psychol Rundschau 34/1: 1—20

Langenmayr A (1980) Krankheit als psychosoziales Phänomen. Hogrefe, Göttingen Toronto Zürich

Lorenzen P, Schwemmer O (1973) Konstruktive Logik, Ethik und Wissenschaftstheorie. Bibliographisches Institut Wissenschaftsverlag, Mannheim Wien Zürich

Scheele B (1978) Kognitions- und sprachpsychologische Aspekte der Arzt-Patient-Kommunikation. Bericht aus dem Psychologischen Institut der Universität Heidelberg (Diskussionspapier Nr. 12)

Schneller T, Wildgrube K (1980) Medizinisch-psychologische Interventionsmöglichkeiten im kurativen Bereich. In: Schneller T et al. (Hrsg) Medizinische Psychologie III: Die Integration psychologischer Konzepte in die Medizin. Kohlhammer, Stuttgart Berlin Köln Mainz

Schuler H (1980) Ethische Probleme psychologischer Forschung. Verlag für Psychologie, Hogrefe, Göttingen Toronto Zürich

Soutter BR, Kennedy MC (1974) Patient compliance assessment in drug trials: Usage and methods. Aust NZ J Med 4: 306—364

Virchow R (1968) Die Not im Spessart. Mitteilungen über die in Oberschlesien herrschende Typhus-Epidemie. Wissenschaftliche Buchgemeinschaft, Darmstadt

Weber M (Hrsg) (1906) Idealtyp, Handlungsstruktur und Verhaltensinterpretation. In: Methodologische Schriften. Fischer, Frankfurt/Main (1968)

Der Psychotherapeut im Konsiliardienst*

Michael Wirsching

Einleitung — Die Schwierigkeiten überwiegen

Die Frage nach den Möglichkeiten der Zusammenarbeit von klinischer und psychosozialer Medizin ist aktuell geworden, seit Psychosomatik an Institutionen betrieben wird (Kaufmann u. Margolin 1948). Zwei Hauptansätze kommen zu unterschiedlichen Lösungsvorschlägen: Auf der einen Seite versuchten Internisten in ihrer Person den psychosomatischen und den klinischen Ansatz zu vereinen, um so eine ganzheitliche Medizin zu praktizieren (Adler 1981; Engel 1972; Freyberger 1978, 1982; v. Uexküll 1981).

Demgegenüber betonen v. a. in den USA Psychosomatiker mit psychotherapeutischem (oder auch psychiatrischem) Hintergrund die konsiliarische Zusammenarbeit (Lipowski 1977, 1979; Kimball 1979; Strain u. Grossman 1975). Es ist bisher nicht erkennbar, daß eines der beiden Konzepte dem anderen überlegen ist; sicher ist dagegen, daß beide große Schwierigkeiten bei der Verwirklichung ihrer Ideen haben (Krakowski 1974).

Es sind insbesondere die folgenden Argumente, die immer wieder für den Ausbau einer interdisziplinären Patientenbetreuung ins Feld geführt werden (Mendel 1968; Kimbal 1975; Lipowski 1967):

Bei sonst schwer zugänglichen, psychotherapeutisch wenig motivierten Patienten sollte ein Konsil einen wirksameren Beitrag zur Versorgung leisten als die psychosomatische Poliklinik. Der Konsiliar geht auf die jeweiligen Stationen und nimmt dort vor Ort Kontakt mit denen auf, die den Patienten bereits länger kennen und die auch auf längere Sicht für seine Betreuung zuständig sind.

Für die betroffenen Patienten sollte es weiter von Vorteil sein, daß sie kurzfristig ohne größere Anstrengungen und ohne sich als psychotherapiebedürftig erklären zu müssen, psychosomatische Hilfe, v. a. auch in Krisensituationen, erhalten. Für den Psychosomatiker selbst könnte der Konsiliardienst die Möglichkeit bieten, seine Sichtweise unmittelbar in den klinischen Alltag einzubringen.

Wie sieht nun dieser Alltag aus? Fast einstimmig wird von Anfang an über die außerordentlich schwankende und störanfällige Inanspruchnahme des Konsiliarangebotes berichtet (Brosin 1968; Kligerman u. McKegney 1971). Selbst gut ausgestattete Dienste erreichen kaum mehr als etwa jeden 30. Patienten einer Klinik (Schwab 1971). Nur bei ständiger Anwesenheit des Konsiliars auf einer bestimmten Station läßt sich dort die Inanspruchnahme auf ca. 10 % der Patienten steigern (Schüffel 1973; Köhle 1981). Die Zusammenarbeit beruht eher auf persönlichen Kontakten oder gemeinsamen Forschungsinteressen als auf einer dauerhaften Verankerung des psychosomatischen Ansatzes. Die Literatur ist dement-

---

* Überarbeitete Fassung der Antrittsvorlesung anläßlich der Berufung auf die Professur für klinische Psychosomatik und Psychotherapie am Zentrum für Psychosomatische Medizin der Justus-Liebig-Universität, Gießen, November 1982

sprechend reich an Verhaltensempfehlungen (Tricks), die dem Konsiliar helfen sollen, die „Anfangsschwierigkeiten", deren Dauer z. B. Lipowski (1979) mit ca. 5 Jahren veranschlagt, zu überwinden. Das Grundmuster eines starken Werbens der Psychosomatik um die Anerkennung der klinischen Fächer ist dabei unübersehbar (Billings 1966; Goldenberg u. Sluzki 1971).

Erfahrungen in der Anfangsphase eines Konsiliardienstes*

Auch im 1. Arbeitsjahr unseres nach längerer Unterbrechung wieder verstärkt betriebenen Gießener Konsiliardienstes zeigten sich die bereits in der Literatur beschriebenen Phänomene: Auf jedes unserer Rundschreiben folgte z. B. ein deutlicher Anstieg der Anmeldungen (Abb. 1). Der Konsiliardienst wird langsam bekannt, läuft aber auch Gefahr, schnell wieder vergessen zu werden.

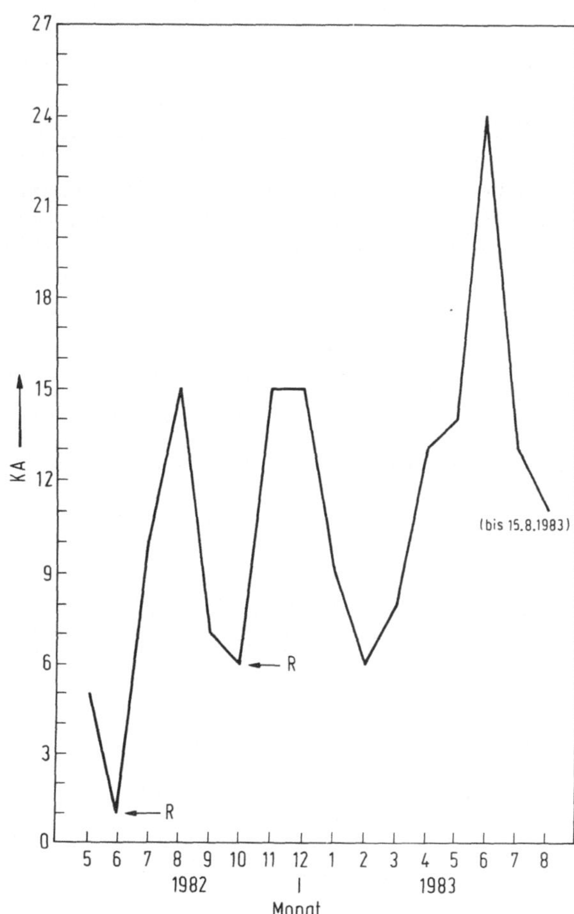

Abb. 1. Konsiliaranfragen (KA) in den ersten Arbeitsmonaten des Gießener Konsiliardienstes (R Rundschreiben; n = 172)

Dabei sind die verschiedenen Kliniken fast vollzählig — jedoch in unterschiedlicher Stärke — vertreten (Tabelle 1). Die innere Medizin und die Hautklinik fordern überpro-

* Gemeinsam mit E. Leyer und U. Breidert-Achterberg.

portional häufig ein psychosomatisches Konsil an. Gemeinsam mit der Chirurgie bestreiten sie fast 80 % aller Anfragen. Insgesamt kommen wir jedoch nur mit etwa 0,5 % der im Berichtszeitraum in Gießen stationär behandelten Patienten in Kontakt (!).

Tabelle 1. Verteilung der Konsiliaranfragen (KA) auf die verschiedenen Gießener Kliniken: prozentualer Anteil (PA) an der Gesamtzahl der im Klinikum der JLU Gießen stationär behandelten Patienten (1982; n = 30 192)

	KA (n = 172) n [%]	PA (von n = 30 192) [%]
Medizinische Klinik (einschl. Poliklinik und Rheumaklinik)	69 (40,1)	20,5
Chirurgie (einschl. Urologie und Neurochirurgie)	47 (27,3)	27,0
Hautklinik (einschl. Andrologie)	18 (10,5)	3,6
Gynäkologie	17 (9,9)	12,0
Neurologie	10 (5,8)	4,8
Kinderklinik	6 (3,5)	15,7
Orthopädie	3 (1,7)	7,2
Psychiatrie	2 (1,2)	2,5
HNO; Augen	0	11,8
Strahlenklinik	0	1,7

Dies gibt allerdings kein vollständiges Bild der Präsenz der Psychosomatik, denn es gibt auch Bereiche (z. B. die Kinderklinik), die ihre eigene Versorgung aufgebaut haben, so daß dort ein neuer Dienst kaum gebraucht wird.

Welche Patienten wurden bevorzugt zur Konsultation angemeldet? Überwiegend wurden Frauen der Mittelschicht, jenseits des 30. Lebensjahrs, vorgestellt. Also eine ähnliche Auswahl, wie wir sie in den meisten psychosomatischen Ambulanzen finden.

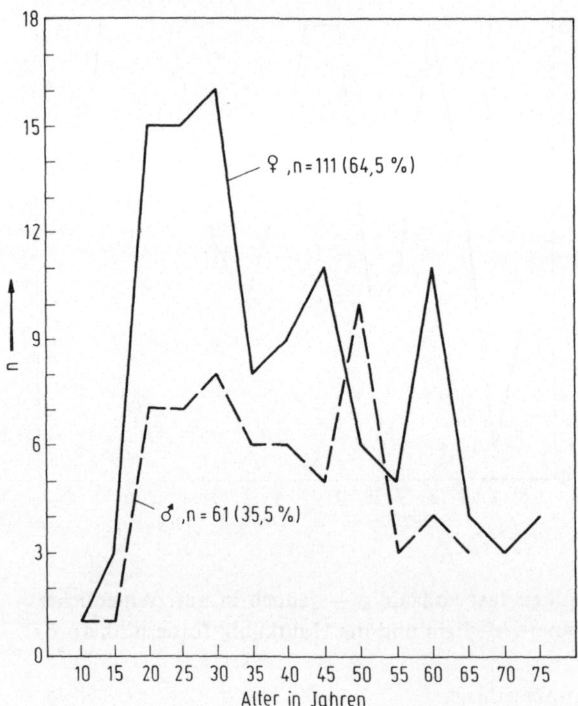

Abb. 2. Altersverteilung der Patienten im Gießener Konsiliardienst

Ordnen wir die Diagnosen unserer Patienten in einem groben Schema, so ergibt sich ein sehr weit gespanntes Spektrum (Tabelle 2): Unter den 201 Diagnosen, die bei unseren ersten 172 Überweisungen gestellt wurden, stehen funktionelle vegetative Symptome erst an 3. Stelle (neben Unfällen), nach Krebskrankheiten und Krankheiten der Muskeln, Bänder und Gelenke. Auch die übrigen „klassischen" psychosomatischen Krankheitsbilder kamen relativ selten vor (z. B. Ulkus einmal, Kolitis zweimal, M. Crohn viermal). Daneben standen teilweise sehr schwere andere Körperkrankheiten im Vordergrund. Bei allen ging es vorwiegend um Probleme der Krankheitsverarbeitung. Wenn hier bereits die Nähe der psychosomatischen Konsiliararbeit zur Kliniksozialarbeit deutlich wird, so verweisen die 12 Suizidfälle (9 Psychosen und dreimal chronische Alkoholsucht) auf Probleme bei der Indikationsstellung. Die Psychosomatik wird auch vom medizinischen Personal oft mit der Psychiatrie identifiziert.

Tabelle 2. Klinische Diagnosen bei 172 Konsiliaranfragen (nach Krankheitsgruppen geordnet, n = 201)

1) Krebs (n = 29)
Ovarial-Ca. 5, Malignes Melanom 5, Nieren-Ca. 2, Leukämie 2, Korpus-Ca. 2, Magen-Ca. 2, Uterussarkom 2, Leber-Ca. 1, Kollum-Ca. 1, Schilddrüsen-Ca. 1, Mamma-Ca. 1, Rektum-Ca. 1, Blasen-Ca. 1, Hoden-Ca. 1, Unklares Ca. 1, Malignes Lymphom 1

2) Muskeln, Bänder und Gelenke (n = 23)
Weichteilrheuma 12, M. Bechterew 5, Koxarthrose 2, Bandscheibenprolaps 2, Gonarthrose 1, Hüftkopfnekrose 1

3) Vegetativ/funktionell (n = 17)
Unklare Schmerzen 5, Psychomotorische Anfälle 3, Migräne 2, Hyperventilation 2, Schwindel 2, postkonvulsive Lähmung 2, Hyperemesis 1

4) Unfälle (n = 17)
Polytrauma 8, Frakturen 7, Amputation 1, Verätzung 1

5) Hautkrankheiten (n = 16)
Seborrhoisches Ekzem 3, Artefakte 3, Neurodermitis 2, Psoriasis 2, Urtikaria 2, Allergie 1, Krätze 1, Gürtelrose 1, Rosazea 1

6) Herz/Kreislauf (n = 12)
Herzinfarkt 3, essentielle Hypertonie 2, Herzvitium 2, Koronarinsuffizienz 2, M. Raynand 1, Karotisstenose 1, Koronarbypass 1

7) Suizidversuch (n = 12)
Traumatisch 8, Intoxikation 4

8) Magen/Darm (n = 12)
M. Crohn 4, Colitis ulcerosa 2, Ulcus duodeni 1, Megakolon 1, multiple Operation 1, Dumpingsyndrom 1, Leistenbruch 1

9) Asthma Bronchiale (n = 11)

10) Eßstörungen (n = 11)
Anorexia nervosa 10, Adipositas 1

11) Psychosen (n = 9)
Schizophrenie 4, Durchgangssyndrom 4, endogene Depression 1

12) Nerven/Gehirn (n = 9)
Epilepsie 4, Hypophysenzyste 1, extraduale Zyste 1, multiple Sklerose 1, Meningeom 1, Hirntumor 1

13) Frauenleiden (n = 9)
Hyperemesis gravidarum 5, Abort 2, drohender Abort 2

14) Infektionen (n = 6)
Enzephalitis 3, Pleuritis 1, Pneumonie 1, Sepsis 1

15) Stoffwechsel (n = 4)
Diabetes mellitus 2, Hypothyreose 1, Glasknochen 1

16) Alkoholismus (n = 3)

17) Harnwege/Nieren (n = 2)
Nephrolitisis 1, Prostatitis 1

Die Erwartungen der anfragenden Stationen (Tabelle 3) zielten ganz überwiegend (63 %) auf eine begrenzte Beratung oder Betreuung der Patienten ab. Seltener waren rein diagnostische oder im eigentlichen Sinne psychotherapeutische Anfragen. Zu den Gesprächen wurden in fast der Hälfte der Fälle die Angehörigen hinzugezogen (Tabelle 4). Bei einer begrenzten Fragestellung und knappen personellen Ressourcen blieb es meist (74 %) bei ein oder zwei Gesprächen (Tabelle 3). Hier wird erneut die Nähe zur (allerdings selbst überlasteten) Kliniksozialarbeit deutlich. Wir beabsichtigen, in Zukunft häufiger fortgeschrittene Medizinstudenten (unter Supervision in Balint-Gruppen) für eine kontinuierliche Betreuung langfristig stationär behandelter Patienten heranzuziehen, wie es auch von Freyberger seit längerem erfolgreich praktiziert wird.

Tabelle 3. Auftrag der überweisenden Stationen und Zahl der nachfolgenden Konsiliargespräche (n = 172)

Zweck der Anfrage	Zahl der Gespräche			Gesamt
	1—2	3—5	> 5	
Diagnose	33 (100 %)			33 (19,2 %)
Beratung/Betreuung	90 (82,6 %)	16 (14,7 %)	3 (2,7 %)	109 (63,4 %)
Therapie	4 (13,4 %)	13 (43,3 %)	13 (43,3 %)	30 (17,4 %)
Gesamt	127 (73,8 %)	29 (16,9 %)	16 (9,3 %)	172 (100 %)

Tabelle 4. Konsiliarsetting (n = 172)

	n	[%]
Nur Gespräch mit dem behandelnden Arzt	10	(5,8)
Nur Einzelgespräch	90	(52,3)
Paar- und Familiengespräch	72	(41,9)

Von den Patienten selbst hören wir allerdings auch, daß sie in der Mehrzahl der Fälle dem Besuch des Psychosomatikers eher skeptisch entgegenblicken (nur einer von den 60 Patienten Pasnaus wünschte z. B. selbst ein Konsiliargespräch. Pasnau 1975 Schwab et al. 1966). Zu groß ist wohl die Nähe zur Psychiatrie und zu nahe liegt das Mißverständnis von Psychosomatik als dem Bereich der ,,eingebildeten Krankheiten". Aber die Widerstände liegen nicht nur bei den kooperierenden Kliniken oder bei den Patienten (Krakowski 1973; Abram 1971; Myer u. Meyer 1961). Die Literatur beschreibt auch das geringe Ansehen der konsiliarischen Tätigkeit unter Psychosomatikern selbst, was etwa in einem häufigen Wechsel der Mitarbeiter zum Ausdruck kommt. Enttäuschende und belastende Erfahrungen wirken kaum motivierend. Die Arbeit auf Abruf in einem relativ ungeschützten Bereich sowie die Aussicht, fast immer einer bereits verfahrenen Situation zu begegnen, tragen wohl mit dazu bei, daß besonders oft Anfänger herausgeschickt werden. Aber selbst der Erfahrene stellt gelegentlich bei sich fest, wie er Fehlleistungen durchgehen läßt, um dem Druck kurzfristig zu entgehen (Termine werden verschleppt oder vergessen, aversives Verhalten etc.).

Das Mißlingen oder Scheitern der Konsiliararbeit scheint nach Darstellung dieser Hemmnisse bereits vorprogrammiert. Wie soll ein so schwieriges Unternehmen gelingen, wenn es nicht von allen Beteiligten mit vollem Einsatz unterstützt wird?

Dialektik von Stabilisierung versus Veränderung — Konfliktvermeidung versus Konfliktbewältigung

Statt nun jedoch bereits ein enttäuschendes Kapitel der Psychosomatik abzuschließen oder in der stillen Hoffnung, es vielleicht doch besser machen zu können, mit wiederum neuen

Modellen und technischen Lösungsvorschlägen aufzuwarten, lohnt es sich zu überlegen, ob nicht jenseits aller zugestandenen Unzulänglichkeiten ein grundlegendes Dilemma zum Tragen kommt, welches zwangsläufig immer dann zu Konflikten führt, wenn psychosomatische Medizin und klinische Medizin einen zu engen Kontakt haben. Als wiederkehrendes Muster, das dazu dient, die alte Distanz wiederherzustellen, ließe sich dann der wechselseitige Rückzug und die erneute Verhärtung rasch wieder aufgebauter Fronten erkennen. Wir fragen uns also, wie weit die beschriebenen Schwierigkeiten nicht gerade in der gegebenen Situation sinnvolle oder sogar einzig mögliche Verhaltensweisen und Einstellungen abbilden, deren Veränderung zu einer noch stärker verunsichernden und komplizierenden Krise führen würde, die alle Teile mehr oder weniger bewußt zu vermeiden suchen. Dies kommt um so mehr in Betracht, wenn sich die Beteiligten selbst bereits in einer sehr belasteten Situation befinden.

Greifen wir zur Veranschaulichung dieses Gedankens einen beliebigen Fall heraus:

Eine 56jährige Frau soll einige Monate nach einem Herzinfarkt zu einer Bypassoperation kommen. Bereits bei der Aufnahme fällt einigen Schwestern ihr depressives Verhalten auf. Nach der Operation erscheint sie über die zu erwartenden Reaktionen hinaus apathisch, kaum ansprechbar. Von der chirurgischen Intensivstation wird ein psychosomatisches Konsil angefordert. Einige Tage danach bessert sich der Zustand der Patientin, und wir erfahren, daß sie bereits vor 16 Jahren im Anschluß an eine Bauchhöhlenschwangerschaft zum ersten Mal wegen „Angst und Nervosität" mehrere Wochen in einer Nervenklinik behandelt wurde. Bis heute habe sie sich kaum erholt, denn „... bei uns (zu Haus) ist immer etwas los gewesen". Ständig war jemand krank oder in Nöten. Alle Sorgen hätten in erster Linie an ihr gehangen. Ihr Mann, der selbst wegen eines Augenleidens halb blind ist, habe gemeint, mit ihr würde es einmal kein gutes Ende nehmen. Auch nach ihrem Infarkt hat sie sich nicht erholen können. Tochter und Schwiegertochter versuchten zu helfen, aber sie selbst könne einfach keine Arbeit rumliegen sehen; gewiß sei das eine „Schwäche", aber sie sei als Hausfrau eben sehr pingelig. Außerdem habe ihr Mann in den Wochen, die sie auf ihre Herzoperation wartete, selbst im Krankenhaus gelegen, wo die Sehkraft seines verbliebenen Auges gerettet werden sollte. Sie seien jedenfalls beide schon fix und fertig gewesen, bevor es überhaupt zur Operation kam. Jetzt leide sie besonders stark unter der Trennung von ihrer Familie, deren Mitglieder alle in einem Haus wohnten und durch die gemeinsame Not einen starken Zusammenhalt entwickelt hätten, obwohl natürlich niemand den anderen mit seinen Sorgen belasten wolle. Sie beklagt sich, daß es in der Klinik so hektisch zugehe. Sie fühlt sich allein gelassen und meint, hier niemanden zu haben, mit dem sie sprechen könne.

Die Krise, welche zur Konsiliaranforderung führte, läßt sich unter verschiedenen Gesichtspunkten verstehen: Zum einen leidet die Patientin an einer schweren, lebensbedrohenden Krankheit, deren Behandlung einen extrem belastenden Eingriff erforderte. Dadurch sind aber ihre vertrauten seelischen Abwehrmechanismen, v. a. die harmonisierende Konfliktvermeidung und die Aufopferung für andere, blockiert. Sie stürzt jetzt erneut, wie schon bei früheren Krisen, in kaum erträgliche Verzweiflung und Hilflosigkeit. Betrachten wir ihre Beziehungen zu anderen Menschen, so sehen wir, daß ihre eng zusammenhaltende Familie unter dem Eindruck von Mutters Lebensgefahr und Vaters drohender Erblindung gleichfalls in eine schwierige Lage geraten ist. In der Klinik fällt schließlich das depressive Verhalten der Patientin auf. Die Ärzte und das Pflegepersonal befinden sich jedoch selbst in einer maximal angespannten Arbeitssituation. Eine intensivere Beschäftigung mit dem Zustand der Patientin erscheint unmöglich. Als Konsiliar begegnen wir also nicht etwa nur der „gestörten" Einzelperson, sondern einem sehr komplexen Beziehungsfeld, das insgesamt in eine Krise geraten ist. Es ist nicht möglich, die skizzierten einzelnen Gesichtspunkte klar voneinander zu trennen oder auch nach ihrer Bedeutung zu ordnen. Vielmehr bestehen gleichzeitig auf und zwischen den verschiedenen Ebenen kontinuierliche Wechselwirkungen. Das gesamte System ist belastet. Das zuvor fließende Gleichgewicht (die Homöostase) läßt sich kaum noch erhalten.

Wir können auch kaum festlegen, wo die Konflikte begonnen haben oder was letztlich ihre Ursachen sind. Interpunktionen oder linearen Betrachtungsweisen, die einem untauglichen (mechanischen) Ursache-Wirkungs-Denken entstammen, sollen wohl in erster Linie der Schuldklärung dienen. Sie wirken aber selbst verstärkt schulderzeugend. Weder ist die körperliche Krankheit die alleinige Ursache des seelischen Zustands der Patientin (im Sinne einer sekundären pathologischen Krankheitsreaktion), noch hat ihr chronisches Belastungsverhalten allein die Krankheit verursacht (im Sinne einer einseitigen psychosomatischen Betrachtung des Herzinfarktes). Auch die Familie ist nicht nur unbeteiligtes Umfeld der Patientin, sondern wird von ihr entscheidend mitgeprägt. Selbst die Krankenstation kann bei der Betrachtung nicht ausgespart bleiben, denn das Personal hat eine Arbeitsform gewählt, die ihm die Bewältigung der stark beanspruchenden Aufgaben erleichtern soll, wobei jedoch ein stärkeres Eingehen auf die Patienten erschwert wird. Wir erkennen also auf allen Ebenen Lösungsversuche für körperliche, seelische oder soziale Spannungen, die eines gemeinsam haben: kurzfristig verschaffen sie Erleichterung, mittelfristig tragen sie jedoch zu einer Verschärfung der Lage bei. Die Problemlösung wird so zu einem wesentlichen Teil des Gesamtproblems. Wir betreten einen Teufelskreis, in dem selbst durchschnittlich zu erwartende, unvermeidbare Belastungen zur existentiellen Bedrohung werden. Die Möglichkeiten zur Bewältigung größerer Krisen, seien sie körperlicher, seelischer oder sozialer Natur, sind fast vollständig zum Erliegen gekommen (Myer u. Meyer 1961; Karasu u. Hertzman 1974; Miller 1973 a, b; Kimball 1979).

Das Hinzuziehen eines psychosomatischen Konsiliars ist bei solcher Betrachtung also Ausdruck einer Interaktionskrise, in die das gesamte Feld geraten ist. Die Pathologie steckt dann nicht ,,im" einzelnen, sondern in den Beziehungen, die die Beteiligten miteinander haben (Glazer u. Astrachan 1978/79; Rotman u. Reimer 1974; Wirsching 1983 a + b). Fragen wir nach den Konsequenzen solcher Betrachtung, so geraten wir jedoch sogleich wieder in ein altes Dilemma: Versuchen wir nämlich lediglich, durch stützende und beratende Maßnahmen zu einer kurzfristigen Stabilisierung beizutragen, so können wir bei der Vorgeschichte unserer Patientin und der sie betreuenden Station fast sicher sein, daß wir die nächste Krise bereits vorgebahnt haben. Lassen wir uns dagegen von einem im eigentlichen Sinne therapeutischen, also von einem auf grundlegende Veränderungen gerichteten Ansatz leiten (etwa wie der Chirurg, der eine radikale Veränderung der Hämodynamik des Herzmuskels anstrebt), so erleben wir mit Sicherheit, daß die Patienten, die Familien oder auch die Stationen unseren Veränderungsbemühungen mit spürbarem Widerstand begegnen werden. Die Situation wird sich dann eher verhärten als sich zu verändern. Unter Druck geratene Systeme neigen wohl dazu, mehr ihre altvertrauten Bewältigungsmechanismen zu verstärken und sich neuen Informationen zu verschließen, als sich auf grundlegende, kreative Weise weiterzuentwickeln, auch wenn sie so ihre eigene Existenz gefährden.

Nach den bisherigen Erfahrungen ist gerade diese angedeutete Dialektik von Stabilisierung vs. Veränderung bzw. Konfliktbewältigung für das Scheitern manch gut gemeinter, hoffnungsvoller psychosozialer Ansätze im Klinikbereich verantwortlich. Im ersten Fall der konfliktvermeidenden Stabilisierung wird die Arbeit bald als nutzlos und ausweglos erfahren (,,die ändern doch nichts", ,,die können mir nicht helfen" oder ,,ich werde hier nur als Notbremser gebraucht", mögen die Station, der Patient oder der Konsiliar denken). Im anderen Extrem der konfliktaufdeckenden Veränderungsversuche wird das Hinzutreten des Psychotherapeuten dagegen als zusätzlich komplizierende Belastung in einer bereits schwierigen Situation empfunden. Die Klinik mag nun sich selbst oder ihren Patienten einen solchen Zugriff nicht weiter zumuten (,,den Leuten geht es hinterher noch schlechter" bzw. ,,bei uns wird Unruhe gestiftet"). Die Patienten und ihre Familien brechen den Kontakt ab, spätestens wenn sie aus der Klinik entlassen werden, oder der Konsiliar verhält sich schon so ,,abschreckend", daß Anfragen nicht gestellt werden.

Konzentration auf wenige zugängliche Bereiche (Liaisonarbeit) und/oder veränderte therapeutische Sehweise

Wir sind damit wieder am Ausgangspunkt unserer Überlegungen angelangt und erkennen die eingangs erwähnten Schwierigkeiten noch deutlicher als Auswirkungen eines grundlegenden Dilemmas. Die Folgen für die praktische Arbeit sind bekannt: Der Kontakt zwischen Klinik und Psychosomatik wird begrenzt auf einige wenige Bereiche, die aus unterschiedlichen Gründen zugänglich erscheinen. Psychosoziale Aspekte können dann u. U. zu einem festen Bestandteil des jeweiligen Behandlungskonzepts werden. An die Stelle der konsiliarischen Einzelfallarbeit tritt zunehmend die Beratung des Stations- oder Ambulanzteams, welches über Fallkonferenzen oder gemeinsame Interviews eine wachsende Kompetenz erlangt. Der Konsiliar wird zum Bindeglied zwischen Klinik und Psychosomatik. Von vielen wird seit Jahren solche „Liaisonarbeit" als das eigentliche, anzustrebende Ziel jeder psychosomatischen Konsiliartätigkeit angesehen, welche dann in ihrer ursprünglichen Form (als „Hilfe im Einzelfall") nur noch für eine Aufbauphase berechtigt erscheint (Gardner u. Flannery 1979). Später soll die Konsiliararbeit dagegen auf diejenigen Bereiche begrenzt werden, in denen eine dauerhafte Verbindung nicht möglich ist. Liaisonansätze finden wir v. a. in der inneren Medizin, der Kinderklinik, der Intensivmedizin und der Gynäkologie, eben dort, wo über eine längere Zeit mit problematischen und belasteten Patientengruppen gearbeitet wird und wo das Personal selbst stark an einer Verbesserung der eigenen Lage interessiert ist.

Sicher ist ein solches Liaisonkonzept ein durchaus anstrebenswertes Ziel. Dahinter steht meist auch die Hoffnung auf den psychosozial und medizinisch gebildeten, ganzheitlich denkenden und handelnden Arzt. Allerdings ist das Gelingen immer auch von einem grundlegend erweiterten Bewußtsein aller Beteiligten abhängig, das dem skizzierten Grundkonflikt, dem Verständnis krankheitsanfälliger Menschen und ihrer Familien Rechnung trägt. Keinesfalls eignet es sich allein als technisches Lösungsmodell zur Überwindung von Widerständen systematischer Natur. Der Zweifel erscheint nach den vorliegenden Erfahrungen angebracht, ob die Verhältnisse jemals so sein werden, daß sich in weiten Bereichen eine solche Zusammenarbeit entwickeln läßt. Viele einfachere Konfliktsituationen werden ja ohnehin bereits durch Stützung oder Beratung mit großem allseitigem Gewinn von den betreffenden Ärzten, Pflegepersonen oder Kliniksozialarbeitern gemeistert. Aber wohin sollen die schwierigen Problemfälle, die weit verstreut in einem Großklinikum immer wieder das größte Kopfzerbrechen bereiten? Es scheint nicht übertrieben, daß ein Warten auf goldene Liaisonzeiten nur die Tatsache verdeckt, daß eigentlich alles beim alten bleiben wird.

Als wir im Rahmen der konsiliarischen Betreuung von Tumorpatienten einer größeren Lungenklinik etwa am gleichen Entwicklungspunkt angelangt waren, stellte sich unser damaliges Team die Frage, warum wir eigentlich Konsiliarpatienten anders behandelten als die große Zahl chronisch gestörter, psychologisch wenig aufgeschlossener Patienten, die wir im Rahmen unserer sonstigen Ambulanz sahen und bei denen sich genau das gleiche Problem stellte: mit begrenzten Mitteln einen Weg zu suchen zwischen einem beschwichtigenden, die Chancen der Krise vergebenden Stützen der Patienten und ihrer Familien und einem überfordernden, den Widerstand nur noch verstärkenden, konfliktzentrierten Vorgehen (Wirsching et al. 1981). Uns wurde bald bewußt, daß die Kliniksituation es durchaus erlaubte — vielleicht sogar noch bessere Voraussetzungen bot —, den gleichen therapeutischen Grundgedanken zu folgen, welche sich zuvor bereits bewährt hatten, um in besonders schwierigen Situationen bei extrem eingeschränkten Veränderungsmöglichkeiten doch noch eine Entwicklung aus eigenem Antrieb zu ermöglichen (Wirsching u. Stierlin 1982). Ich denke hierbei jedoch ausdrücklich nicht an neue Behandlungstechniken, sondern will mich auf einige Grundgedanken konzentrieren, die allerdings ein radikal verändertes Vorgehen des Therapeuten fast zwingend nach sich ziehen, indem sie neue, teilweise überraschende Perspektiven eröffnen.

Die folgenden 3 Gesichtspunkte erwiesen sich als entscheidend, um zu einem veränderten Verständnis und Handeln zu gelangen:

1) So früh als möglich sollte das Umfeld der Patienten (Angehörige, behandelnde Ärzte, Pflegepersonal etc.) in gemeinsame Gespräche einbezogen werden. Damit vermeiden wir, außer in unumgänglichen Fällen, Aufgaben und Verantwortungen im Leben der Patienten zu übernehmen und arbeiten stattdessen darauf hin, denjenigen, die ohnehin miteinander verbunden sind, Impulse zu geben, die außerhalb unseres Kontakts weiterwirken können. Die entscheidenden Veränderungen kommen also außerhalb der Gespräche zustande, welche dann auch nur noch in größeren Abständen (alle 4—6 Wochen) stattfinden dürfen. Denn insbesondere den Familien muß eine ausreichende Zeit zur Veränderung und Neuorientierung gegeben werden. Dieser Weg schont nicht nur die Kräfte des Therapeuten, sondern fördert gerade auch die Entwicklungsmöglichkeiten der Betroffenen selbst.

2) Für die Gesprächsführung ergibt sich als Hauptveränderung, daß wir nunmehr alle Äußerungen oder Stellungnahmen vermeiden, die von den Betroffenen als Infragestellung ihrer Situation oder als Aufforderung zur Veränderung verstanden werden könnten (dies bedeutet u. a. einen Verzicht auf frühzeitige Interpretationen oder Konfrontationen). Auf diese Weise können auch schwierige tabuisierte Themen berührt werden, ohne den angst-, scham- oder schuldbegründeten Widerstand der Anwesenden zu steigern. Im Schutz der weitgehend neutralen und akzeptierenden Grundhaltung des Therapeuten werden wesentliche Konfliktzusammenhänge deutlich, die auch von den Betroffenen selbst nachvollzogen werden können.

3) Als letzter, aber entscheidender Punkt stellt sich nun die Frage nach dem Abschluß eines solchen Gesprächs: Der Therapeut übernimmt hier in einer abschließenden Zusammenfassung (oft im Anschluß an eine kurze Gesprächsunterbrechung) wiederum die Darstellung der Betroffenen selbst und akzeptiert etwa im Fall der oben erwähnten Bypasspatientin, daß sie vermutlich so schnell als möglich in ihren alten, aufreibenden Alltag zurückkehren wird, wenn auch vom medizinischen Standpunkt mehr Ruhe angezeigt wäre. Wir weisen darauf hin, daß eine Veränderung ihres Verhaltens in der gegenwärtigen Situation sie und v. a. auch ihren Mann vermutlich noch stärker belasten würde. Gerade in der erzwungenen Ruhigstellung nach der Operation seien ja auch ihre Ängste und Depressionen so bedrohlich angewachsen. Weitere „psychologische" Gespräche seien dann wohl auch nicht sinnvoll, würden vielleicht wiederum zuviel „aufwühlen". Deshalb könnten wir nur bestätigen, daß sie und ihr Mann bei ihrem Entschluß bleiben werden, so weiterzuleben wie zuvor: „Wir werden Sie also unsererseits erst wieder in einigen Wochen zu einem Nachgespräch sehen, möglichst in Verbindung mit einem Besuch der Klinikambulanz. Dann wollen wir schauen, ob alles so gekommen ist, wie Sie es sich vorgenommen haben."

Meist kommt es nach solch unerwarteter Mitteilung zu einer deutlichen Reaktion. Es ist wohl auch sehr schwer, ein Abwehrverhalten, das bisher auf unbewußte Weise seine stabilisierende Wirkung entfaltete, nunmehr bewußt fortzusetzen. Viel wahrscheinlicher ist, daß die Betroffenen sich mit unserer einseitigen Darstellung auseinanderzusetzen beginnen und damit selbst in eine Auseinandersetzung mit einem wesentlichen Teil ihrer eigenen Situation eintreten. Aber dies geschieht eben in einer Weise, wonach sie selbst das Ausmaß und das Tempo möglicher Veränderungen bestimmen. Für künftige Gespräche ist damit eine entspannte Grundlage geschaffen, die es dem Therapeuten erlaubt, sich geradezu zum Anwalt der bestehenden Verhältnisse zu machen. Die Patienten können dann selbst die Initiative und Verantwortung für eine Auseinandersetzung übernehmen oder auch mit dem Therapeuten darin übereinstimmen, daß anderes vielleicht denkbar und wünschbar wäre, aber gegenwärtig nicht erreichbar erscheint. Wir vermeiden also die Rolle desjenigen zu übernehmen, der nach kurzem Kontakt eine komplizierte Situation in Frage stellt und die Patienten, ihre Angehörigen und die anderen zum Konfliktfeld gehörenden Personen in einen wachsenden Widerstand treibt. Denn dann werden sie es sein, die uns immer mehr beweisen, wie wenig aussichtsreich die von uns angeregten Veränderungen sind. Unsere Erfahrungen in einem Heidelberger Projekt (gemeinsam mit H. Stierlin) zeigten, daß es gelang (mit einem Vorgehen wie dem beschriebenen), bei 48 von 50 unausgewählten Bronchialkrebspatienten eine kontinuierliche familienzentrierte Betreuung von bis zu 2 Jahren durchzuführen, während bei den 50 Patienten der Vergleichsgruppe, denen psychologische Gespräche in herkömmlicher Weise angeboten wurden, nur in 3 Fällen ein weiterführender Kontakt zustande kam. Nachuntersuchungen sollen jetzt zeigen, ob unsere kasuistischen Eindrücke von teilweise drastischen Veränderungen sich auch im statistischen Vergleich bestätigen lassen. In Gießen stellt sich für unser Team nunmehr die schwierige Aufgabe, Erfahrungen, die zuvor im Rahmen eines Forschungsprojekts von einem eingespielten Team in einer bestimmten Klinik gesammelt wurden, der Überprüfung und ggf. Modifizierung unter den Bedingungen des freien Feldes zu unterziehen.

Schlußbemerkungen

Mit dieser Darstellung sollten einige Teile unserer klinischen Arbeit anschaulich und verständlich gemacht werden. Es bleibt zu hoffen, daß die zahlreichen nur angeschnittenen Fragen zur Fortsetzung einer kritischen Auseinandersetzung beitragen werden. Dabei dürften wohl auch hier die Erwartungen bezüglich kurzfristig erreichbarer Veränderungen nicht zu hoch gesteckt werden, denn im großen gilt das gleiche wie im Einzelfall:

Die Einstellungen und Vorgehensweisen, welche sich in jahrelangen Prozessen in einer bestimmten gesellschaftlichen Situation herausgebildet haben, lassen sich nicht ohne weiteres über Bord werfen. Viel wahrscheinlicher ist, daß wir alle in der Praxis lange Zeit weitermachen werden wie bisher, selbst wenn uns theoretisch bestimmte Alternativen durchaus deutlich wären. Denn ob wir uns in der gegenwärtigen angespannten Lage eine „kritische Alternative" überhaupt leisten können, scheint zumindest zweifelhaft. Aber mit diesem Schluß ist es wie auch sonst mit bestimmten paradoxen Mitteilungen, treffen sie einen wahren Kern, so führen sie nicht zur Resignation, sondern regen gerade zum konstruktiven Widerspruch an.

Literatur

Abram H (1971) Medical Psychology Forum. Interpersonal aspects of psychiatric consultations in a general hospital. Int J Psychiatry Med 2: 321—326

Adler R (1981) Der Kliniker als Psychosomatiker. In: Uexküll T von (Hrsg) Lehrbuch der Psychosomatischen Medizin, 2. Aufl. Urban & Schwarzenberg, München Wien Baltimore, S. 255—262

Billings E (1966) The psychiatric liaison department of the university of colorado medical school and hospitals. Am J Psychiatry 122: 28—33

Brosin H (1968) Communication systems of the consultation process. In: Mendel WM, Solomon P (eds) The psychiatric consultation. Grune & Stratton, New York London, pp 1—12

Engel GL (1972) The education of the physician for clinical observation — the role of the psychosomatic (liaison) teacher. JNMD 154: 159—163

Freyberger H (1978) Klinisch-psychosomatische Praxis: Grundlagen und Effektivitätskriterien (unter Bezug auf das Konzept der Abt. f. Psychosomatik der Med. Hochschule Hannover). Krankenhausarzt 51: 3—12

Freyberger H (1982) Psychosomatiker in die internistische Stationsgruppe eingliedern. Psycho 8: 230—234

Gardner R, Flannery K (1979) Implementing a consultation-liaison service in a psychiatrically underserved area. Gen Hosp Psychiatry 1: 46—52

Glazer W, Astrachan B (1978/79) A social systems approach to consultation-liaison psychiatry. Int J Psychiatry Med 9: 33—47

Goldenberg M, Sluzki C (1971) Setting up a psychiatric service in a general hospital. Ment Hyg 55: 85—90

Karasu T, Hertzmann M (1974) Notes on a contextual approach to medical ward consultation: The importance of social system mythology. Int J Psychiatry Med 5: 41—49

Kaufmann M, Margolin S (1948) Theory and practice of psychosomatic medicine in a general hospital. Med Clin North Am 32: 611—616

Kimball C (1975) The challenge of liaison medicine. Conceptual approach of liaison medicine. In: Pasnau R (ed) Consultation-liaison psychiatry. Grune & Stratton, New York San Francisco London, pp 269—275

Kimball C (1979) Liaison psychiatry as a systems approach to behavior. Psychother Psychosom 32: 134—147

Kligerman M, McKegney F (1971) Patterns of psychiatric consultation in two general hospitals. Int J Psychiatry Med 2: 126—132

Köhle K (1981) Die Institutionalisierung der Psychosomatischen Medizin im klinischen Bereich. In: Uexküll T von (Hrsg) Lehrbuch der Psychosomatischen Medizin, 2. Aufl. Urban & Schwarzenberg, München Wien Baltimore, S 263—327

Krakowski A (1973) Liaison psychiatry: Factors influencing the consultation process. Int J Psychiatry Med 4: 439—447

Krakowski A (1974) Consultation psychiatry: Present global status a survey. Psychother Psychosom 23: 78—86

Lipowski Z (1967) Review of consultation psychiatry and psychosomatic medicine. I. General principles. Psychosom Med 29: 153—171

Lipowski Z (1977) Psychiatric consultation: Concepts and controversies. Am J Psychiatry 134: 5

Lipowski Z (1979) Consultation-liaison psychiatry. Past failures and new opportunities. Gen Hosp Psychiatry 1: 3—10

Mendel W (1968) The psychosomatic consultation. In: Mendel W, Solomon P (eds) The psychiatric consultation. Grund & Stratton, New York London, pp 187—195

Meyer E, Myer M (1961) Psychiatric consultations with patients on medical and surgical wards: Patterns and processes. Psychiatry 24: 197—220

Miller WB (1973a) Psychiatric consultation: Part I. A general systems approach. Int J Psychiatry Med 4: 135—145

Miller WB (1973b) Psychiatric consultation: Part II. Conceptual and pragmatic issues of formulation. Int J Psychiatry Med 4: 251—271

Myer M, Meyer E (1961) Countertransference problems of the liaison psychiatrist. Psychosom Med 13: 115—122

Pasnau R (1975) Consultation-liaison psychiatry. Grune & Stratton, New York San Francisco London

Rotmann M, Reimer K (1974) Interaktionsprobleme der psychosomatischen Konsultationspraxis. Psyche 8: 669—683

Schüffel W (1973) Psychosomatic medicine. III. Patients of the psychosomatic consultant. Psychother Psychosom 22: 192—195

Schwab J (1971) The psychiatric consultation: Problem with referral. Dis Nerv Syst 32: 447—452

Schwab J, Clemmons R, Valder J, Raulerson J (1966) Medical patients' reactions to referring psysicians after psychiatric consultation. JAMA 195: 142—144

Strain J, Grossman S (1975) Psychological care of the medically ill: A primer in liaison psychiatry. Appleton-Century-Crofts, New York

Uexküll T von (1981) Integrierte psychosomatische Medizin. Schattauer, Stuttgart New York

Wirsching M (1983 a) Unmöglicher Auftrag — Psychosomatische Konsiliararbeit aus analytisch-systemischer Sicht. Familiendynamik 8: 3—16

Wirsching M (1983 b) Familiendynamische Aspekte im Psychosomatischen Konsiliardienst, Prax Psychother Psychosom 28: 209—214

Wirsching M, Stierlin H (1982) Krankheit und Familie — Konzepte, Forschungsergebnisse, Behandlungsmöglichkeiten. Klett, Stuttgart

Wirsching M, Stierlin H, Haas B, Weber G, Wirsching B (1981) Familientherapie bei Krebsleiden. Familiendynamik 6: 2—23

Belastung durch Behandlung

Gespräch und Broschüre als Mittel der Patientenaufklärung

Manfred Jäger, Michael Peter Maiwald, Dieter Beckmann, Konrad Schwemmle

Die Diskussion um eine angemessene Aufklärung von Patienten vor chirurgischen Eingriffen wird weitgehend unverbunden auf 2 Ebenen geführt: Zum einen ist sie Auseinandersetzung mit den derzeit gültigen Rechtsnormen, die den Entscheidungsspielraum des Arztes über Art und Umfang der Aufklärung einschränken, zum anderen mit den medizinpsychologischen Aspekten der optimalen Vorbereitung medizinischer Eingriffe. Die für den Arzt unsichere Rechtsposition (er trägt die Beweislast für eine hinreichende Aufklärung) unterstützt Bestrebungen, die präoperative Aufklärung weitgehend zu standardisieren. Demgegenüber legen die einschlägigen medizinpsychologischen Forschungsergebnisse im Patienteninteresse eine möglichst individuell abgestimmte Aufklärung nahe. Insoweit bestärken sie die Forderung der Gerichte nach „Selbstbestimmungsaufklärung" unter Berücksichtigung der spezifischen psychologischen Situation und der Informationsbedürfnisse des Patienten.

Unsere eigenen Untersuchungen sollten der Frage nachgehen, inwieweit sich das ärztliche Aufklärungsgespräch (als eher differentielle Methode) und eine standardisierte Broschürenaufklärung in der Wirkung auf Wissensstand und psychische Befindlichkeit des Patienten vor der Operation unterscheiden.

Juristische Bedingungen der Patientenaufklärung

Nach gegenwärtiger Rechtsprechung erfüllt jeder operative Eingriff den Tatbestand der Körperverletzung, die nur durch Einwilligung des Patienten rechtmäßig wird. Die Wirksamkeit dieser Einwilligung ist nur dann gegeben, wenn der Patient durch den Arzt über die Bedeutung, den Umfang und die Tragweite des Eingriffs vollständig aufgeklärt wurde (vgl. Bappert 1980).

Anders als bei sog. Kunstfehlern (Diagnose- oder Behandlungsfehler) mit dem Klagegrund eines Verstoßes gegen die allgemein anerkannten Grundsätze der ärztlichen Wissenschaft (vgl. Schewe u. Janssen 1979) ist die Rechtslage für den Patienten beim Vorwurf mangelhafter Aufklärung günstig: Die erst durch Aufklärung wirksame Einwilligung in die Operation hat den Charakter eines Rechtfertigungsgrundes der Körperverletzung; entsprechend trägt der Arzt die Beweislast einer ausreichenden Aufklärung. Infolge dieser Beweislastumkehr dient immer häufiger bei Prozessen die mangelhafte Aufklärung als „Auffangtatbestand" für vermeintliche oder tatsächliche Kunstfehler (Bappert 1980; Gross 1983). Die gegebene Rechtslage führte zu einem gespannten Verhältnis zwischen Ärzten und Juristen, deren Versuch, die ärztliche „Freiraumentscheidung" bei der Patientenaufklärung einzuschränken, starke Kritik hervorruft (vgl. Kuhlendahl 1978).

Inhalt und Umfang der Aufklärung sind durch die Rechtsprechung nicht eindeutig festgelegt. Sie richten sich in der Praxis im wesentlichen nach der Dringlichkeit des Eingriffs und dem individuellen Informationsbedürfnis des Patienten. Mit der Dringlichkeit des Eingriffs tritt der notwendige Umfang zunehmend in den Hintergrund. In Notfallsituationen handelt der Arzt nach dem zivilrechtlichen Grundsatz der ,,Geschäftsführung ohne Auftrag", falls der eigene Wille des Patienten nicht erkennbar ist oder bei Angehörigen über dessen mutmaßlichen Willen keine Auskunft zu erhalten ist. Bei kosmetischen Operationen ist dagegen eine Aufklärung auch über sehr selten auftretende Komplikationen und Risiken notwendig. Auch Erweiterungen chirurgischer Eingriffe, die aktuell (etwa während der Operation) medizinisch indiziert sind, werden nur rechtmäßig, wenn vor dem Eingriff darüber vollständig aufgeklärt wurde und die Patienteneinwilligung vorlag (Deutsch 1979).

Eine Einschränkung der Pflicht zur Aufklärung ist gegeben, wenn durch sie körperliche oder seelische Schäden zu erwarten sind (die Begründungsmöglichkeiten sind dabei rechtlich sehr eingeschränkt) oder der Patient ausdrücklich auf vollständige Aufklärung verzichtet (den Beweis hierfür muß der Arzt führen).

Wie Umfang und Inhalt ist auch die Form der Aufklärung nicht eindeutig festgelegt. Da der Grundsatz der Berücksichtigung der individuellen Informationsbedürfnisse des Patienten gilt, reicht etwa eine alleinige und allgemeine Anwendung von Informationsschriften (Aufklärungsbroschüre) nicht aus (vgl. Becker et al. 1975; Arndt 1975); sie kann nur die Grundlage für ein individuell abgestimmtes ärztliches Gespräch sein, im Sinne einer zweistufigen Aufklärung (Weissauer 1977).

Medizinpsychologische Aspekte der Patientenaufklärung

Es gibt aus medizinpsychologischer Sicht eine Reihe von Belegen für die Richtigkeit der Forderung nach individuell abgestimmter Aufklärung. Das medizinpsychologische Forschungsinteresse an der Patientenaufklärung ist eng verknüpft mit Untersuchungen über die psychische Bewältigung operativer Eingriffe.

In einer der ersten Arbeiten zu dieser Problematik kam Janis (1958) zu dem Ergebnis, daß nur Patienten mit mittlerem präoperativem Angstniveau einen problemlosen postoperativen Genesungsverlauf aufwiesen. Er deutet diesen Befund so, daß eine angemessene kognitive und affektive Auseinandersetzung mit der bedrohlichen Situation (,,work of worrying") ein mittleres antizipatorisches Furchtniveau voraussetze.

In der Folgezeit erschien eine ganze Reihe von Arbeiten zu den Problemen der Bewältigung operativer Eingriffe. Die theoretischen Annahmen und die Untersuchungsmethoden sind dabei allerdings recht heterogen. In einem von Lazarus u. a. vorangetriebenen Ansatz, bei dem kognitive Prozesse bei der Entstehung von Emotionen wesentlich sind (Lazarus 1977), wird das ,,coping" (also der Bewältigungsprozeß) als Ergebnis der kognitiven Bewertung der bedrohlichen Situation verstanden. Durch Unterscheidung von typischen Bewertungsmustern lassen sich Pole gegensätzlicher Bewältigungsstile definieren: z. B. Patienten, die zur Vermeidung und Verharmlosung (,,avoidance") neigen, gegenüber Patienten, die verstärkt auf gefährliche Aspekte des Eingriffs eingehen (,,vigilance"), bzw. Patienten, die mit Ablehnung und Verlangsamung der Wahrnehmung von Anzeichen bedrohlicher Situationen reagieren (,,repression"), gegenüber solchen mit früher und zugewandter Wahrnehmung solcher Anzeichen (,,sensitization").

In den Versuchsplänen entsprechender Untersuchungen taucht die Patientenaufklärung als Stimulusvariable auf; sie wird als Bündel von Reizinformationen angesehen, die je nach Bewältigungsstil zu verschiedenen emotionalen Einstellungen führt.

Andrew (1970) erhielt als Ergebnis, daß bei Patienten mit vermeidendem Bewältigungsstil detaillierte Information einen — gemessen an Medikamentenverbrauch und Hospitalisierungsdauer — schlechteren Genesungsverlauf zur Folge hatte. Im Gegensatz dazu ermittelten Cohen u. Lazarus (1973) in einer Untersuchung, die nach „vigilanten", „neutralen" und „vermeidenden" Bewältigungsstilen differenzierte, daß die vigilanten Patienten postoperativ ungünstigere Genesungsverläufe hatten. Sie deuteten dies so, daß diesen Patienten ihre Ohnmacht und Hilflosigkeit in besonderem Maße deutlich wurde. Sime (1976) fand bei der Einteilung der Patienten in Informationssuchende und Informationsvermeidende keinen Zusammenhang zu den Genesungskriterien (stationäre Aufenthaltsdauer, Schlaf- und Schmerzmittelverbrauch), wohl aber eine Abhängigkeit vom präoperativen Angstniveau: Sehr ängstliche Patienten mit wenig Informationen erholten sich postoperativ am schlechtesten.

Die Methoden der genannten und einer Vielzahl weiterer Arbeiten (u. a. Johnson et al. 1971; De Long 1971; Lowery et al. 1975) sind recht heterogen und die Ergebnisse oft unvergleichbar oder gegensätzlich. Aus ihnen folgt zunächst nur die erhebliche Bedeutung individueller Merkmale und Dispositionen der Patienten bezüglich des Nutzens operationsvorbereitender Maßnahmen für den postoperativen Genesungsverlauf. Zur Klärung der Zusammenhänge im einzelnen scheinen validierende Wiederholungsstudien notwendig (vgl. Davies-Osterkamp 1977) sowie die strengere Kontrolle von Homogenitätsvoraussetzungen hinsichtlich der operativen Maßnahmen (vgl. Johnson et al. 1978).

Wünschenswert wäre ferner die genauere Erfassung der *präoperativen* Wirkung von Vorbereitungs- und Aufklärungsmaßnahmen. Hierzu finden sich nur wenige Arbeiten.

Bei einer Untersuchung von Langer et al. (1975) nahm die Angst der Patienten nach einem Informationsgespräch zu (im Gegensatz zu 2 Patientengruppen, die in angstreduzierenden Maßnahmen unterwiesen wurden). Das untersuchte Gesamtkollektiv setzte sich allerdings sehr heterogen aus Patienten mit verschiedenen „kleinen" und „großen" Eingriffen verschiedener Fachgebiete zusammen; die Patienten erhielten weitgehend unspezifische Informationen (über postoperative Übelkeit, Wundschmerz, Miktionsstörungen etc.). Kinney (1977) fand bei Herzoperationen unmittelbar nach dem Aufklärungsgespräch eine Abnahme der Angst. Bei der Verwendung von standardisierten Informationen für Hernienpatienten (Tonband) bzw. Hysterektomiepatientinnen (Broschüre) ergab sich keine postoperative Zunahme der Angst gegenüber entsprechenden Kontrollgruppen in Untersuchungen von Vernon u. Bigelow (1974) bzw. Denney et al. (1975).

Die genannten Arbeiten lassen es angebracht erscheinen, Untersuchungen zur präoperativen Wirkung von Informationen ebenfalls nach Operationsarten zu differenzieren, insbesondere, wenn es wie im folgenden um den Vergleich zweier Aufklärungsmethoden geht.

Aufklärungsgespräch und Aufklärungsbroschüre

Die folgenden eigenen Untersuchungen betreffen ausschließlich die präoperative Phase. Hinsichtlich der Wirkung auf die emotionale Lage und den Wissensstand der Patienten soll das aufklärende ärztliche Gespräch mit einer Aufklärungsbroschüre verglichen werden. Hauptanliegen der Untersuchung war die Prüfung der Hypothese, daß sowohl für eine Besserung der psychischen Befindlichkeit als auch des Informationsstandes des Patienten das Gespräch eher geeignet sei, da es nach interaktionellen Gesichtspunkten mehr Freiheitsgrade beinhaltet, also flexibler ist.

Für die Untersuchung wurden 2 häufig vorkommende Operationsarten gewählt. Das Patientenkollektiv bestand aus 54 Gallenpatienten (36 Frauen, 18 Männer, Durchschnittsalter 52 Jahre) und 31 Blinddarmpatienten (15 Frauen, 16 Männer, Durchschnittsalter 32 Jahre) der allgemeinchirurgischen Abteilung des Gießener Universitätsklinikums. Um keine Patienten zu benachteiligen, war der Versuchsplan so aufgebaut, daß alle sowohl die Broschüren- als auch die Gesprächsaufklärung erhielten, aber jeweils die Hälfte der Gallenpatienten und der Blinddarmpatienten in umgekehrter Reihenfolge.

Bei der Broschüre handelt es sich um eine bereits in anderen Kliniken eingesetzte Aufklärungsschrift über Bauchoperationen (Müller-Osten u. Weissauer 1978), die in der Gießener allgemeinchirurgischen Abteilung noch nicht verwendet wurde. Sie enthält allgemeine Informationen über Bauchoperationen und deren Risiken sowie Verhaltenshinweise für den Patienten, gefolgt von einem speziellen Teil mit Informationen zu den einzelnen Operationsarten (Blinddarm-, Gallenblasen-, Magen- und Zwölffingerdarm- sowie Darmopertionen).

Die Aufklärungsgespräche waren weder nach Form noch Inhalt vorstrukturiert und sollten der bisher üblichen mündlichen Aufklärung weitgehend entsprechen.

Die Datenerhebung erfolgte zu 3 Zeitpunkten vor der Operation (s. Tabelle 1):
1) vor jeglicher Aufklärung,
2) nach der ersten Aufklärung, also für die eine Hälfte (A) der Patienten nach der Broschürenaufklärung, für die andere (B) nach dem Aufklärungsgespräch,
3) nach der zweiten Aufklärung, also nach Broschüre und Gespräch bei der einen Hälfte (A) und umgekehrt nach Gespräch und Broschüre bei der anderen Hälfte (B).

Tabelle 1. Aufklärungsschema (vgl. Text)

Patientengruppen		Untersuchungs-zeitpunkt 1	Untersuchungs-zeitpunkt 2	Untersuchungs-zeitpunkt 3
A	27 Gallenpatienten, 16 Blinddarmpatienten	Vor Aufklärung	Broschüre	Gespräch
B	27 Gallenpatienten, 15 Blinddarmpatienten	Vor Aufklärung	Gespräch	Broschüre
Erhobene Variable:		Befinden	Wissen, Befinden	Wissen, Befinden

Zu allen 3 Zeitpunkten wurde die aktuelle Stimmungslage der Patienten mit dem mehrdimensionalen Stimmungsfragebogen (v. Hecheltjen u. Mertesdorf 1973) erfaßt. Dabei interessierten hier insbesondere die Skalen „Nervosität", „Angst" und „Entspanntheit".

Ferner wurden die Patienten gebeten zu notieren, ob sie überhaupt eine Aufklärung über die Operation für sich als notwendig empfanden, wie sie aussehen sollte und welche Informationen sie enthalten sollte, insbesondere hinsichtlich der Operationsrisiken.

Zum 2. und 3. Zeitpunkt, also jeweils nach einem Aufklärungstermin, wurde das Operationswissen der Gallen- und Blinddarmpatienten anhand von 30 bzw. 24 überwiegend operationsspezifischen Wissensfragen erfaßt, von denen die trennschärfsten additiv zu einem Gesamtindex zusammengefaßt wurden.

Ergebnisse

Die Auswertung ergab, daß unabhängig von der Operationsart und dem Zeitpunkt über 85 % der Patienten die Aufklärung für notwendig hielten und 75 % auch über Operationsrisiken informiert sein wollten.

Dabei wechselten nur sehr wenige Patienten ihre Einstellung in der Zeit. Diese zeitliche Stabilität der Zustimmungsraten legt nahe, daß die vorgefaßte Einstellung zur Wichtigkeit der Aufklärung von der Durchführung der Aufklärung sowie von der verschiedenen Abfolge von Gespräch und Broschüre nicht beeinflußt wurde.

Die statistische Auswertung zum Wissensstand und zur psychischen Befindlichkeit erfolgte getrennt für Gallen- und Blinddarmpatienten jeweils durch Varianzanalysen mit einem Gruppenfaktor (Hälften A, B) und einem Meßwiederholungsfaktor (Zeitpunkte).

Die Vermutung, daß das ärztliche Gespräch zu besserer Informiertheit führte, konnte nicht bestätigt werden: In allen untersuchten Patientengruppen stieg das Operationswissen von der 1. zur 2. Aufklärung an ($p \leq 0.01$), und zwar unabhängig von der Reihenfolge der beiden Aufklärungsformen.

Danach würde also eine 2stufige Aufklärung jedenfalls zur Verbesserung des Wissens führen, ganz gleich ob erst mit Broschüre und dann mit Gespräch oder umgekehrt.

Eine solche Gleichwertigkeit der Aufklärungsarten ließ sich bei den Untersuchungen des emotionalen Befindens der Patienten nicht nachweisen. Hier waren außer bei der Skala „Entspanntheit" bedeutsame Abhängigkeiten von der Aufklärungsart zu beobachten.

Betrachten wir zunächst die *Gallenpatienten* (Abb. 1). Die signifikante Angstreduktion, die sich im Mittel aller Gallenpatienten zeigte ($p \leq 0{,}01$), geht insbesondere auf den Teil der Patienten zurück, der zuerst ein Gespräch und dann die Broschüre erhielt, wie ein nachgeschalteter Zeitpunkttest (Winer 1971) zeigte. Schon nach dem Arztgespräch, also zu Zeitpunkt 2, fällt deren Angst stark ab, und diese Verringerung setzt sich auch mit der 2. Aufklärung weiter fort. Bei dem anderen Teil der Gallenpatienten bleibt die Angstskala nach der ersten Aufklärung mit der Broschüre ungefähr dem Ausgangsniveau gleich und fällt erst nach dem Arztgespräch zum Zeitpunkt 3 ab.

Insgesamt zeigt sich also bei den Gallenpatienten, daß das ärztliche Gespräch stärker angstreduzierend wirkte als die Aufklärungsbroschüre.

Auch die präoperative Nervosität der Gallenpatienten wurde durch die Reihenfolge der Aufklärungsmethoden erheblich beeinflußt. Allein bei dem Teil der Patienten, der zuerst

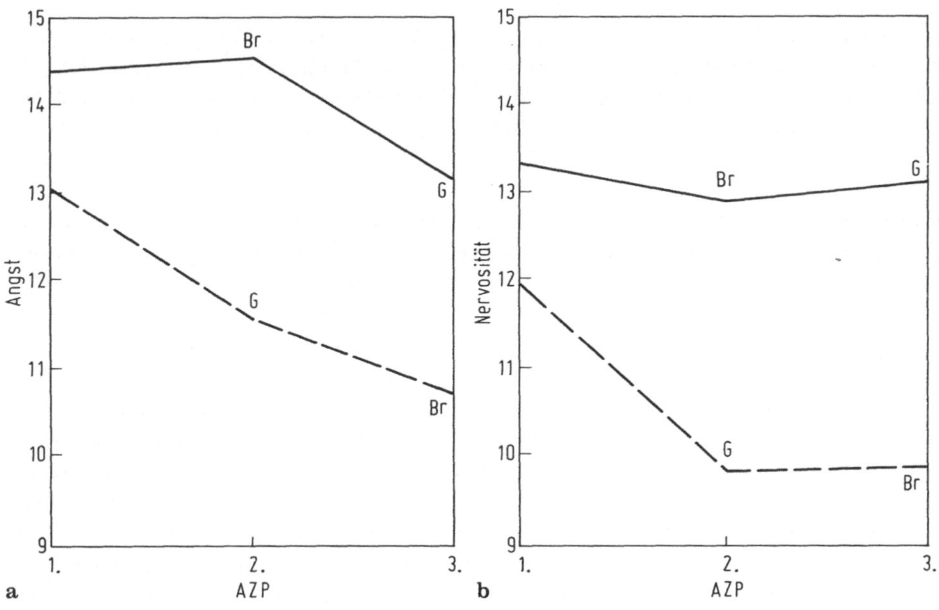

Abb. 1 a. u. b. Ergebnisse bei Gallenpatienten bezüglich Angst (a) und Nervosität (b)

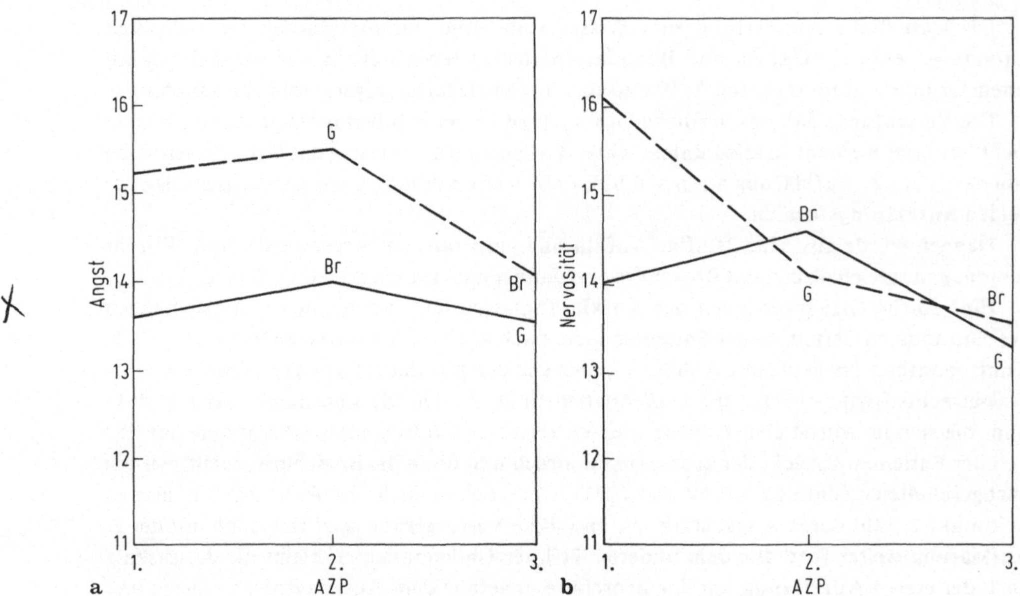

Abb. 2. Ergebnisse bei Blinddarmpatienten (Erläuterungen s. Abb. 1)

das Gespräch erhielt, sank die Nervosität signifikant ab ($p \leq 0{,}01$) und blieb nach Verteilung der Broschüre auf gleichem Niveau, während die Gruppe, die zuerst die Broschüre erhielt, zu allen Zeitpunkten gleich nervös blieb.

Gegenüber den Gallenpatienten stellten sich die *Blinddarmpatienten* (Abb. 2) als nervöser, aber ähnlich ängstlich dar. Bei ihnen konnten keine auf die Aufklärungsmethoden zurückgehenden Effekte auf die Entwicklung ihrer Angst festgestellt werden. Die Nervosität der Blinddarmpatienten nahm im Mittel aller Patienten signifikant in der Zeit ab ($p \leq 0{,}01$). Wieder zeigte ein nachgeschalteter Zeitpunkttest, daß dies im wesentlichen auf die starke Reduktion der Nervosität in *der* Patientengruppe zurückgeführt werden konnte, die zuerst die mündliche Aufklärung und dann die Broschüre erhielt. Da diese Patientengruppe im Ausgangsniveau höhere Nervosität aufwies, kann hier allerdings eine Reduktion auch als wahrscheinlicher angenommen werden im Sinne der „statistischen Regression zur Mitte".

Diskussion

Zusammenfassend ist festzustellen, daß das ärztliche Gespräch als Aufklärungsmethode bezüglich der Wissensvermittlung die gleiche Effizienz zeigte, aber deutlich mehr zur emotionalen Stabilisierung der Patienten beitrug als die Broschüre. Für die Gallenpatienten wurde deutlich, daß eine Verminderung von Angst und Nervosität nach der ersten Aufklärung stärker war bei *den* Patienten, die zuerst im Arztgespräch aufgeklärt wurden. Der Nachteil, den die Patienten hatten, die zunächst die Broschüre erhielten, verringerte sich mit deren 2. Aufklärung durch das Gespräch lediglich bezüglich ihrer Angst. Bei den Blinddarmpatienten zeigte sich ebenfalls eine Überlegenheit des ärztlichen Gesprächs bei der Verringerung der Nervosität. Für die andere Stimmungsdimension konnten bei diesen Patienten keine unterschiedlichen Effekte der verschiedenen Aufklärungsmethoden festgestellt werden. Dies mag vielleicht darin begründet sein, daß bei den Blinddarmpatienten meist akute Fälle vorliegen, die eine kurzfristige Operationsentscheidung erfordern.

Aus unseren Ergebnissen kann man für die Praxis den Schluß ziehen, daß eine Kombination von Aufklärungsgespräch und Broschüre sinnvoll ist.

Einem ausführlichen Gespräch mit dem Patienten sollte die Überreichung einer Informationsbroschüre folgen. Danach sollte sich der Arzt noch einmal Zeit nehmen, um offene Fragen des Patienten zu beantworten.

Die Überlegenheit des ärztlichen Gesprächs wird besonders eindrücklich, wenn man bedenkt, daß die Gespräche nur zwischen 5 und 10 Min. dauerten und für den Versuch in keiner Weise vorstrukturiert waren und daß keine Anleitung für die Gesprächsführung stattfand.

Der Befund, daß selbst so kurze Gespräche einen erheblichen Effekt auf die psychische Situation der Patienten haben, sollte Anlaß geben, ein Aufklärungsgespräch nicht als lästige Pflichtübung oder rechtliche Absicherung zu begreifen, sondern auch seine therapeutische Möglichkeit zu nutzen.

Allgemeine Rezepte für die Form des Gesprächs sind dabei allerdings ebensowenig angebracht wie die Delegation der Aufklärung an Spezialisten.

Der Nutzen des ärztlichen Gesprächs dürfte wesentlich davon abhängen, wie die betroffenen klinisch arbeitenden Ärzte *selbst* Kenntnisse über die ärztliche Gesprächsführung gewonnen haben. Dazu gehört neben dem Wissen über typische Muster der Arzt-Patient-Beziehung auch eine Erweiterung der eigenen Einfühlungsfähigkeit und das Kennenlernen des eigenen Interaktionsverhaltens. Kompetenzen in dieser Richtung könnten etwa in sog. Balint-Gruppen gewonnen werden, in denen Ärzte ihre alltäglichen klinischen Erfahrungen austauschen und unter psychologischer Supervision ihr Verhalten im Umgang mit Personal und Patienten reflektieren können.

Literatur

Andrew JM (1970) Recovery from surgery, with an without preparatory instruction, for three coping styles. J Pers Soc Psychol 3: 223—226

Arndt HJ (1975) Schriftliche Aufklärung als Grundlage des individuellen Aufklärungsgespräches vor Standardoperationen im HNO-Bereich. Laryngol Rhinol Otol 54: 699—707

Bappert L (1980) Arzt und Patient als Rechtsuchende. Rowohlt, Reinbek

Becker W, Deutsch E, Knappen FJ, Nüssgens K (1975) Rundtischgespräch: Probleme der fachärztlichen Aufklärungspflicht. Laryngol Rhinol Otol 54: 783—808

Cohen F, Lazarus RS (1973) Active coping process, coping dispositions, and recovery from surgery. Psychosom Med 35: 375—389

Davies-Osterkamp S (1977) Angst und Angstbewältigung bei chirurgischen Patienten. Med Psychol 3: 169—184

De Long RD (1971) Individual differences in patterns of anxiety arousal, stress-relevant informations and recovery from surgery. Diss Abstr Int 32: 554—555

Denney MK, Williamson D, Penn R (1975) Emotional responses of patients. Postgrad Med 60: 205—209

Deutsch E (1979) Aufklärungspflicht und Operationseinwilligung. Chirurg 50: 193

Gross R (1983) Die Patientenaufklärung in ärztlicher Sicht. Internist (Berlin) 24: 190—195

Hecheltjen KH, Mertesdorf F (1973) Entwicklung eines mehrdimensionalen Stimmungsfragebogens (MSF). Gruppendynamik 2: 110—122

Janis IL (1958) Psychological stress: Psychoanalytic and behavioral studies of surgical patients. Wiley, New York

Johnson JE, Leventhal H, Dabbs JM (1971) Contribution of emotional and instrumental response processes in adaptation to surgery. J Pers Soc Psychol 20: 55—64

Johnson JE, Rice VH, Fuller SS, Endress MP (1978) Sensory information instruction in a coping strategy, and recovery from surgery. Res Nursing Health 1: 4—17

Kinney MR (1977) Effects of preoperative teaching upon patients with differing modes of responses to threatening stimuli. Int J Nurs Stud 14: 49—59

Kuhlendahl H (1978) Die ärztliche Aufklärungspflicht oder der kalte Krieg zwischen Juristen und Ärzten. Dtsch Aerztebl 36: 1984—2007

Langer EJ, Janis IL, Wolfer JA (1975) Reduction of psychological stress in surgical patient. J Exp Soc Psychol 11: 155—165

Lazarus RS (1977) Cognitive and coping processes in emotion. In: Monat A, Lazarus RS (eds) Stress and coping. University, Press, Columbia; pp 145—158

Lowery B, Jacobsen B, Keane A (1975) Relationship of locus of control to preoperative anxiety, Psychol Rep 37: 1115—1121

Müller-Osten W, Weissauer W (1978) Aufklärung über Bauch-Operationen (Informationsbroschüre). Straube, Erlangen

Schewe G, Janssen W (1979) Ärztliche Kunstfehler — zivilrechtliche Probleme. Beitr Gerichtl Med 37: 91—104

Sime AM (1976) Relationship of preoperative fear, type of coping and information received about surgery to recovery from surgery. J Pers Soc Psychol 34: 715—724

Vernon DTA, Bigelow DA (1974) Effect of information about a potentially stressful situation on responses to stress impact. J Pers Soc Psychol 1: 50—59

Weissauer W (1977) Aufklärungspflicht des Chirurgen. Langenbecks Arch Chir 345: 471—476

Winer BJ (1971) Statistical principles in experimental design, 2 nd edn. Mc Graw-Hill, Tokyo

Die psychische Situation von Kindern vor der Operation: Ergebnisse einer Pilotstudie

Lothar R. Schmidt, Helmut Saile, Josef Holzki und Peter Heller

Problemstellung

Zum Thema Kind im Krankenhaus und über psychologische Aspekte bei ärztlichen Maßnahmen, Narkose und Operation liegt eine ganze Reihe von Publikationen vor. Trotzdem fällt es schwer, zu diesem Thema zuverlässige Aussagen zu machen, weil in der Literatur die emotional getönten Meinungsäußerungen im Vergleich mit den empirischen Arbeiten überwiegen.

Die bereits 1965 in einer Übersichtsarbeit von Vernon et al. vorgenommene Strukturierung dieses Themenbereichs hat bis heute an Aktualität nichts verloren. Mit Ausnahme der Studien zur psychologischen Vorbereitung auf einen Krankenhausaufenthalt haben neuere Untersuchungen den Wissensstand kaum wesentlich erweitert. Dabei muß vor einer vorschnellen Übertragung der Ergebnisse älterer Untersuchungen unbedingt gewarnt werden, weil im Krankenhaus in den letzten 20 Jahren einschneidende Veränderungen stattgefunden haben. Ganztägige, fast unbeschränkte Besuchszeiten oder die Möglichkeit zur Mitaufnahme der Eltern waren früher nicht denkbar, stellen heute jedoch vielerorts die üblichen Rahmenbedingungen der psychischen Situation des Kindes im Krankenhaus dar.

Die Resultate einzelner Untersuchungen sind untereinander nur schwer vergleichbar. Sie hängen immer auch entscheidend von den Rahmenbedingungen der einzelnen Krankenhäuser ab wie etwa der Gestaltung der Räumlichkeiten, v. a. des Spielzimmers, der Besuchszeitregelung oder der Möglichkeit zum Rooming-in. Untersuchungen, in denen das präoperative Erleben und Verhalten der Kinder in unterschiedlichen Krankenhäusern verglichen wurde, existieren nicht, so daß die jeweiligen Ergebnisse strenggenommen nur für die Klinik gelten, in der sie gewonnen wurden.

Die Bedeutung eines Krankenhausaufenthalts ergibt sich bei jüngeren Kindern weniger durch die *Angst vor ärztlichen Maßnahmen oder der Operation,* als vielmehr durch die *Trennung* von den Eltern. Vor allem für Kleinkinder stellt die Verabschiedung von der Mutter mit der damit verbundenen Angst des Kindes vor dem Verlassenwerden eine wesentliche Belastung dar. Daneben spielt bei Kindern im Vergleich zu Erwachsenen eine Reihe weiterer Faktoren eine Rolle (vgl. auch die Übersicht bei Minsel u. Rosemeier 1982):

- Löschenkohl (1981) führt die im Zusammenhang mit dem Krankenhausaufenthalt auftretenden Verhaltensauffälligkeiten auf die *fremde Umwelt* zurück. Er betont die Notwendigkeit adäquater Kognitionen, die den Umgang mit der neuen Situation erleichtern sollen.
- Im Krankenhaus werden an die *Selbständigkeit* des Kindes oft Anforderungen gestellt (etwa beim An- und Ausziehen und bei der Körperpflege; aber auch was „Bedürfnisse äußern" und „sich anderen Kindern gegenüber durchsetzen können" betrifft), die seine verfügbaren Fertigkeiten überschreiten und dadurch eine zusätzliche Belastung darstellen können.

— Neben dem *Verlust an Kontrolle* über Umweltereignisse, der (auch bei Erwachsenen) mit erhöhtem Streßerleben einhergeht (z. B. Miller 1979), kommt bei Kindern hinzu, daß sie im Krankenhaus oft erleben müssen, daß auch die anwesende Mutter unangenehme Maßnahmen nicht abwenden kann.

Bisherige Untersuchungen haben diese unterschiedlichen Belastungsfaktoren eines Krankenhausaufenthalts nicht ausreichend berücksichtigt. Die vorliegenden Ergebnisse sind außerdem oft nicht interpretierbar, weil die Versuchspläne einzelner Untersuchungen nicht geeignet sind zur Beantwortung der gestellten Fragen (etwa Cormier 1979) bzw. von vornherein ein bestimmtes (zumeist negatives) Ergebnis begünstigen (etwa Moll u. Börgers 1980). Die Arbeiten von Löschenkohl (1981) können bisher als der umfassendste Versuch einer Bedingungsanalyse der psychischen Situation des Kindes im Krankenhaus gelten, auch wenn die interessierenden Verhaltensweisen oft nicht hinreichend operationalisiert und die Auswertungsmethoden nicht im einzelnen dargelegt sind.

Eine sorgfältige Bedingungsanalyse der präoperativen psychischen Situation von Kindern liegt bisher noch nicht in dem Maße vor, daß sich darauf gezielte Interventionsmaßnahmen aufbauen ließen. Trotzdem sind viele Untersuchungen, ohne daß vorher eine Bedingungsanalyse durchgeführt wurde, *direkt auf Interventionen* ausgerichtet. Psychologische Vorbereitungsprogramme haben in den USA auch im Klinikalltag schon breite Verwendung gefunden und werden, einer Literaturübersicht von Peterson u. Ridley-Johnson (1980) zufolge, von etwa 70 % der befragten Krankenhäuser angeboten. Dabei handelt es sich nicht immer um völlig neuartige Vorgehensweisen. Die ,,Stress-point"-Vorbereitung von Wolfer u. Visintainer (1975) etwa, bei der eine Bezugsschwester das Kind bei belastenden Ereignissen betreut, gehört in manchen Kliniken ohnehin zur Routine.

Die meisten Vorbereitungsprogramme, die empirisch fundiert sind, gehen von den Annahmen zum *Lernen am Modell* aus [vgl. die zusammenfassenden Darstellungen bei Melamed u. Siegel (1983) sowie bei Schmidt (1984)]. Über Videofilme oder Bilderbücher werden die Kinder mit Personen vertraut gemacht, die in erwünschter Weise einen Krankenhausaufenthalt durchlaufen und von daher nachahmenswert sein sollen. Leider werden in den Untersuchungen noch zu selten die Bedingungen des Modellernens systematisch variiert oder kontrolliert, so etwa die Frage, ob es sich um ein Mastery- oder Copingmodell (vgl. hierzu etwa Meichenbaum 1971) handelt, wie ähnlich das Modellkind dem Kinderpatienten in bezug auf Alter, Geschlecht, Krankheit etc. ist, ob der Film die tatsächlichen Gegebenheiten (Räume, Personen) im jeweiligen Krankenhaus vermittelt und zu welchem Zeitpunkt in welcher Umgebung und wie häufig er eingesetzt wird.

Abweichend von den Ansätzen, die sich am Paradigma des Modellernens orientieren, haben Löschenkohl u. Erlacher (1981) ein Interventionsprogramm evaluiert, das auf einem eigenen Bedingungsmodell zur Entstehung von Verhaltensstörungen im Krankenhaus basiert. Durch den *Aufbau von adäquaten Kognitionen* versuchten die Autoren, eine realistischere und weniger angstbesetzte Deutung der neuen Umweltsituation herbeizuführen.

Die vorliegenden Interventionsstudien erbrachten den Nachweis, daß sich die Ängste und Verhaltensauffälligkeiten von Kindern im Krankenhaus mit geeigneten Methoden reduzieren lassen. Trotzdem ist bisher weitgehend ungeklärt, in welchem Ausmaß Kinder die präoperative Phase als belastend erleben und von daher einer zusätzlichen Betreuung bedürfen. Mit unserer Pilotstudie sollte deshalb *nicht* die Reihe der interventionsorientierten Untersuchungen fortgesetzt werden. Eine gezielte psychologische Vorbereitung auf die Narkose und Operation ist erst auf der Basis einer *Bedingungsanalyse* möglich, zu der die Pilotstudie einen Beitrag leisten soll.

Ziele und methodische Vorgehensweise*

Die Pilotstudie verfolgte das *Ziel,* mit recht einfachen Mitteln brauchbare Daten für eine Bedingungsanalyse zu erheben. Hierfür erschien es angezeigt, das Krankenhauspersonal und die zeitweise anwesenden Psychologen teilnehmend beobachten und anschließend eine Beurteilung abgeben zu lassen. Die zu beobachtenden Variablen waren Verhaltensmerkmale der Kinder, die Aufschluß über ihre psychische Situation geben sollten. Sie konnten ohne vorheriges Beobachtertraining erhoben werden. Um Interventionsprogramme gezielt einsetzen zu können, wäre es wichtig, schon am Vortag der Operation bestimmen zu können, welche Kinder kurz vor der Narkoseeinleitung Auffälligkeiten zeigen werden. Zu diesem Zwecke wurde geprüft, ob die Fachleute hierfür eine zuverlässige Prognose abgeben können.

In die Untersuchung wurde die *gesamte Population* der über 2 Jahre alten Kinder der chirurgischen Station (Chefarzt Prof. Dr. Heiss) unter Ausschluß der Notfallaufnahmen einbezogen. Dabei handelte es sich um die bei Kindern typischen Operationen wie Hernien, operative Eingriffe im Genitalbereich (Phimose, Lageabweichung der Hoden) und im Kopf-Hals-Bereich. Insgesamt lagen die Daten von *333 Kindern* vor, die etwa zu gleichen Anteilen im Vorschul- und Schulalter waren. Bedingt durch die Operationen im Genitalbereich waren Jungen (etwa 60 %) häufiger vertreten. Ein Großteil der Kinder, nämlich etwa 60 %, hatte schon mindestens einen Krankenhausaufenthalt hinter sich.

Als *Meßinstrumente* zur Erfassung der Angst und der Verhaltensauffälligkeiten wurden sowohl globale Ratings als auch Kategorisierungen eingesetzt. Die Fachleute gaben ihr Urteil über das Verhalten der Kinder in den definierten Situationen auf kleinen Kärtchen ab. Diese Kärtchen wurden direkt im Anschluß an die jeweils beobachtete Situation ausgefüllt. Die Angst der Kinder sollte global eingeschätzt und einer der folgenden 4 Stufen zugeordnet werden: 1: nicht ängstlich, 2: ein wenig ängstlich, 3: ziemlich ängstlich, 4: sehr ängstlich.

Für das Verhalten der Kinder wurden drei Kategorien wie folgt definiert: 1: Das Kind ist ruhig, still, ansprechbar. 2: Das Kind ist erregt, beunruhigt, weinerlich. 3: Das Kind ist aufgebracht, es schreit und schlägt um sich.

Diese Verhaltenskategorien erfassen lediglich das offen beobachtbare Verhalten der Kinder. Dabei ist die erste Kategorie problematisch, da hier auch Kinder vertreten sein können, die nicht in der erwünschten Weise ruhig, sondern eher „erstarrt", apathisch oder völlig in sich zurückgezogen sind. Diese Gruppe ist allein durch Beobachtung nur schwer zu differenzieren und wird sich erst durch eine Befragung präziser unterteilen lassen.

Um die Datenerhebung ohne allzu großen zusätzlichen Aufwand durchführen zu können, nahmen die in den 4 ausgewählten *Belastungssituationen* ohnehin anwesenden Fachleute die Beurteilungen vor: Bei der *Prämedikationsvisite* am Vorabend der Operation machten ein Anästhesist und ein Psychologe Angaben zur Angst der Kinder. Bei der *Medikation am Vortag der Operation* schätzten die Schwestern der Station die Angst der Kinder ein. Am Operationstag verabreichten die Stationsschwestern die *Prämedikationsspritze* und ordneten die Reaktionen der Kinder einer der 3 Verhaltenskategorien zu. Im *Opera-*

---

* Die Pilotstudie ist im Rahmen einer seit 1980 bestehenden engen Kooperation zwischen der Abteilung für Klinische Psychologie an der Universität Trier und der Trierer Kinderklinik St. Katharinen entstanden. An dieser Stelle sei der psychologisch-technischen Assistentin Frau Fischer und den mit uns kooperierenden Schwestern gedankt, ohne deren Hilfe diese Untersuchung nicht möglich gewesen wäre.

tionsvorbereitungsraum beurteilten die dort tätigen Schwestern wiederum das Verhalten der Kinder. Zu diesem Zwecke wurde die Zeit vor der Narkoseeinleitung in 4 Phasen untergliedert: 1) bei der Ankunft, 2) bis zum Legen der Infusion, 3) beim Legen der Infusion und 4) beim Transport in den Operationsraum.

Die Reaktionen von Kindern vor der Narkose und Operation können nicht unabhängig von der Art der *Prämedikation* und der Vorgehensweise bei der *Narkoseeinleitung* gesehen werden, die von Klinik zu Klinik durchaus verschieden sind. Deshalb soll die Praxis der Anästhesisten im Kinderkrankenhaus St. Katharinen kurz beschrieben werden. Die Kinder erhalten in der Regel am Vorabend ein leichtes Schlafmittel und werden am Operationstag auf der Station mit Thalamonal prämediziert. Im Operationsvorbereitungsraum wird eine Infusion gelegt. Nach der Umlagerung auf den Operationstisch wird ein Barbiturat zum Einschlafen injiziert, gegebenenfalls ein Muskelrelaxans zur Intubation. Die Narkose wird dann mit Sauerstoff, Lachgas und Halothan vertieft und weitergeführt.

Vor der nun folgenden Darstellung der Ergebnisse sei angemerkt, daß es den Psychologen aus organisatorischen Gründen nicht möglich war, bei allen Kindern die Prämedikationsvisite zu begleiten. Außerdem hatte der Arbeitsablauf im Krankenhaus manchmal Priorität vor der psychologischen Untersuchung, so daß die Ergebnisse sich oft nur auf einen Teil der Kinder beziehen. Da die Untersuchung als Pilotstudie angelegt war, haben wir auf eine detaillierte statistische Auswertung verzichtet und uns mit der Mitteilung von Prozentangaben begnügt.

Ergebnisse und Interpretation

Die *Angsteinschätzungen* der Anästhesisten bei der Prämedikationsvisite und der Schwestern bei der Medikation am Vorabend der Operation fallen deutlich unterschiedlich aus, wie Tabelle 1 veranschaulicht. Hiernach scheinen die Kinder bei der Visite, die für sie in erster Linie aus dem Abhören mit dem Stethoskop besteht, ängstlicher als bei der Medikation.

Tabelle 1. Angst der Kinder in 2 Belastungssituationen am Vorabend der Operation (Angaben in %)

Situation	Nicht ängstlich	Ein wenig ängstlich	Ziemlich ängstlich	Sehr ängstlich
Prämedikationsvisite (n = 267; Urteil der Anästhesisten)	51	33	13	3
Medikation am Vorabend der Operation (n = 246; Urteil der Schwestern)	86	11	3	1

Der Verteilung der Kinder auf die 3 *Verhaltenskategorien* (vgl. in Tabelle 2 die Prozentangaben in Klammern) ist zu entnehmen, daß in den beiden Belastungssituationen am Operationstag jeweils 8 % der Kinder extreme Verhaltensweisen zeigen. Die Anzahl der ruhigen Kinder ist beim Spritzen etwas höher als im Operationsvorbereitungsraum.

Tabelle 2. Zuordnung von 168 Kindern zu den 3 Verhaltenskategorien in 2 verschiedenen Belastungssituationen am Operationstag (Angaben in %)

Bei der Spritze vor der Operation:	Im Operationsvorbereitungsraum: Ruhig (59)	Erregt (33)	Aufgebracht (8)
Ruhig (64)	69	28	4
Erregt (28)	47	40	13
Aufgebracht (8)	15	54	31

In Tabelle 2 ist das Verhalten der Kinder im Operatonsvorbereitungsraum in einem Wert zusammengefaßt. Hierfür wurde die jeweils auffälligste Reaktion in den 4 Phasen unmittelbar vor der Operation gezählt. Eine differenziertere Betrachtung der vier Zeitabschnitte vor der Narkoseeinleitung zeigt, daß das Legen der Infusion, gemessen an der Reaktion der Kinder, die belastendste Maßnahme darstellt. Allerdings sind bei der Mehrzahl der Kinder (etwa 60 %) im Vorbereitungsraum zu keinem der untersuchten Zeitpunkte auffällige Verhaltensweisen zu beobachten.

Aussagen über die *Güte der abgegebenen Beurteilungen* lassen sich lediglich für die Prämedikationsvisite machen, da hier gleichzeitig Angaben von Psychologen *und* Anästhesisten vorliegen. Für die beiden Berufsgruppen ergeben sich zwar in etwa die gleichen Verteilungen, die einzelnen Fachleute kommen bei einem Kind jedoch oft zu unterschiedlichen Einschätzungen, was an den nur mäßig hohen Korrelationskoeffizienten von 0,57 — 0,77 abzulesen ist.

Für die mangelnde Beobachterübereinstimmung sind mehrere Gründe denkbar. Vor allem bei älteren Kindern zeigt sich das momentane Befinden nicht mehr so sehr in offenen Verhaltensweisen, sondern in verdeckt ablaufenden (physiologischen und kognitiven) Prozessen. Eine gleiche Beurteilung der präoperativen Angst durch unterschiedliche Fachleute ist nur schwer zu erlangen, weil dem Anästhesisten durch das Abhören der Kinder und dem damit verbundenen engeren körperlichen Kontakt zusätzliche Informationen zur Verfügung stehen.

Außerdem kann nicht vorausgesetzt werden, daß die verschiedenen Berufsgruppen sich darüber einig sind, welche Indikatoren bei einem Kind eines bestimmten Alters welches Ausmaß an Angst signalisieren.

Nachdem bisher Beobachtungen in einzelnen Belastungssituationen dargestellt wurden, soll nun am Beispiel der Verhaltensauffälligkeiten im Operationsvorbereitungsraum der Beitrag einiger *Bedingungsfaktoren* überprüft werden.

Für das Verhalten der Kinder im Operationsvorbereitungsraum ergibt sich erwartungsgemäß eine starke *Altersabhängigkeit* (vgl. Tabelle 3). *Frühere Krankenhausaufenthalte* der Kinder bewirken in dieser globalen Form kein erhöhtes Ausmaß an erregtem und aufgebrachtem Verhalten (vgl. Tabelle 4), was nach den bei Melamed u. Siegel (1983) dargestellten Befunden zu erwarten gewesen wäre. Möglicherweise wirken frühere Krankenhausaufenthalte bei einigen Kindern sensibilisierend und führen in der Folge zu auffälligeren Verhaltensweisen, während bei anderen Kindern ein immunisierender Effekt zum Tragen kommt. Die Belastungsreaktionen stehen, unseren Beobachtungen zufolge, nicht in Abhängigkeit vom *Geschlecht* der Kinder.

Tabelle 3. Verhalten der Kinder im Operationsvorbereitungsraum in Abhängigkeit vom Alter (Angaben in %)

Alter	Ruhig	Erregt	Aufgebracht
2 bis 6 Jahre (n = 120)	51	33	16
7 bis 14 Jahre (n = 128)	71	25	4

Tabelle 4. Verhalten der Kinder im Operationsvorbereitungsraum in Abhängigkeit von Krankenhauserfahrungen (Angaben in %)

Krankenhauserfahrungen	Ruhig	Erregt	Aufgebracht
Ohne frühere Krankenhausaufenthalte (n = 94)	63	25	12
Mit früheren Krankenhausaufenthalten (n = 154)	60	31	9

Neben personalen Bedingungen für Belastungsreaktionen ist der Einfluß von Rahmenbedingungen des Krankenhausaufenthalts zu berücksichtigen. Bei einer kleinen Gruppe von 24 *Rooming-in*-Kindern konnte das Verhalten am Operationstag einer bezüglich Alter, Geschlecht und Operation parallelisierten Vergleichsgruppe von Kindern gegenübergestellt werden (vgl. Tabelle 5).

Tabelle 5. Verhalten der Rooming-in-Kinder und der Kinder in einer parallelisierten Vergleichsgruppe in 2 verschiedenen Situationen am Operationstag (Angaben in %; n = je 24)

Situation	Gruppe	Ruhig	Erregt	Aufgebracht
Spritzen am Operationstag	Rooming-in	46	50	4
	Vergleichsgruppe	33	45	22
Ankunft im Operationsvorbereitungsraum	Rooming-in	54	25	21
	Vergleichsgruppe	80	15	5

Bei der in diesem Krankenhaus praktizierten Routine verabschieden sich die Eltern im Zimmer von ihrem Kind, das dann in den Operationsvorbereitungsraum gefahren wird. Die Kinder der Rooming-in-Gruppe scheinen beim Spritzen am Operationstag noch von der Anwesenheit ihrer Mütter profitieren zu können, was an der geringeren Zahl aufgebrachter Kinder in dieser Gruppe abzulesen ist. Bei ihnen kommt es jedoch bei der Ankunft im Operationsvorbereitungsraum gehäuft zu extremen Verhaltensweisen, die möglicherweise die Folge der soeben erfolgten Trennung von der Mutter widerspiegeln.

Das Verhalten der Kinder in Belastungssituationen ist auch durch Faktoren aus dem Umfeld der Anästhesie bedingt. So kommt es etwa beim Verhalten der Kinder im Operationsvorbereitungsraum darauf an, daß sie zum richtigen Zeitpunkt prämediziert werden. In unserer Studie zeigen die Kinder, die zu schnell (weniger als 15 Min.) nach der Prämedikationsspritze in den Vorbereitungsraum kommen und diejenigen, die nach der Spritze zu lange (länger als 50 Min.) auf den Transport in den Operationsraum warten müssen, gehäuft erregtes und aufgebrachtes Verhalten.

Für die Belastungsreaktion in einer bestimmten Situation könnte auch das *Erleben* (einer oder mehrerer) *vorausgegangener Situationen* als Bedingungsfaktor eine Rolle spielen. Obwohl in Tabelle 2 in den beiden Belastungssituationen etwa gleich viele Kinder auf die einzelnen Verhaltenskategorien entfallen, sind die ruhigen, erregten und aufgebrachten Kinder nicht immer die gleichen. Von den 13 Kindern, die beim Spritzen aufgebracht sind (das sind 8 %), verhalten sich im Operationsvorbereitungsraum lediglich 4 auf die gleiche Art und Weise; 7 Kinder lassen sich der Verhaltenskategorie „erregt" zuordnen, während 2 Kinder sogar ruhig waren. Extreme Reaktionen zu einem Zeitpunkt haben also nicht notgedrungen ähnliche Verhaltensweisen zu einem späteren Zeitpunkt zur Folge.

Die gleichzeitige Betrachtung zweier Situationen läßt sich erweitern, indem man zusätzlich das Angstrating bei der Prämedikationsvisite miteinbezieht. Zu diesem Zwecke wurden die Angstkategorien „ein wenig ängstlich" bis „sehr ängstlich" sowie die Verhaltenskategorien „erregt" und „aufgebracht" zusammengefaßt. Dies führte zu folgendem Ergebnis: 20 % der Kinder sind in keiner der 3 Belastungssituationen ängstlich bzw. vom Verhalten her auffällig. 32 % bzw. 30 % der Kinder reagieren in 1 bzw. 2 Situationen mit Angst, Erregung oder Aufgebrachtsein. Lediglich bei 12 % der Kinder sind zu allen 3 untersuchten Zeitpunkten auffällige Verhaltensweisen zu registrieren. Somit läßt sich zusammenfassend sagen, daß etwa zwei Drittel der Kinder in ein oder 2 Situationen Verhaltensauffälligkeiten zeigen. Es kommt relativ selten vor, daß Kinder zu allen 3 Zeitpunkten konsistent auffällig oder unauffällig sind.

Am Tag vor der Operation machten die Anästhesisten und Psychologen bei der Prämedikationsvisite und die Schwestern bei der Medikamentengabe eine *Vorhersage* darüber, wie sich das Kind bei der Narkoseeinleitung verhalten wird. Bedenkt man die eben geschilderte Variabilität des Verhaltens in verschiedenen medizinischen Situationen, so verwundert es nicht, daß keine auch nur annähernd zufriedenstellende Vorhersage, auch nicht bei der Extremgruppe der aufgebrachten Kinder zu erzielen war.

Schlußfolgerungen

Die gewählte Vorgehensweise in der Pilotstudie weist Einschränkungen auf, die dadurch zustande kommen, daß nicht alle Beobachter sämtliche Variablen in jeder der 4 Belastungssituationen registrieren können. Deshalb läßt sich etwa die Beurteilerübereinstimmung lediglich zwischen Anästhesisten und Psychologen bei der Prämedikationsvisite bestimmen. Die Reaktionen der Kinder sind nur bedingt auf Merkmale der Situationen zurückzuführen, da zusätzlich jeweils andere Berufsgruppen als Beurteiler tätig sind. Außerdem müssen globale Ratings mit umschriebenen Verhaltenskategorien in Beziehung gesetzt werden, deren methodische Äquivalenz nicht ohne weiteres vorausgesetzt werden kann.

Weiterhin ist zu bedenken, daß sich die Anzahl der beobachteten Kinder von Situation zu Situation ändert, die Auswertung sich jedoch wegen der fehlenden Meßwerte nicht nur auf die vollständigen Datensätze beziehen läßt. Obwohl die Anzahl der Kinder in den einzelnen Auswertungsschritten variiert, dürfte dies nicht zu gravierenden Verzerrungen in den dargestellten Ergebnissen geführt haben, da die Schwankungen in der Anzahl der jeweils beobachteten Kinder sicherlich nur zufällig zustande kommen. Bei der Interpretation der Angaben in den relativ selten auftretenden extremen Kategorien ist allerdings zu berücksichtigen, daß hier schon wenige Kinder zu stark veränderten Prozentangaben führen können.

Faßt man die Ergebnisse der Pilotstudie zusammen, so läßt sich sagen, daß jeweils etwa zwei Drittel der Kinder — je nach Belastungssituation zwischen 51 % und 86 % — unauffällige Verhaltensweisen zeigen. Offen bleibt dabei, ob die unauffälligen Verhaltensweisen auch mit einer adäquaten Verarbeitung der präoperativen Phase einhergehen. Sollten sich diese Resultate jedoch in Replikationsuntersuchungen mit anderen Methoden zur Erfassung von Angst und Belastung bestätigen lassen, so wäre dies als Beleg für die Forderung nach einer gezielten, auf die Bedürfnisse bestimmter Kinder ausgerichteten Interventionsforschung zu werten.

In eine weiterführende Untersuchung soll die präoperative Blutentnahme (aus der Fingerbeere oder Vene) miteinbezogen werden, da hierbei das Verhalten der Kinder ohne Medikamenteneinfluß analysiert werden kann. Anhand von Videoaufnahmen sollen Indikatoren für unterschiedlich starke Angst (und für weitere Merkmale der Auseinandersetzung mit dieser Belastungssituation) für Kinder je einer Altersstufe in einem Beobachtungsinstrument zusammengestellt werden. Durch den anschließenden querschnittlichen Vergleich mehrerer Altersstufen lassen sich die Veränderungen der Bedeutung einzelner Indikatoren bestimmen und somit die interessierenden Variablen altersabhängig operationalisieren.

Ein Teilergebnis der Pilotstudie besagt, daß sich Kinder mit Extremreaktionen vor der Narkoseeinleitung nicht im voraus bestimmen lassen. Deshalb könnte man annehmen, eine für alle Kinder gleichartige Vorbereitung auf das Krankenhaus und die Operation, wie sie in den bisherigen Interventionsstudien praktiziert wurde, sei die Intervention der Wahl. Auch wenn sich damit durchschnittlich betrachtet positive Effekte erzielen lassen, ist nach wie vor unklar, worin für einzelne Kinder die Belastung im Krankenhaus besteht. Bei den untersuchten 4 Situationen mögen zwar auf den ersten Blick medizinische Sachverhalte im Vordergrund stehen, jedoch resultiert für das Kind eine Belastung möglicherweise aus anderen Gründen, wie am Beispiel der Rooming-in-Kinder gezeigt werden konnte. Bei vielen Kindern ist auch das Verhalten bei der Prämedikationsvisite durch die soeben erfolgte Verabschiedung der Mutter und den damit verbundenen Trennungsschmerz bedingt. Somit dürfte weniger die objektive Situation als vielmehr deren subjektive Bedeutung für das Verhalten der Kinder ausschlaggebend sein, die in weiteren Untersuchungen stärkere Beachtung finden muß.

Literatur

Cormier PP (1979) Identification of typologies derived from child behaviors in the hospital as predictors of psychological upset. J Psychosoc Nurs Ment Health Serv 17: 28—36

Löschenkohl E (1981) Umweltbewältigung bei Kindern im Krankenhaus. Psychol Erzieh Unterricht 28: 161—174

Löschenkohl E, Erlacher G (1981) Kinder an chirurgischen Stationen: Überprüfung eines kognitiv orientierten Interventionsprogrammes zur Reduktion von Verhaltensstörungen. Prax Kinderpsychol Kinderpsychiatr 30: 80—91

Meichenbaum DH (1971) Examination of model characteristics in reducing avoidance behavior. J Pers Soc Psychol 17: 298—307

Melamed BG, Siegel LJ (1983) Lehrbuch der Verhaltensmedizin. Kohlhammer, Stuttgart

Miller SM (1979) Controllability and human stress: Method, evidence and theory. Behav Res Ther 17: 287—304

Minsel WR, Rosemeier HP (1982) Das kranke Kind im Krankenhaus. In: Minsel WR, Scheller R (Hrsg) Brennpunkte der Klinischen Psychologie, Bd 3: Psychologie und Medizin. Kösel, München, S 88—109

Moll U, Börgers A (1980) Kinderängste im Krankenhaus. Krankenhaus 72: 82—86

Peterson L, Ridley-Johnson R (1980) Pediatric hospital response to survey on prehospital preparation for children. Pediatr Psychol 5: 1—7

Schmidt LR (1984) Psychologie in der Medizin. Anwendungsmöglichkeiten in der Praxis. Thieme, Stuttgart

Vernon DTA, Foley JM, Sipowicz RR, Schulman JL (1965) The psychological responses of children to hospitalization and illness. Thomas, Springfield

Wolfer J, Visintainer M (1975) Pediatric surgical patients' and parents' stress responses and adjustment as a function of psychological preparation and stress-point nursing care. Nurs Res 24: 244—255

Medizinische Eingriffe am Herzen und ihre psychische Bewältigung

Annemarie Salm und Susanne Davies-Osterkamp

Allgemeines

Jede medizinische Maßnahme, die schmerzhaft oder unangenehm oder mit einem erkennbaren Risiko verbunden ist, wird von Patienten i. allg. als belastend erlebt. Je wichtiger das betroffene Organ, je lebensbedrohlicher die Erkrankung, desto größer ist auch die psychische Belastung und desto größer sind die Anforderungen an die psychischen Adaptationsmöglichkeiten.

Das Herz ist ein Organ, dessen Bedeutung sehr eng mit ,,Leben und Tod" verknüpft ist. Es gilt als Zentrum des Lebens, als ,,Motor", der den Organismus in Gang hält, zugleich aber auch als Sitz intensiver Gefühle: Im Extremfall kann ein Herz aus Kummer ,,brechen". Die Beteiligung psychischer Risikofaktoren an Genese und Verlauf koronarer Herzkrankheiten ist bekannt (vgl. z. B. Schäfer u. Blohmke 1977). Veränderungen der Herzfrequenz sind physiologischer Bestandteil emotionaler Prozesse. An diesen Beispielen wird deutlich, wie eng die organische und die emotionale Bedeutung des Herzens miteinander verbunden sind.

Eine Erkrankung am Herzen bedeutet eine vitale Bedrohung und stellt die Fortführung des bisherigen Lebens in Frage. Ein Eingriff am Herzen — damit meinen wir hier sowohl Operation als auch invasive Diagnostik — löst nicht nur Hoffnung auf Besserung aus, sondern auch Befürchtungen vor weiterer Beschädigung dieses lebenswichtigen Organs. Es geht um Leben und Tod; für viele Patienten auch dann, wenn, wie bei der Herzkatheteruntersuchung, das objektive Risiko relativ gering ist.

Angesichts dieser hohen Belastung erscheint es nur zu verständlich, wenn gelegentlich ein Patient den Operationstermin verschiebt oder sich nicht so ohne weiteres zu einer Herzkatheteruntersuchung bereit findet. Eher stellt sich die Frage: Wie schafft es die Mehrzahl der Patienten, sich halbwegs ruhig ,,zur Schlachtbank führen" zu lassen (dieser Vergleich wurde von manchen Patienten gebraucht); welche psychischen Mechanismen dienen einer erfolgreichen Bewältigung dieser Situation, und unter welchen Bedingungen gelingt dies nicht? Kenntnisse darüber können Hinweise für die unterstützende Betreuung derjenigen Patienten liefern, die überfordert sind und zusätzliche Hilfe brauchen.

Andererseits sind Untersuchungen in solchen ,,natürlichen Belastungssituationen" von großem Interesse für die psychologische Streßforschung, die überwiegend mit unter experimentellen Bedingungen ,,künstlich" erzeugtem Streß arbeitet. Die Untersuchung psychischer Reaktionen von Herzpatienten führt zu Erkenntnissen über die Streßverarbeitung in realen extremen Belastungssituationen.

Zur Frage, welche Verarbeitungsweisen in welcher Situation adaptiv sind, werden neben psychologischen auch medizinische Kriterien herangezogen. In verschiedenen Untersuchungen wurden bereits Zusammenhänge zwischen präoperativer Angstverarbeitung und postoperativem psychischem und somatischem Verlauf, insbesondere Schmerzmedikation und Genesungsdauer, aufgezeigt (z. B. Andrew 1970; Cohen u. Lazarus 1973; Davies-Osterkamp u. Möhlen 1978; Möhlen u. Davies-Osterkamp 1979).

Daß die Ergebnisse nicht immer konsistent erscheinen, läßt sich u. a. auf Unterschiede in der Untersuchungsmethodik und zwischen den untersuchten Situationen zurückführen. Gelegentlich stellt sich die Frage, ob die Berücksichtigung psychologischer Bedingungen in medizinischen Belastungssituationen nur dann notwendig oder vom Aufwand her vertretbar ist, wenn Zusammenhänge zum organischen Krankheitsverlauf nachgewiesen werden, oder umgekehrt, ob man nach solchen Zusammenhängen suchen muß, um eine Forderung nach Verbesserung der psychischen Betreuung zu rechtfertigen. Oder sollten psychische Qualen durch Angst und Ungewißheit genauso ernst genommen werden wie quälende Schmerzen? In der Praxis wird sich diese Alternative dann nicht so stellen, wenn man ein einheitliches psychosomatisches Krankheitskonzept vertritt; im übrigen ist es eine alltägliche Erfahrung, wie sehr gerade bei Schwerkranken psychisches und körperliches Befinden sich gegenseitig bedingen.

Ausgangspunkt für psychologische Untersuchungen an Herzoperationspatienten war meist das gehäufte Auftreten psychopathologischer Auffälligkeiten nach Operationen am offenen Herzen, insbesondere seit Einführung der extrakorporalen Zirkulation. Auf diese Problematik wollen wir hier nicht eingehen; wir verweisen auf die Übersicht von Dahme et al. (1982).

Situative Merkmale der Belastung

In unseren Untersuchungen ging es um 2 Arten von besonders belastenden Maßnahmen: die Operation am offenen Herzen (v. a. aortokoronarer Bypass und Herzklappenersatz) und die Herzkatheteruntersuchung (Seldinger-Judkins-Methode, Zugang über die Femoralarterie ins linke Herz und Koronarographie). Beiden Eingriffen ist gemeinsam, daß sie als physische Bedrohung erlebt werden und Furcht auslösen. Zugleich wird in beiden Fällen für den Patienten eine spezifische Konfliktsituation konstituiert, wenn er sich zu dem Eingriff entschließen soll.

Diese Konfliktsituation ist dadurch gekennzeichnet, daß zwischen 2 Alternativen entschieden werden muß, die beide gefährlich sind: entweder das Risiko und die Belastungen des Eingriffs auf sich zu nehmen oder das Fortbestehen eines bedrohlichen Gesundheitszustands, seine weitere Verschlechterung bis hin zum vorzeitigen Tod zu riskieren. Ein solcher Konflikt zwischen bedrohlichen Alternativen, in dem es keinen schadenfreien Ausweg gibt, weil die Vermeidung der einen Gefahr zwangsläufig eine andere mit sich bringt, wird als „Vermeidungs-Vermeidungs-Konflikt" gekennzeichnet (Dollard u. Miller 1950) und erzeugt in hohem Maße Angst: um so mehr, je größer das Ausmaß der Bedrohungen ist. Um so höher sind dann auch die Anforderungen an die psychischen Verarbeitungsmechanismen des Patienten, der eine Entscheidung treffen bzw. diese beim Näherrücken des Eingriffs aufrechterhalten muß.

Ein Unterschied in der Situation von Herzkatheter- und Herzoperationspatienten besteht zunächst im objektiven Risiko, das bei der Operation deutlich höher liegt. Das objektive Risiko muß aber nicht mit der subjektiv erlebten Bedrohung korrespondieren, denn hier spielen noch andere Situationsaspekte eine Rolle. So äußern viele Patienten größere Angst vor der Herzkatheteruntersuchung, weil diese bei Bewußtsein durchgeführt wird und die Furcht vor Schmerzen und anderen körperlichen Mißempfindungen ihnen näherliegt als die vor Narkose und Operation. Zudem bringt die Diagnostik keinen greifbaren Gewinn im Sinne einer Behandlung der Krankheit, sondern bildet erst die Voraussetzung dafür, d. h. es ist eine weitergehende zeitliche Perspektive erforderlich, um den Eingriff zu akzeptieren. Dagegen kann dem größeren Risiko einer Operation ein hoher möglicher Gewinn entgegengesetzt werden: Lebensverlängerung, Verbesserung der Lebensqualität etc.

Die Bewältigung der Angst vor dem bevorstehenden Eingriff verstehen wir also als eine besondere psychische Leistung des Patienten, die es ihm ermöglicht, die Entscheidung zu treffen und aufrechtzuerhalten, sich dem Eingriff zu stellen und seine Folgen oder Begleiterscheinungen durchzustehen. Auf der kognitiven Ebene geschieht dies v. a. über Bewertungs- und Umbewertungsprozesse und Prozesse der selektiven Wahrnehmung (vgl. Lazarus et al. 1970). Des weiteren können auch Abwehrprozesse einsetzen, die sich von den zuerst genannten Mechanismen dadurch unterscheiden, daß sie die Realität in stärkerem Maße verzerren (Unterscheidung nach Haan 1977). Ein Beispiel hierfür wäre die völlige Verleugnung der Bedrohlichkeit der Operation.

Die Verarbeitung wird situationsspezifisch geleistet, d. h. sie ist auf die jeweilige Struktur der Bedrohungssituation bezogen. In unseren Beispielen wurde gezeigt, daß beide Situationen sowohl Gemeinsamkeiten als auch Unterschiede aufweisen. Wir gehen daher davon aus, daß es sowohl Bewältigungsprozesse gibt, die in beiden Situationen zu beobachten sind, als auch jeweils spezifische.

Außer Furcht bzw. Angst, die als Reaktion auf Bedrohung hier im Mittelpunkt des Erlebens stehen dürften, sind sicherlich noch andere Emotionen von Bedeutung. So kann die Operation oder die Untersuchung auch als aggressiver Akt erlebt werden, wie die Äußerung eines Patienten indirekt ausdrückt: „Über die Operation selbst weiß ich Bescheid, ich habe schließlich 2 Jahre als Metzger gearbeitet!" Die Abhängigkeit, in der er sich befindet, erlaubt es dem Patienten nicht, direkt aggressive Gefühle zu äußern oder auch vor sich selbst einzugestehen. Weiterhin kann diese Abhängigkeit auch aggressive Gefühle mobilisieren. Diese mögen dann auf Nebensächliches verschoben werden. So ist es beispielsweise zu verstehen, wenn eine Patientin sich im präoperativen Interview unangemessen heftig über den Zustand der Toiletten beklagt und ansonsten ihre eigene Stimmungslage als gelassen bezeichnet. Postoperativ wurden dagegen häufiger aggressive oder feindselige Reaktionen beobachtet (Janis 1958; Möhlen u. Davies-Osterkamp 1979), und zwar in der letztgenannten Untersuchung eher bei solchen Patienten, die präoperativ einen verschlossenen, zurückgezogenen Eindruck machten und keine Gefühle zeigten. Hier bietet sich als Erklärung an, daß die präoperativ unterdrückten Aggressionen postoperativ zum Vorschein kommen können, nachdem die Operation geglückt und damit die Abhängigkeit verringert ist. Die Verarbeitung von Aggressionen verdient neben der Angst stärkere Beachtung, nicht zuletzt, weil der Umgang mit aggressiven Gefühlen beim Patienten besondere Anforderungen an das behandelnde Personal stellt, auch da sie ihnen zunächst weniger verständlich erscheinen mögen als Gefühle der Angst und Hilflosigkeit. Hierzu liegen jedoch bisher kaum empirische Ergebnisse vor.

Untersuchungsmethodik

Wir beziehen uns im folgenden auf Ergebnisse aus 3 Untersuchungen an Herzpatienten: zwei davon betrafen Operationen am offenen Herzen (HP I und HP II), eine wurde an Herzkatheterpatienten durchgeführt (HK) in Zusammenarbeit mit der Kerckhoff-Klinik Bad Nauheim und der Herzchirurgie der Gießener Universitätsklinik. Die Zusammensetzung der 3 Stichproben ist aus Tabelle 1 ersichtlich. In allen 3 Untersuchungen wurden im wesentlichen die gleichen psychologischen Methoden zur Erfassung von psychischen

Adaptationsprozessen angewandt (zum Vorgehen s. Davies-Osterkamp u. Salm 1980); wichtigstes Verfahren war ein halbstrukturiertes Interview am Tag vor dem Eingriff, aufgrund dessen beim Patienten beobachtete Bewältigungsprozesse und seine emotionale Verfassung in einem umfangreichen Fragebogen eingeschätzt wurden. Die Einschätzbögen wiesen in einzelnen Bereichen Unterschiede auf, zum einen, um sie auf die spezifische Situation von Operations- und Katheterpatienten abzustimmen. Außerdem wurden für die 2. Erhebung an Operationspatienten einige Verbesserungen an dem Fragebogen vorgenommen, um bestimmte Bereiche differenzierter zu erfassen. Die wesentlichen Teile blieben jedoch weitgehend vergleichbar. Über das Interview hinaus fanden zu mehreren Zeitpunkten Kontakte mit dem Patienten statt, um unter anderem seine Stimmung in den verschiedenen Phasen seines Krankenhausaufenthalts zu erfassen; es wurden medizinische und eine Reihe weiterer psychologischer Daten erhoben, auf die wir hier jedoch nicht näher eingehen.

Aus den Einzelitems der Einschätzbögen wurden jeweils faktorenanalytisch Merkmaldimensionen ermittelt, die verschiedene Adaptationsprozesse repräsentieren bzw. die emotionale Verfassung beschreiben. In der weiteren Auswertung wurden die zu einer Dimension gehörigen Items zu einfachen additiven Skalen zusammengefaßt. In Tabelle 2 sind die Bezeichnungen der Dimensionen bzw. Skalen für unsere 3 Erhebungen dargestellt.

Tabelle 1. Stichprobenzusammensetzung in 3 Untersuchungen an Herzpatienten nach Diagnosen/ Operationsart

Diagnose/ Operationsart	Operation am offenen Herzen (1. Erhebung) n	Operation am offenen Herzen (2. Erhebung) n	Herzkatheter-untersuchung n
Koronare Herzerkrankung/ aortokoronarer Bypass	21	44	30
Herzklappenfehler/Klappenersatz	39	36	36
Andere	12	7	14
Gesamt	72	87	80

Tabelle 2. Dimensionen der Intervieweinschätzung bei Patienten vor Herzoperationen (**HP 1**, 1. Erhebung, **HP 2**, 2. Erhebung) und vor Herzkatheteruntersuchungen (**HK**). (Bei bipolaren Skalen steht in Klammern die Bezeichnung für den Gegenpol)

Emotionale Verfassung	
HP 1	— depressiv-resignative Einstellung
	— angstvoll-erregte Verfassung (vs. gefaßt-bagatellisierende Verfassung)
HP 2	— ängstlich-depressive Verfassung
HK	— angstvoll-erregte Verfassung (vs. gefaßt-bagatellisierende Verfassung)
Psychische Adaptationsprozesse	
HP 1	— Zukunftsorientierung (vs. affektives Verhalten in der Situation)
	— sachlich-technische Einstellung
HP 2	— „vigilante" Angstbewältigung (vs. Vermeidung)
	— vertrauensvolle Einstellung
	— Zukunftsorientierung
	— sachlich-technische Einstellung
HK	— vigilante Fokussierung (vs. Vermeidung)
	— mißtrauische Einstellung (vs. vertrauensvolle Einstellung)

Im folgenden soll ein zusammenfassender Überblick über Merkmale der Streßverarbeitung gegeben werden, wie wir sie bei den 3 Untersuchungen in den Interviews beobachten konnten.

Merkmale der emotionalen Verfassung

Eine „depressiv-resignative Einstellung" (HP 1) zur Operation wurde in der ersten Erhebung an Herzoperierten von einer „angstvoll-erregten Verfassung" unterschieden, für die diffuse Ängste, Todesängste und ein allgemein erregter Zustand charakteristisch sind. Diese Dimension konnte auch bei den Herzkatheterpatienten festgestellt werden, wobei sie weitgehend aus identischen Items bestand: Der Patient wirkt beim Thema Operation bzw. Herzkatheter ängstlich, erregt, nicht gefaßt, er dramatisiert eher den bevorstehenden Eingriff.

In der zweiten Stichprobe von Herzoperationspatienten ergab die Faktorenanalyse nur noch eine Dimension der emotionalen Verfassung, die beide Aspekte umfaßt: sie wird einerseits aus Items gebildet, die eine depressive und resignative Einstellung repräsentieren, andererseits aus solchen, die diffuse Angst und das Bemühen um Fassung beschreiben, sowie als zusätzliche Aspekte Hilflosigkeit und Affektlabilität. Daß sich diese beiden Aspekte der emotionalen Verfassung nun in einer Merkmaldimension vereinigen, ist insofern nicht überraschend, als sie schon in der ersten Erhebung relativ hoch ($r = 0{,}51$) miteinander korrelierten.

In den beschriebenen Merkmalen der emotionalen Verfassung spiegelt sich das Ausmaß wieder, in dem Patienten sich der bedrohlichen Situation hilflos ausgeliefert fühlen. Je höher ängstliche Erregung, Depression und Resignation, desto weniger sind die Patienten offensichtlich in der Lage, mit Hilfe von Bewältigungsstrategien ihre Befürchtungen, ihre emotionale Betroffenheit innerhalb erträglicher Grenzen zu halten, oder umgekehrt: Je wirkungsvoller psychische Adaptationsprozesse eingesetzt werden, desto gefaßter stellen sich Patienten dem Risiko bzw. den Unannehmlichkeiten des Eingriffs. In diesen Merkmalen der emotionalen Verfassung drückt sich demnach so etwas wie das Ausmaß der gelungenen Affektkontrolle aus. Dabei muß jedoch im Auge behalten werden, daß ein gewisses Maß an Angst vor dem Eingriff realistisch und angemessen ist. Eine betont gelassene Stimmung, das Fehlen jeglicher Äußerungen von Angst, ist daher nicht von vornherein als Erfolg einer besonders effektiven Angstverarbeitung zu werten. Vielmehr kann es sich hier auch um Abwehrprozesse handeln (vgl. oben die Unterscheidung zwischen Bewältigungs- und Abwehrprozessen), bei denen die bedrohliche Realität oder die emotionale Betroffenheit einfach verleugnet wird. Inwieweit allerdings ein gewisses Maß an Auseinandersetzung mit der Angst vor einem medizinischen Eingriff („work of worrying", Janis 1958) sich günstig oder eher ungünstig auswirkt, ist bis heute noch nicht klar zu beantworten. Empirische Untersuchungen hierzu kamen zu widersprüchlichen Ergebnissen (z. B. Janis 1958; Mullen u. Suls 1982).

Psychische Adaptationsprozesse

Im Vergleich der 3 Stichproben fällt auf, daß wir bestimmte Formen von Bewältigungsprozessen sowohl bei Herzkatheter- als auch bei Herzoperationspatienten vorfinden, andere dagegen nur bei Patienten vor Operationen. Gegenüber der 1. Erhebung an Patienten vor Herzoperationen, in der nur 2 Arten von Adaptationsprozessen unterschieden werden konnten, führte die differenziertere Erfassung in der 2. Erhebung zu 2 weiteren Dimensionen (vgl. Tabelle 2), während die ersten beiden konstant blieben.

Die beobachteten Bewältigungsprozesse umfassen v. a. kognitive Vorgänge, insbesondere die Hervorhebung bestimmter Aspekte der Situation. Damit sind jedoch nicht rein „rationale" Herangehensweisen gemeint, sondern kognitive Prozesse werden in ihrer Funktion beim Zustandekommen emotionaler Zustände und damit als Bestandteil von Emotionen betrachtet (vgl. Lazarus et al. 1970).

Einige der Merkmale sind bipolar, d. h. in positive und negative Richtung zu formulieren, was in der Darstellung berücksichtigt wird.

„Vigilanz" — Vermeidung

In beiden Arten von Belastungssituationen beobachteten wir eine Form der Angstverarbeitung, die aus der Literatur als die bipolare Dimension „Vigilanz — Vermeidung" (Cohen u. Lazarus 1973) bekannt ist. Es handelt sich dabei um Prozesse der selektiven Wahrnehmung von Bedrohung: Die Angst wird entweder dadurch bewältigt, daß die Aufmerksamkeit verstärkt auf die bedrohlichen Aspekte der Situation gerichtet wird („vigilante" Angstbewältigung) oder dadurch, daß gewissermaßen vermieden wird, der Bedrohung ins Auge zu blicken („Vermeidung"). Diese beiden Extreme repräsentieren auf einer intrapsychischen Ebene Angriff und Flucht: Die Gefahr wird entweder aktiv angegangen, oder man weicht einer Konfrontation aus.

Für Herzkatheter- und Herzoperationspatienten stellt sich jedoch der Inhalt der Auseinandersetzung etwas unterschiedlich dar. Bei Patienten vor der Herzkatheteruntersuchung geht es mehr um eine Beschäftigung mit dem Ablauf der Untersuchung selbst, das Aufsuchen von Informationen, aber auch die Auseinandersetzung mit dem Risiko. Man kann dies vor dem Hintergrund einer inneren Vorbereitung auf den bei Bewußtsein stattfindenden Eingriff verstehen. Interessant ist in diesem Zusammenhang das Ergebnis (vgl. Salm 1982), daß Patienten, denen zum *ersten* Mal eine Herzkatheteruntersuchung bevorsteht, eher vermeidende Strategien anwenden: Die noch völlig unbekannte Situation wird von ihnen anscheinend als so mächtige Bedrohung erlebt, daß sie es nicht wagen, sich genaueren Informationen auszusetzen. Das weist darauf hin, daß die Vorstellung von der Herzkatheteruntersuchung (bei vollem Bewußtsein einen Fremdkörper ins Herz geschoben zu bekommen) oft schlimmer ist als die Wirklichkeit. Patienten mit „Erfahrung" sind daher eher in der Lage, der realistisch eingeschätzten Gefahr „ins Auge zu blicken".

Für Herzoperationspatienten liegt der Schwerpunkt auf der Wahrnehmung des Aspekts der tödlichen Bedrohung. Nicht der Ablauf der Operation und die Suche nach Informationen darüber stehen im Mittelpunkt der „vigilanten" Bewältigungsstrategie, sondern die Auseinandersetzung mit dem Tod als möglichem Ausgang der Operation. Das Operationsrisiko wird thematisiert, Skepsis über den Operationserfolg, aber auch über die postoperativ zu erwartenden Belastungen auf der Intensivstation werden angesprochen. Dazu gehört auch die aktive Auseinandersetzung mit spezifischen Ängsten. Eine „vermeidende" Bewältigungsform dagegen läßt angstauslösende Vorstellungen gar nicht erst zu, nach dem Motto: „Was ich nicht weiß, macht mich nicht heiß". Es wird vermieden, über die Operation und über Gefühle zu reden.

Vertrauen — Mißtrauen

Ebenfalls in etwas unterschiedlicher Akzentuierung fanden wir diese Dimension bei Herzkatheter- und Operationspatienten. Unter der Bezeichnung „vertrauensvolle Einstellung" (HP 2) sind Bestrebungen zusammengefaßt, die hoffnungsvollen Aspekte der Situation herauszustellen. Vertrauen in die Ärzte und deren Kompetenz, Herunterspielen der Besonderheiten der Herzoperation und die Betonung der eigenen Stärke können Operationspatienten ein Gefühl der Sicherheit geben, daß alles gutgehen wird. Für die Herzkatheterpatienten ergibt sich eine etwas andere Bedeutung dadurch, daß es sich um eine bipolare Dimension handelt: Neben der vertrauensvollen Hingabe in die Kompetenz der Ärzte ist auch eine Ausprägung des Merkmals in die entgegengesetzte Richtung möglich, d. h. einer mißtrauischen Überwachung dessen, was mit ihnen, den Betroffenen, gemacht wird. Möglicherweise liegt die Erklärung darin, daß die Herzkatheteruntersuchung bei Bewußtsein vorgenommen wird.

Zukunftsorientierung

Dieses Merkmal beobachteten wir nur bei Operationspatienten. Es handelt sich um eine Form der Streßbewältigung durch die Betonung des Gewinns, der durch die Operation zu erwarten ist. Die Operation wird unter dem Gesichtspunkt der Zukunftsperspektive betrachtet, als Voraussetzung dafür, die Aufgaben in Beruf und Familie wieder erfüllen zu können und Lebenspläne zu verwirklichen. Die Hoffnung auf Verbesserung des körperlichen Zutands, auf Wiederherstellung der Arbeitsfähigkeit, und das Gefühl der Verantwortung für die Familie werden betont, um sich der Operation aussetzen zu können.

Es erscheint schlüssig, daß diese Form der Bewältigung für Herzkatheterpatienten nicht von Bedeutung ist, denn die Untersuchung selbst bringt noch keinen unmittelbaren Gewinn im Sinne einer besseren Zukunftsperspektive.

Sachlich-technische Einstellung

Auch diese Dimension konnten wir nur bei Operationspatienten identifizieren. Sie ist charakterisiert durch ein Interesse an technischen Einzelheiten der Operation, verbunden mit gutem Informationsstand. Indem die Operation als Sachereignis betrachtet wird, als ein technischer Ablauf, findet eine intellektuelle Distanzierung statt. Die eigene Betroffenheit braucht so nicht zum Thema zu werden. Statt dessen redet der Patient z. B. sachlich und ausführlich über die Vor- und Nachteile von Herzklappenersatz aus organischem und synthetischem Material oder darüber, wie sich die Operationen an verschiedenen Kliniken in Einzelheiten unterscheiden.

Zum Einfluß dispositioneller Merkmale

Wir waren davon ausgegangen, daß die Streßbewältigung situationsspezifisch geleistet wird, d. h. sie paßt sich der konkreten Situation an und besteht in der Verarbeitung der spezifischen bedrohlichen, hoffnungsvollen und konflikthaften Aspekte. Die Charakterisierung der beobachteten Adaptationsprozesse scheint diese Annahme zu bestätigen. Trotzdem ist danach zu fragen, inwieweit dispositionelle Merkmale einen Einfluß darauf haben, welche Strategien bevorzugt eingesetzt werden. Wir überprüften die Bedeutung von Persönlichkeit, Alter, Geschlecht und Art der Herzerkrankung, letzteres aufgrund von Befunden zur besonderen Persönlichkeitsstruktur von Patienten mit koronaren Herzerkrankungen (s. oben). Jedoch unterschieden sich in unseren Untersuchungen Patienten der verschiedenen Diagnosegruppen hinsichtlich ihrer emotionalen Verfassung und Bewältigungsstrategien nicht signifikant voneinander. Das Alter spielte ebenfalls keine Rolle.

Signifikante Unterschiede zwischen Männern und Frauen wurden nur in der 2. Erhebung an Operationspatienten festgestellt: Frauen setzen sich mehr mit der tödlichen Bedrohung durch die Operation auseinander als Männer („vigilante" Angstbewältigung; $p = 0,04$). Bei Männern war dagegen eine stärkere „sachlich-technische" Einstellung zur Operation zu beobachten ($p = 0,02$). Diese Herangehensweise liegt Männern wohl aufgrund ihrer Geschlechtsrolle näher als Frauen.

Zu Persönlichkeitsmerkmalen (erfaßt durch das Freiburger Persönlichkeitsinventar (FPI); Fahrenberg et al. 1973) ergaben sich nur in 2 Fällen signifikante Zusammenhänge, die zudem wenig deutlich ausfielen: Bei den Herzkatheterpatienten korrelierte das Merkmal ,,vigilante Fokussierung" negativ mit dem Persönlichkeitsmerkmal ,,Gelassenheit" (r = 0,28), d. h. Patienten, die sich als i. allg. ,,gelassen" beschrieben, neigten mehr zu einer Angstbewältigung durch Vermeidung. Eine ,,sachlich-technische" Einstellung zur Herzoperation stand in der 2. Erhebung in einer positiven Beziehung zum ,,Dominanzstreben" (r = 0,33). Eine Streßbewältigung durch intellektuelle Distanzierung ist also nicht nur eher eine Sache der Männer, sondern auch der dominanteren Patienten, wobei wiederum zu berücksichtigen ist, daß Männer im Durchschnitt ein höheres ,,Dominanzstreben" im FPI aufweisen als Frauen (Fahrenberg et al. 1973).

Auswirkungen

Wir waren davon ausgegangen, daß eine effektive psychische Bewältigung der Belastungssituation eine Voraussetzung dafür darstellt, den Eingriff und seine Folgen seelisch und körperlich gut zu überstehen. Einige unserer Ergebnisse scheinen dies zu bestätigen.

Für das postoperative *psychische* Befinden waren die präoperativen Merkmale ,,depressiv-resignative Verfassung" und ,,sachlich-technische Einstellung" von Bedeutung. ,,Depressiv-resignative Patienten" waren auch postoperativ stärker durch eine depressive Stimmung gekennzeichnet. Eine ,,sachlich-technische" Einstellung zur Operation stand in Zusammenhang mit postoperativen Angstzuständen, Mißtrauen und paranoiden Phantasien (Davies-Osterkamp u. Möhlen 1978).

Die Frage nach Beziehungen zu *,,organischen"* Verlaufskriterien bedarf einer Begründung: Was rechtfertigt es, psychische Prozesse in Verbindung zu bringen mit z. B. dem Auftreten von Störungen oder Komplikationen bei der Herzkatheteruntersuchung oder Indikatoren des postoperativen Genesungsverlaufs wie Schmerzmedikation, Hospitalisierungsdauer, Körperkomplikationen? Einen Anhaltspunkt bietet zum einen die bereits erwähnte enge Verknüpfung von emotionalen und physiologischen Prozessen. Andererseits ist Verhalten und Befinden des Patienten in der Interaktion mit dem behandelnden Personal zu betrachten. So kann sich die psychische Verfassung des Patienten z. B. auf die Gabe von Schmerzmitteln und die Dauer des Krankenhausaufenthalts auswirken. Damit läßt es sich möglicherweise erklären, wenn (präoperativ) ,,depressiv-resignative" Patienten, die postoperativ ebenfalls zu depressiven Reaktionen neigen (s. oben), nach der Operation länger auf der Wachstation bleiben (Davies-Osterkamp u. Möhlen 1978). Bei Herzkatheterpatienten, die ein hohes Maß an ängstlicher Erregung aufwiesen, waren gehäuft Störungen im Verlauf der Katheteruntersuchung zu beobachten (Koronarspasmus, Bradykardie, Stenokardie, Angina-Pectoris-Anfall u. a., vgl. Salm 1982). Auch hier könnte — außer psychophysiologischen Prozessen — die Interaktion zwischen angstvoller Verfassung des Patienten und der dadurch bedingten erhöhten Belastung des Teams im Katheterlabor von Bedeutung sein. Schon schwieriger erscheint es zu erklären, warum die präoperative Streßbewältigung durch ,,Zukunftsorientierung" mit schlechteren organischem Genesungsverlauf und längerem Aufenthalt auf der Wachstation verbunden ist (Davies-Osterkamp u. Möhlen 1978), es sei denn, in der ,,Zukunftsorientierung" drückt sich auch eine Vermeidung mit der kognitiven Auseinandersetzung mit der aktuellen Situation aus und diese geht einher mit einem passiven Verharren in der postoperativen Situation. Wir müssen jedoch im Auge behalten, daß die psychische Verfassung des Patienten in der Regel nur *eine* von mehreren Bedingungen ist, die die aufgeführten ,,organischen" Verlaufskriterien beeinflussen. Mit der Interpretation und der Verallgemeinerung einzelner Ergebnisse sollte man daher vorsichtig sin.

Inwieweit diese situationsspezifischen Bewältigungs- und Adaptationsprozesse auch mit längerfristigen Aspekten der Rehabilitation verknüpft sind, müßten weitere Untersuchungen zeigen.

Literatur

Andrew JM (1970) Recovery from surgery, with and without preparatory instruction, for three coping styles. J Pers Soc Psychol 15: 223—226

Cohen F, Lazarus RS (1973) Active coping processes, coping dispositions and recovery from surgery. Psychosom Med 35: 375—389

Dahme B, Flemming B, Götze P, Huse-Kleinstoll G, Meffert HJ, Speidel H (1982) Psycho-Somatik der Herzchirurgie. In: Beckmann D, Davies-Osterkamp S, Scheer JW (Hrsg) Medizinische Psychologie — Forschung für Klinik und Praxis. Springer, Berlin Heidelberg New York, S 236—274

Davies-Osterkamp S, Möhlen K (1978) Postoperative Genesungsverläufe bei Patienten der Herzchirurgie in Abhängigkeit von präoperativer Angst und Angstbewältigung. Med Psychol 4: 247—260

Davies-Osterkamp S, Salm A (1980) Ansätze zur Erfassung psychischer Adaptationsprozesse in medizinischen Belastungssituationen. In: Davies-Osterkamp S, Pöppel E (Hrsg) Emotionsforschung. Vandenhoeck & Ruprecht, Göttingen, S 66—80

Dollard J, Miller NE (1950) Personality and psychotherapy. McGraw Hill, New York

Fahrenberg J, Selg H, Hampel R (1973) Das Freiburger Persönlichkeitsinventar, 2. Aufl. Hogrefe, Göttingen

Haan N (1977) Coping and defending. Processes of self-environment organization. Academic Press, New York

Janis IL (1958) Psychological stress — psychoanalytic and behavioral studies of surgical patients. Academic Press, New York

Lazarus RS, Averill JR, Opton EM jr (1970) Towards a cognitive theory of emotion. In: Arnold M (ed) Feelings and emotions. Academic Press, New York London, p 207

Möhlen K, Davies-Osterkamp S (1979) Psychische und körperliche Reaktionen bei Patienten der offenen Herzchirurgie in Abhängigkeit von präoperativen psychischen Befunden. Z Psychosom Med Psychoanal 25: 128—140

Mullen B, Suls J (1982) The effectiveness of attention and rejection as coping styles: A meta-analysis of temporal differences. J Psychosom Res 26: 43—49

Salm A (1982) Der Umgang mit der Angst am Beispiel der Herzkatheteruntersuchung. In: Beckmann D, Davies-Osterkamp S, Scheer JW (Hrsg) Medizinische Psychologie. Forschung für Klinik und Praxis. Springer, Berlin Heidelberg New York, S 275—306

Schaefer H, Blohmke M (1977) Herzkrank durch psychosozialen Streß. Hüthig, Heidelberg

Zur Problematik des „Operationserfolgs“ beim Zwölffingerdarmgeschwür

Klaus Möhlen und Elmar Brähler

Zur Problematik des Erfolgsbegriffs

Eine Patienten und Ärzte gleichermaßen bewegende Frage ist die nach dem Behandlungserfolg. Ein medizinischer Eingriff wird wegen des erwarteten Erfolgs vorgenommen. Ein Leiden soll gebessert werden oder wenn das möglich ist, ganz verschwinden. Was aber ist „Erfolg“?

Zur Beantwortung dieser Frage wird man wenigstens 3 weiteren Fragen nachgehen müssen:

— Welches sind die *Erfolgskriterien?*
— Welche *Behandlungsziele* werden angestrebt?
— Welcher *Krankheitsbegriff* liegt zugrunde?

Die Frage nach dem Krankheitsbegriff ist wohl die umfassendste Ebene, in die sich auch die Fragen nach den Erfolgskriterien und den Behandlungszielen einordnen lassen.

In der Medizin ist es weit verbreitet, Krankheiten *symptomorientiert* zu verstehen. Oft ist das Bestimmende für das ärztliche Handeln die Besserung oder Beseitigung des Symptoms, dem in der Regel das Ziel zugrundeliegt, den Status quo ante wiederherzustellen. Auch der Patient kommt in der Regel zum Arzt, um ein lästiges oder gar lebensbedrohliches Symptom loszuwerden. Die Ebene der Symptomorientierung ist somit die einfachste Verständigungsebene, die zwischen Arzt und Patient hergestellt werden kann.

Behandlungsziele in diesem Krankheitsverständnis sind unmittelbar auf die Symptombeseitigung gerichtet, Umwege werden nur in Kauf genommen, wenn dies für das angestrebte Ziel unbedingt erforderlich ist.

Erfolgskriterien innerhalb dieses Krankheitsbegriffs sind Anwesenheit oder Abwesenheit des eingangs beklagten Symptoms bzw. Besserung, Verschlechterung oder Sistieren der Beschwerden. Einbezogen werden allenfalls noch unmittelbar erkennbare Nebenwirkungen der Therapie.

Ein *patientenorientierter* Krankheitsbegriff hat eine ganz andere Sichtweise und Zentrierung. Krankheit bedeutet hier, daß ein gesamtes Gefüge gestört ist, das mindestens 3 Dimensionen hat: die körperliche, die psychische und die soziale. Dem übergeordnet ist eine historische Dimension, die zusätzlich fragt, in welchen zeitlichen Lebenszusammenhängen Krankheit entstanden ist und in welche Lebenszusammenhänge sie münden wird. In diesem Kranheitsbegriff ist ein Symptom nur die Spitze eines Eisbergs, was für die Behandlungsziele und auch für die Erfolgskriterien entsprechende Implikationen hat.

Ziel ist hier u. a. die Beeinflussung von Krankheitsursachen, wobei körperliche, psychische und soziale Faktoren einbezogen sind. Im Rahmen dieses Krankheitsbegriffs ist die Schmerzbeseitigung bei einem Angina-pectoris-Patienten oder einem Ulkuskranken nur ein Aspekt der Behandlung. Mindestens ebenso wichtige und stärker ursachenbezogene Punkte für die Behandlung sind die Beziehungs- und Abwehrmuster, das soziale Verhalten, das Konsumverhalten, die berufliche Situation und das Familienleben des Patienten. Die Therapieziele orientieren sich dementsprechend an diesen Bereichen.

Es ist ungleich schwerer, Erfolgskriterien bei dieser umfassenden, patientenorientierten Sicht festzulegen. Psychische und soziale Faktoren sind so vielfältig miteinander verbunden, daß eine isolierte Betrachtung einzelner Bereiche fragwürdig ist.

Im folgenden wollen wir versuchen, dieses allgemeine Problem von Erfolgsmessungen an einem speziellen Krankheitsbild — dem Zwölffingerdarmgeschwür — darzulegen. Dazu vorweg noch einige allgemeine Bemerkungen. Die veränderte Verdauungsfunktion nach einer Magenoperation wirkt sich unmittelbar auf die Eßgewohnheiten einer Familie aus, in der der Patient lebt. Es bestehen vielfältige Wechselwirkungen zwischen Familienleben, Freundesbeziehungen und allen Arten von Freizeitverhalten. Die Merkmale der beruflichen Situation — berufstätig, arbeitslos, abhängig, unabhängig, mit oder ohne Zeitdruck — haben einen großen Einfluß auf psychische und somatische Funktionen, die ihrerseits in Wechselwirkung mit dem erkrankten Magen stehen. All diese Bereiche werden ganz erheblich durch die Persönlichkeit, das Abwehrverhalten und die inneren Objektbeziehungsmuster des Patienten, die aus seiner Kindheitsentwicklung stammen, beeinflußt. In der Regel beruht ein Magen- oder Zwölffingerdarmgeschwür ja auch auf einer psychosomatischen Grundstörung. Wenn man sich diese nicht überschaubaren, tausendfachen Verknüpfungen und gegenseitigen Beeinflussungsgrößen vor Augen hält, ist das eindeutige Festlegen von Erfolgskriterien für einen medizinischen Eingriff eigentlich nicht möglich. Man kann sich der Lösung des Problems nur annähern und vielleicht einen höheren Differenzierungsgrad als bei den rein symptomorientierten Erfolgsmessungen erreichen. Bei jeder Art der Erfolgsmessung taucht das Problem der Festlegung der einzelnen Kriterien auf. Sie können grob und fein sein: Verbesserung/Verschlechterung vs. detaillierter, zahlenmäßiger Festlegung von Einzelaspekten. Fremdeinschätzungen haben einen ganz anderen Aussagewert als Selbsteinschätzungen, objektive Meßdaten (physikalische, chemische, biometrische) wiederum haben einen anderen Stellenwert als subjektive Aussagen zu den Ergebnissen, je nachdem, auf welche Aspekte abgezielt wird. Außerdem muß man unterscheiden zwischen der Erfassung von Ereignissen und deren Bewertung, was oft genug nicht trennbar ist, z. B. bei der Messung von Schmerzen.

Noch eine grundsätzliche weitere Schwierigkeit bei Erfolgsmessungen ist zu berücksichtigen: Sind die gemessenen Ergebnisse wirklich auf die Behandlung zurückzuführen oder aber auf andere Einflußgrößen? Dabei sind andere medizinische Interventionen wegen der gleichen oder auch anderer Erkrankungen eine Quelle der Beeinflussung, während auf der anderen Seite die nahezu überschaubaren persönlichen Ressourcen eine Rolle spielen, also alle Selbsthilfepotentiale des Laiensystems, der Familien, beruflicher Umstellungen — also Einflußgrößen, die gar nicht als Therapien deklariert sind. All das wird bei den Erfolgsmessungen in der Regel unter Selbstheilung oder Spontanremission zusammengefaßt.

Es ist hier nicht der Raum, um weitere wissenschafts- und erkenntnistheoretische Fragen auszuführen. Es sollte nur skizzenartig aufgezeigt werden, daß die Frage nach einem Behandlungserfolg ein sehr weites Spektrum von differenzierten Unterfragen nach sich zieht.

Ergebnisse aus einer Studie mit Ulkuskranken*

Anhand einer eigenen Studie an Kranken mit Zwölffingerdarmgeschwür, die sich einer selektiven Vagotomie mit Dränage unterzogen, möchten wir die Problematik von Erfolgsmessungen demonstrieren.

51 Patienten mit einem chronischen Ulcus duodeni waren in der Chirurgischen Klinik der Universität Marburg operiert worden. 42 konnten wir 4 Jahre später nachuntersuchen. Die Frage „Wie erfolgreich war die Operation?" wurde vom Patienten selbst, einem Chirurgenteam und einem Psychosomatiker beantwortet.

Das chirurgische Urteil gründete sich auf eine körperliche Untersuchung mit einer Magen-Darm-Passage, einer Gastroskopie, einer Cholezystographie und einem Säuresekretionstest mit Pentagastrin. Der Patient wurde außerdem zu seinen Magen-Darm-Symptomen ausführlich befragt. Die Einschätzung des Operationserfolgs wurde dann mit Hilfe einer erstmals von Visick angegebenen Bewertungsskala vorgenommen (vgl. Visick 1948; Definition s. unten).

Einschätzung des Operationserfolgs (nach Visick)

I Sehr gut:	Keine Beschwerden außer Völlegefühl nach großen Mahlzeiten.
II Gut:	Keine Schmerzen, milde, gelegentlich auftretende Beschwerden, die durch Ausruhen, kleinere Mahlzeiten und Vermeiden gewisser Nahrungsmittel vermeidbar sind.
III Genügend:	Mäßige Beschwerden, die gelegentlich ärztliche Behandlung erfordern und das gewohnte Leben nicht sehr beeinträchtigen, zwischenzeitlich beschwerdefrei.
IV Ungenügend:	Nicht gebessert oder erhebliche Beschwerden, die das gewohnte Leben stark beeinträchtigen.

Diese Beurteilung des Operationserfolgs nahm auch jeder Patient für sich vor. Außerdem wurde das Selbstkonzept der Patienten mit Hilfe des Gießen-Tests (GT) erfaßt (Beckmann u. Richter 1975) sowie die subjektiven Körperbeschwerden der Patienten durch den Gießener Beschwerdebogen (GBB, Brähler u. Scheer 1983) erhoben. Der GBB (57 Items) erfaßt die Beschwerden in 4 Skalen: Erschöpfung, Magenbeschwerden, Gliederschmerzen und Herzbeschwerden sowie einer Gesamtbeschwerdesumme. Hauptuntersuchungsinstrument des Psychosomatikers war ein etwa 40minütiges halbstrukturiertes Interview, in dem der Patient nach seiner körperlichen, psychischen und sozialen Entwicklung befragt wurde, insbesondere auch nach der Zufriedenheit in der beruflichen Situation. Ein ähnliches Untersuchungsprogramm war vor der Operation durchgeführt worden (Näheres s. Möhlen et al. 1982). Die Zusammensetzung der Stichprobe gibt Tabelle 1 wieder. Der Interviewer quantifizierte seine Eindrücke nach dem Interview in einem Fragebogen, bei dem durch 7 Items die körperliche Situation erfaßt wurde, in 11 Items der soziale Bereich und in weiteren 11 Items die allgemeine Befindlichkeit und das Konsumverhalten des Patienten.

* Wir danken dem Team der chirurgischen Universitätsklinik Marburg, vor allem Herrn Prof. Dr. H. Troidl und Herrn Priv. Doz. Dr. H. Rohde (beide jetzt Krankenhaus Merheim, Köln) für die Überlassung der chirurgischen Daten.

Tabelle 1. Stichprobe: Vierjahreskatamnese bei operierten Ulcus-duodeni-Patienten

	n	[%]	Männer/Frauen	Durchschnittsalter bei Operation
Gesamtstichprobe	51	(100)	45/6	41,7
Nachuntersuchte	42	(82)	36/6	42,0
Fehlende	9[a]	(18)	9/—	40,7

[a] Ein Patient war verstorben, 2 lehnten die Untersuchung ab und 6 waren nicht erreichbar.

Organpathologische Entwicklung

Von 23 organpathologisch nachuntersuchten Patienten hatten 11 eine nicht ausreichende Säurereduktion und 5 ein gastroskopisch gesichertes Rezidivulkus (floride oder abgelaufen, vgl. Tabelle 2). Nur auf diese Zahlen bezogen, war der Operationserfolg nicht befriedigend.

Tabelle 2. Organische Nachuntersuchungen bei Patienten mit chronischem Ulcus duodeni (Vierjahreskatamnese; n = 23)

	Ohne pathologischen Befund	Pathologischer Befund[a]
Gastroskopie	18	5
	Ausreichend	Nicht ausreichend
Säurereduktion	12	11

[a] Pathologische Gastroskopiebefunde: 2 Ulcera duodeni, 1 Ulcus ventriculi, 2 Pylorusenge oder Bulbusdeformierung.

Operationsbeurteilung

Bei Befragen der Patienten selbst nach dem Erfolg der Operation (n = 30) gaben 33 % das Urteil „sehr gut", 47 % das Urteil „gut" und 20 % das Urteil „genügend" ab. Die Chirurgen urteilten zu 49 % mit „sehr gut", zu 35 % mit „gut", zu 10 % mit „genügend" und zu 5 % mit „ungenügend" (n = 41).

Die Chirurgen urteilten deutlich günstiger als die Patienten — bei 13 von den Patienten abweichenden Urteilen gaben sie in 10 Fällen ein günstigeres Urteil ab (Tabelle 3).

Tabelle 3. Einschätzung des Operationserfolgs (nach Visick) durch Patient (n = 30) und Chirurg (n = 41) bei Patienten mit chronischem Ulcis duodeni (Vierjahreskatamnese)

	I „sehr gut"	II „gut"	III „genügend"	IV „ungenügend"
Patientenurteil	10	14	6	0
Chirurgenurteil	20	15	4	2

Gegenüberstellung von Patienten- und Chirurgenanteil (n = **30**; **r** = **0,49**)

Chirurgenurteil \ Patientenurteil	I	II	III
I	8	5	1
II	2	8	4
III	0	1	1

Die Erfolgsbeurteilung hängt hier ganz offenbar vom Standpunkt des Beurteilers ab, obgleich eine signifikant hohe Übereinstimmung von Chirurgen- und Patientenanteil besteht ($r = 0,49$).

Berufliche Entwicklung

Die postoperative Entwicklung in beruflicher Hinsicht ergab, daß sich 30 % der Patienten (n = 12) beruflich verbessern konnten und 23 % (n = 9) einen beruflichen Abstieg erlebten. Eine Verschlechterung kam in den meisten Fällen durch Arbeitslosigkeit oder frühe Berentung zustande (vgl. Tabelle 4).

Tabelle 4. Postoperative Entwicklung der Berufstätigkeit bei Patienten mit chronischem Ulcus duodeni (Vierjahreskatamnese, n = 39)

	Arbeitssituation, Berufsstatus verbessert	gleich	verschlechtert	Gesamt
Berufstätig vor und nach Operation	10	13	1	24
Hausfrau vor und nach Operation	—	2	—	2
Arbeitslos nach Operation	—	—	5	5
Berentet nach Operation	2	1	3	6
Berentet vor und nach Operation	—	2	—	2
Gesamt	12	18	9	39

Eine günstige Einschätzung des Operationserfolgs durch den Patienten korrespondierte mit ($r > 0,50$; $p < 0,01$)
- einer beruflichen Besserstellung,
- einem angenehmen Erleben der Berufssituation,
- größerer innerer Ruhe,
- weniger Grund zum Klagen,
- weniger Konsum von Zigaretten,
- stimmungsmäßig nicht resigniert,
- stimmungsmäßig nicht klagsam.

Diese Ergebnisse zeigen deutlich, daß ganz andere Parameter als die Magen-Darm-Funktion einen Einfluß auf die Beurteilung des Operationserfolgs haben. Vor allem die beruflichen Situation eine signifikante Korrelation mit Depression, Resignation und che, was Wirkung ist. Für unsere Betrachtung ist aber u. a. interessant, daß gewichtige Zusammenhänge zwischen einem sozialen Parameter — nämlich der beruflichen Situation — und der Erfolgsbeurteilung bestehen. Angemerkt sei, daß eine Verschlechterung der beruflichen Situation eine signifikante Korrelation mit Depression, Resignation und schlechter Stimmung aufwies — ein Befund, der für Arbeitslose auch von anderen Autoren belegt wurde (Freese u. Mohr 1979).

Entwicklung des Selbstbildes und der Beschwerden

Zur Beurteilung der Frage wie ,,erfolgreich" die Operation war, ging unsere Studie noch einen anderen Weg. Wir untersuchten mit Hilfe des Gießener Beschwerdebogens (GBB), wie sich die allgemeine Beschwerdelage der Patienten gewandelt hatte und wie die Entwicklung ihres Selbstbildes (Gießen-Test) war. Wir wollten untersuchen, ob nach der Operation gehäuft ein Syndromwandel auftritt, oder ob es zu einer *allgemeinen* psychischen wie körperlichen Besserung kommt. Der Hypothese des Syndromwandels lag die Vorstellung zugrunde, daß das Ulcus pepticum eine psychosomatische Erkrankung mit einem zugrundeliegenden Konflikt ist, der durch die Operation nicht ausgeräumt wird und sich daher nach der Operation verstärkt in anderen Organsystemen als Erkrankung oder auch subjektive Beschwerdehäufung niederschlägt. Eine Reihe von Publikationen hatte auf dieses Phänomen des Syndromwandels nach erfolgter Operation aufmerksam gemacht (Szasz 1949; Browning u. Houseworth 1953; Zauner 1967; Overbeck et al. 1978).

Selbstbild

Für 36 Patienten lag das Gießen-Test-Selbstbild präoperativ, für 41 postoperativ vor. Beim Vergleich der 36 präoperativen mit den 36 entsprechenden postoperativen Selbstbildern zeigte sich keine Veränderung in der Selbsteinschätzung. Die Ulkuskranken hatten von sich vor wie nach der Operation im Mittel das gleiche Selbstkonzept. Auf den 6 Standardskalen des Gießen-Tests ergab sich keine signifikante Veränderung. Ebenso war bei den 40 Items keine statistisch signifikante Veränderung zu erfassen.

Im Vergleich zur Normstichprobe (Repräsentativerhebung in der BRD und Westberlin, vgl. Brähler 1979) zeigte sich bei den Ulkuskranken prä- wie postoperativ eine signifikante Abweichung auf Skala 4 in Richtung größerer Depressivität ($p < 0,01$). Dies deckt sich mit einer Untersuchung von Bayer (1971) (vgl. Beckmann u. Richter 1975). Die Ulkuskranken beurteilten sich präoperativ bei 10 Items, postoperativ bei 12 Items anders als die Durchschnittsbevölkerung; 7 Items waren prä- wie postoperativ gleichermaßen abweichend. Tabelle 5 gibt eine Zusammenfassung. Prä- wie postoperativ glauben die Ulkuskranken, sich im Leben besonders viel Mühe aufzubürden, sich dabei immer Selbstvorwürfe zu machen und Ärger in sich hineinzufressen.

In der Liebe fühlen sie sich wenig erlebnisfähig, im Umgang mit dem anderen Geschlecht befangen, sie halten sich für besonders ängstlich und oft für sehr bedrückt.

Dieser Befund legt nahe, daß der Einschnitt der Operation bezüglich des Selbstbildes keine besondere Wirkung zeigte. Die Depressivität der Ulkuskranken ist nach wie vor vor-

Tabelle 5. Charakteristische Items von Patienten mit Ulcus duodeni präoperativ ($n = 36$) und 4 Jahre postoperativ ($n = 41$; $p < 0,05$)

Präoperativ	Postoperativ
Ich habe den Eindruck, daß ich mir eher besonders häufig über meine inneren Probleme Gedanken mache (5)	Ich habe den Eindruck, ich bin eher ungeduldig (1)
Ich glaube, ich kann im Vergleich zu anderen eher schlecht mit Geld umgehen (13)	Ich glaube, ich habe zu anderen Menschen eher besonders wenig Vertrauen (10)
Ich habe den Eindruck, es fällt mir eher schwer, mit anderen eng zusammenzuarbeiten (28)	Ich glaube, ich habe im Vergleich zu andern eher wenig Phantasie (26)
	Ich glaube, ich mache mir verhältnismäßig oft große Sorgen um andere Menschen (32)
	Ich glaube, daß man mich im allgemeinen eher als schwach einschätzt (36)

Präoperativ **und** postoperativ
Ich schätze, daß ich eher dazu neige, meinen Ärger in mich hineinzufressen (6)
Ich halte mich für besonders ängstlich (8)
Ich halte mich oft für sehr bedrückt (14)
Ich habe den Eindruck, ich schaffe mir im Leben eher besonders viel Mühe (24)
Ich denke, ich mache mir immer Selbstvorwürfe (29)
Ich glaube, ich bin im Vergleich zu anderen in der Liebe wenig erlebnisfähig (34)
Ich fühle mich im Umgang mit dem anderen Geschlecht sehr befangen (40)

handen, und auch die Abweichung von der Normalbevölkerung bleibt gerade dort erhalten, wo es um den Grundkonflikt der Kranken geht. Ihre Liebes- und Genußfähigkeit ist nachhaltig gestört, aggressive Impulse (Neid, Ärger) können nicht offen ausgelebt werden, sondern wenden sich gegen das eigene Selbst oder münden in eine gestörte Leistungs- und Arbeitsorientierung.

Gegenüber diesen Konfliktpunkten bilden Ulkuskranke unterschiedliche Abwehrmuster bzw. Bewältigungsstile aus, die meist als „Untertypen" beschrieben werden. Am bedeutsamsten sind dabei der „pseudounabhängige" und der „oral-rezeptive" Typ (Glatzel 1947; Kapp et al. 1947; Schwidder 1961; Overbeck u. Biebl 1975). Wir haben an anderer Stelle darauf hingewiesen, daß diese Untergruppen auch unterschiedliche Prognosen haben (s. Brähler u. Möhlen 1984). Für die vorliegende Betrachtung ist aber entscheidend, daß das für Ulkuskranke typische Konfliktmaterial auch 4 Jahre nach einer Operation fast unverändert nachweisbar ist.

Beschwerden

Der Gießener Beschwerdebogen lag prä- wie postoperativ für 33 Patienten vor. Der besseren Vergleichbarkeit wegen wurden nur männliche Patienten berücksichtigt. Gegenüber der Normstichprobe (Repräsentativstichprobe von Männern der BRD und Westberlin) waren bei unseren Ulcus-duodeni-Patienten vor der Operation 22 Beschwerden und nach der Operation 19 Beschwerden erhöht. Die Gegenüberstellung der jeweils 10 am stärksten erhöhten Beschwerden zeigt, daß die Unterscheidung auch 4 Jahre nach der Operation durch Beschwerden aus dem Magen-Darm-Bereich bestimmt wird (s. Tabelle 6). Der Vergleich der präoperativen mit den postoperativen Beschwerden *innerhalb* der Stichprobe zeigt, daß auf Skalenebene die Magenbeschwerden deutlich abgenommen haben und bei den Herz- und Gliederbeschwerden eine Tendenz zur Zunahme bestand (nicht signifikant, s. Tabelle 7).

Tabelle 6. Die 10 im Vergleich zur Repräsentativerhebung (Männer) am stärksten erhöhten Beschwerden bei Ulcus-duodeni-Patienten (n = 33)

Präoperativ	Postoperativ
Magenschmerzen	Durchfälle
Völlegefühl	Übelkeit
Aufstoßen	Erbrechen
Sodbrennen	Aufstoßen
Erbrechen	Appetitlosigkeit
Gewichtsabnahme	Völlegefühl
Verstopfung	Sprachstörung
Übelkeit	Schlafstörungen
Durchfälle	Herzbeschwerden
Stiche in der Brust	Zittern

Tabelle 7. GBB-Skalenwerte bei Ulcus-duodeni-Patienten (n = 33)

Skala	Beschwerden	Präoperativ $\bar{x}$	Präoperativ s^2	Postoperativ $\bar{x}$	Postoperativ s^2	Korrelation
1	Erschöpfung	5,88	38,86	5,03	32,41	0,65
2	Magenbeschwerden	9,76	35,13	5,76	26,06[a]	0,30
3	Gliederschmerzen	5,24	27,44	6,06	32,62	0,60
4	Herzbeschwerden	3,85	18,38	4,46	26,69	0,77
5	Beschwerdedruck	24,73	315,80	21,30	369,30	0,61

[a] $p < 0{,}01$

Vergleicht man die präoperativen mit den postoperativen Angaben auf Itemebene, so zeigt sich bei jeweils 4 Items eine signifikante Zu- bzw. Abnahme, wobei alle 4 Items, bei denen eine Zunahme zu verzeichnen war, zur Skala Magenbeschwerden gehören. Dagegen waren 2 Items des Gliederschmerzfaktors erhöht. Bei der Aufgliederung der Patienten bezüglich der Entwicklung ihrer Magenbeschwerden und ihrer Gliederschmerzen wurde dies bestätigt. Die größte Untergruppe besteht aus 12 Patienten, die 4 Jahre nach der Operation angaben, weniger Magenbeschwerden aber mehr Gliederschmerzen als vor der Operation zu haben, 6 Patienten hatten jedoch weniger Magen- und weniger Gliederschmerzen, ebenso 6 Patienten mehr Magen- und mehr Gliederschmerzen (s. Tabelle 8).

Die hohe Streuung der Differenzen zwischen prä- und postoperativen Werten bei den Skalen Magenbeschwerden und Gliederschmerzen deutet darauf hin, daß die Veränderungen bezüglich dieser Skalen heterogen sind.

Tabelle 8. Veränderungen von Magen- und Gliederbeschwerden bei Ulcus-duodeni-Patienten 4 Jahre postoperativ (n = 33)

		Magenbeschwerden			
		weniger	gleich	mehr	Gesamt
Gliederschmerzen	weniger	6	1	2	9
	gleich	3	0	2	5
	mehr	12	1	6	19
	Gesamt	21	2	10	33

Beim ersten Hinsehen kann für die Beschwerdeentwicklung der „Operationserfolg" als gut gelten — die Magenbeschwerden hatten im Mittel sehr deutlich abgenommen. Beim zweiten Hinsehen muß aber eingeräumt werden, daß trotz Operation die Patienten nach wie vor eine wesentlich höhere Klagsamkeit als die Normalbevölkerung zeigen (vorher 22, nachher 19 Beschwerden erhöht). Hinzu kommt, daß die häufigsten Beschwerden (im Mittel) nach wie vor magen-/darmzentriert sind.

Die an erster Stelle stehenden Durchfälle sind wohl hauptsächlich als Folge der Vagotomie und der Dränageoperation anzusehen. Neben dem Dumping gilt die Diarrhö als die Hauptkomplikation bei der Vagotomie (Troidl et al. 1975). Für eine relativ große Zahl von Patienten gilt aber auch, daß andere Beschwerden, vorwiegend Gliederschmerzen (rheumatoide Symptome) zugenommen haben und quasi an die Stelle der zurückgegangenen Magenbeschwerden getreten sind. Für diese Patienten kann ein Syndromwandel (Cremerius 1968) angenommen werden. Auf die Beziehungen zwischen Ulkuskrankheit und rheumatischen Erkrankungen hatten auch andere Autoren hingewiesen (Zauner 1967; Pongratz 1980; s. auch Brähler u. Möhlen 1984).

Schlußbemerkungen

Die Ergebnisse der Studie machen deutlich, daß „Behandlungserfolg" ein sehr relatives Phänomen ist. Die Einschätzung von Erfolg hängt ganz besonders vom Standpunkt des Untersuchers und seinem Krankheitsbegriff und von der Definition der Erfolgskriterien ab. Uns ging es darum, an ein und derselben Stichprobe unterschiedliche Zugangswege der Erfolgsmessung zu demonstrieren. Der eine Weg war überwiegend symptomorientiert —

fragte also nach der Entwicklung des Magenleidens an sich —, der andere war mehr patientenorientiert und schloß psychische und soziale sowie andere Körperbeschwerden ein.

Die allgemeine klinische Beurteilung durch die Chirurgen (nach Visick), aber auch durch die Patienten selbst fiel besonders günstig aus. Der Operationserfolg wurde auf diese Weise zu 80 % bzw. 85 % mit sehr gut oder gut angegeben. Die Chirurgen neigten zu günstigeren Urteilen als die Patienten selbst. Da die übrigen Ergebnisse nicht so günstig waren, ist anzunehmen, daß hier ein „Rosenthal-Effekt" vorliegt (Rosenthal u. Rosnow 1969). Wir meinen damit, daß der Untersuchungsgang und die dezidierte Frage, wie „erfolgreich" die Operation war, die Ergebnisse beeinflußt haben.

Bei den objektiven Untersuchungsmethoden sah das Ergebnis entsprechend anders aus. 21 % (5 von 23 Patienten) hatten ein nachweisbares Ulkusrezidiv und knapp die Hälfte der Patienten hatte eine als nicht ausreichend anzusehende Reduktion der Säuresekretion, obwohl diese Reduktion ein wesentliches Ziel der Operation gewesen war.

Gegenüber der rein retrospektiven Beurteilung mit der Visick-Klassifikation hatte die Erfassung von Körperbeschwerden mit dem Gießener Beschwerdebogen und die des Selbstkonzepts mit dem Gießen-Test den Vorteil, vor und nach der Operation erhoben worden zu sein. Vor allem wurden damit aber auch andere Beschwerden erfaßt. Bezüglich des Magens zeigte sich dabei, daß etwa ein Drittel der Patienten gleich viel oder sogar mehr Magenbeschwerden angab. Von den zwei Dritteln, die weniger Magenbeschwerden hatten, klagten etwa die Hälfte über mehr Gliederschmerzen als vor der Operation. Allein diese erweiterte körperzentrierte Kriteriumsmodifikation ergab nur noch etwa ein Drittel „erfolgreich" Operierter. Dabei wurde nur der Syndromwandel von Magenbeschwerden zu Gliederschmerzen berücksichtigt. Die Ergebnisse aus dem Gießen-Test relativierten den Erfolg des Eingriffs noch mehr. Es zeigte sich, daß die Grundstörung mit ihrer Konfliktlage und den bereits vor der Operation ausgebildeten Abwehrmustern im Mittel unverändert nachweisbar war. Dies ist nicht verwunderlich, da bei keinem der Patienten eine Psycho- oder Sozialtherapie durchgeführt worden war und der chirurgische Eingriff den Grundkonflikt nicht beseitigen kann.

Im weiteren ergab sich aus dem psychosomatischen Interview, daß die postoperative berufliche Entwicklung für Gesundheit und Wohlbefinden besonders wichtig war. Andere soziale Aspekte wie Familienleben und Freundesbeziehungen spielten demgegenüber nur eine untergeordnete Rolle (s. dazu Möhlen et al. 1982). Auf die besonders starke Arbeits- und Berufsorientierung Ulkuskranker haben auch andere Autoren hingewiesen (Schwidder 1961, Zander 1978). Unsere Befunde legen also nahe, daß der „Erfolg" einer Magenoperation erheblich davon abhängt, inwieweit der Patient in der Lage ist, seine berufliche Situation nach der Operation für sich befriedigend zu gestalten.

Wir glauben, daß die relativ breite Kriterienauswahl in unserer Studie ein recht differenziertes Gesamtbild ergibt. Bei den Kranken war eine rein symptomorientierte Behandlung, nämlich eine Operation, durchgeführt worden. Unabhängig davon, ob man das für ausreichend oder nicht ausreichend ansieht, zeigt die Nachuntersuchung, daß eine rein symptomorientierte Überprüfung unzureichend gewesen wäre. Gerade groß angelegte Nachuntersuchungsstudien sollten — auch bei rein somatisch orientierten Therapieverfahren — nicht mehr darauf verzichten, psychische und soziale Parameter mit einzubeziehen.

Literatur

Bayer E (1971) Validierung des GT-Profils bei Ulcuskranken. Medizinische Dissertation, Universität Gießen

Beckmann D, Richter HE (1975) Der Gießen-Test (GT), Huber, Bern

Brähler E (1979) Neustandardisierung des Gießen-Test. In: Beckmann D, Richter HE (Hrsg) Erfahrungen mit dem Gießen-Test. Huber, Bern, S 89—96

Brähler E, Möhlen K (1984) Psychodiagnostische Prädiktoren für die postoperative Prognose des Zwölffingerdarmgeschwürs. Psychother Psychosom Med Psychol (im Druck)

Brähler E, Scheer JW (1983) Der Gießener Beschwerdebogen (GBB) — Handbuch. Huber, Bern

Browning JS, Houseworth JH (1953) Development of new symptoms following medical and surgical treatment for duodenal ulcer. Psychosom Med 15: 328—336

Cremerius J (1968) Die Prognose funktioneller Syndrome. Ein Beitrag zu ihrer Naturgeschichte. Enke, Stuttgart

Freese H, Mohr G (1979) Soziale Maßnahmen für Arbeitslose: Überlegungen im Rahmen einer psychologischen Untersuchung. Psychosozial 2: 22—34

Glatzel H (1947) Ulcuspersönlichkeit und Ulcuserlebnis. Klin Wochenschr 24/25: 257—260

Kapp FT, Rosenbaum M, Romano J (1947) Psychological factors in men with peptic ulcers. Am J Psychiatr 103: 700—708

Möhlen K, Brähler E, Rohde H, Overbeck G (1982) Zur Psychosomatik des operierten Ulcuskranken — eine 4-Jahres-Katamnese. Psychother Psychosom Med Psychol 32: 19—26

Overbeck G, Biebl W (1975) Psychosomatische Modellvorstellungen zur Pathogenese der Ulcuskrankheit. Psyche 29: 542—567

Overbeck G, Eckensberger D, Möhlen K, Troidl H, Rohde H, Lorenz W (1978) Der Operationserfolg bei chronisch Ulcuskranken in seiner Abhängigkeit von psychosozialen Faktoren. Therapiewoche 28: 1435—1447

Pongratz J (1980) Leitsymptom: Wirbelsäulenschmerzen — Eine psychosomatische Studie. Z Psychosom Med Psychoanal 26: 12—39

Rosenthal R, Rosnow RL (eds) (1969) Artifact in behavioral research. Academic Press, New York, London

Schwidder W (1961) Spezifisch-neurotische Persönlichkeitsstruktur von chronisch Ulcuskranken (Vortrag bei der DGPPT 1960). In: Probleme der Psycho-somatischen Medizin. Z Psychosom Med Psychoanal 7: 146—148

Szasz TS (1949) Psychiatric aspects of vagotomy. A psychiatric study of vagotomized ulcer patients with comments on prognosis. Psychosom Med 11: 187—199

Troidl H, Lorenz W, Hammelmann H (1975) Was ist gesichert in der Behandlung der Ulcuskrankheit durch Vagotomie? Internist 16: 575—582

Visick AH (1948) A study of the failures after gastrectomy Ann R Coll Surg Engl 3: 266—271

Zander W (1978) Zur spezifischen Konfliktantwort bei Patienten mit Ulcus duodeni. Ein Beitrag zur Strainforschung. Psychother Med Psychol 28: 50—58

Zauner J (1967) Beitrag zur Psychosomatik des operierten Ulcuskranken. Z Psychosom Med Psychoanal 13: 24—30

Medizinische Technik — Behinderung und Voraussetzung für die Kommunikation mit dem Patienten

Wilfried Laubach, Jörn W. Scheer und Burghard F. Klapp

Einleitung: Zum äußeren Erscheinungsbild der Intensivstation

Die Technik in der Medizin, insbesondere der apparative Aufwand der Intensivmedizin, hat in der letzten Zeit in den öffentlichen Medien eine eher negative Wertung erfahren. Neben gelegentlich erscheinenden Meldungen über sensationelle Erfolge der Medizin, an denen die Technik beteiligt ist, wird im Zusammenhang mit Intensivstationen häufig von „inhumaner" Medizin und von „seelenloser" Technik gesprochen. Die öffentliche Kritik an der intensivmedizinischen Technik richtet sich einerseits dagegen, daß den technischen Behandlungsmöglichkeiten sozuagen eine „Eigendynamik" innewohne, die häufig undifferenziert bei allen Patienten, unabhängig von ihrem Alter und ihren effektiven Überlebenschancen, den Einsatz intensivmedizinischer Behandlungsverfahren bewirke. Andererseits zielt diese Kritik an der medizinischen Technik auf die Art der Durchführung aufwendiger, lebenserhaltender Maßnahmen, die den Anschein erwecken, daß der Patient als Subjekt völlig in den Hintergrund trete und die Technik in Form von Überwachungsgeräten, Beatmungsmaschinen, Infusionstherapie, unzähligen Schläuchen und Kathetern im Mittelpunkt des medizinischen Interesses stünde (Flöhl 1983).

Für den medizinischen Laien muß sich diese Annahme bei einem Besuch auf einer Intensivstation bestätigen, aber auch bei intensivmedizinisch unerfahrenen Ärzten und Pflegekräften hinterläßt ein erster Besuch auf einer Intensivstation einen sehr nachhaltigen Eindruck. Dies zeigt sich z. B. in Äußerungen wie „Ich würde verrückt, wenn ich hier läge" (Hay u. Oken 1972).

Hinter all den Apparaturen, den optischen und akustischen Signalen, den Infusionsschläuchen und Elektroden erscheint der Patient eher als lebloses Objekt denn als Mensch, der auch hier menschliche Bedürfnisse äußern kann.

Äußerungen von Patienten zu ihrem Erleben der Intensivbehandlung zeigen dagegen, daß sie die intensivmedizinische Technik häufig eher positiv erleben, d. h. für die Patienten kann die kritisierte Technik in bestimmten Situationen auch Entlastung und emotionale Sicherung bedeuten (Freyberger et al. 1969; Cassem et al. 1970; Klapp u. Scheer 1978).

Die Gegenüberstellung dieser sich widersprechenden Einschätzungen verdeutlicht, daß verallgemeinernde Aussagen und Wertungen der Apparatemedizin auf Intensivstationen wenig hilfreich sind und dem angesprochenen Spannungsfeld zwischen Technik und Humanität nicht gerecht werden. Einerseits ist hierzu eine Diskussion der ethischen, sozialpolitischen und psychologischen Folgen einer immer weitergehenden Technisierung der medizinisch-therapeutischen Behandlungsverfahren notwendig. Andererseits ist bei der Anwendung des gegenwärtigen Standes der medizinischen Technik auf Intensivstationen eine differenzierte Berücksichtigung von belastenden und auch entlastenden Faktoren angezeigt, sowohl für die betroffenen Patienten als auch für die mit der Technik umgehenden, die Technik benutzenden Ärzte und Pflegekräfte auf einer Intensivstation.

Die Sicht der Patienten

Bei der Untersuchung intensivmedizinischer Behandlungsverfahren nach belastenden und entlastenden Faktoren für die Patienten sollen zunächst an einem Fallbeispiel einige typische internistische Behandlungsverfahren und ihre Wirkung auf den Patienten verdeutlicht werden. Bei einem Patienten, der mit einem frischen Herzinfarkt eingeliefert wird, ist zu erwarten, daß er mit starken Schmerzen, oft mit Atemnot und kaltschwitzend auf die Station kommt. Er leidet an großer Angst wegen der lebensbedrohlichen Situation. Unter Einsatz einer großen Zahl von Pflegekräften und Ärzten swie der medizinischen Technik in Form von EKG-Überwachung, Sauerstoffversorgung, Infusionen, medikamentöser Therapie bis hin zur kurzfristigen Intubation und Beatmung ist es in den meisten Fällen möglich, die akute Phase vitaler Gefährdung des Patienten zu meistern. Für den Patienten ergibt sich oft schon während dieser Phase großer Betriebsamkeit und der selbst erlebten Gefährdung in den ersten Stunden eine deutliche Besserung des subjektiven Empfindens. Er ist weitgehend schmerzfrei, und seine Herz-Kreislauf-Situation hat sich meist wieder stabilisiert. Trotz fortbestehender vitaler Gefährdung erlebt er wichtige entlastende Faktoren durch die intensivmedizinische Behandlung: Er weiß, daß jederzeit Ärzte und Pflegekräfte erreichbar sind, er ist medikamentös versorgt, und v. a. die EKG-Überwachung, die je nach Ausstattung der Station vom Patienten oft selbst verfolgt werden kann, signalisiert eine normale Funktion des wichtigen, auch psychologisch hochbedeutsamen Organs.

Es kann davon ausgegangen werden, daß sowohl die ständige Verfügbarkeit des Personals als auch die technische Überwachung der wichtigen Vitalfunktionen für den Herzinfarktpatienten beruhigende, sichernde und entlastende Wirkung zeitigt. Hierfür finden sich in der Literatur entsprechende Beispiele, insbesondere bei Infarktpatienten (Hackett et al. 1968; Cassem et al. 1970; Cay et al. 1972), aber auch bei anderen Intensivpatienten (z. B. Freyberger et al. 1969; Holland et al. 1973).

In eigenen Untersuchungen an 140 Patienten einer allgemein internistischen Intensivstation (vgl. Klapp u. Scheer 1978) bestätigte sich die psychisch entlastende Funktion von Überwachungsgeräten. So gaben 91 % der Patienten an, daß die Überwachungsgeräte beruhigend auf sie gewirkt hätten, beängstigende Effekte wurden von 90 % verneint. 70 % der Patienten gaben an, sich auf der Intensivstation eher wohlgefühlt zu haben, nur 15 % fühlten sich eher unglücklich. 30 % der Patienten gaben an, daß sie die Überwachung als lästig empfunden hätten, wobei häufige Messungen von Blutdruck, Puls und Temperatur und die Kabel und Elektroden der EKG-Überwachung im Mittelpunkt standen. Bei den Angaben der Patienten zu verschiedenen Zeitpunkten während der Behandlung wurde auch deutlich, daß die sichernde und entlastende Wirkung mit der zunehmenden Vertrautheit der einzelnen Behandlungsverfahren ansteigt (Lau et al. 1981). Die entlastende und emotional sichernde Funktion intensivmedizinischer Behandlung zeigt sich auch bei der Verlegung von Patienten auf eine Allgemeinstation. Hier vermissen die Patienten häufig die intensive Betreuung, speziell durch die Pflegekräfte, und die apparative Überwachung. Diesen eher positiven Aspekten im Erleben der Patienten stehen negative Aussagen gegenüber, die sich v. a. auf die Bedingungen der Intensivbehandlung beziehen. Zu den störenden und ärgerlichen Dingen, die von 29 % der Patienten angegeben werden, zählen die große Unruhe auf der Station (besonders während der Nacht), die häufigen Messungen der Vitalfunktionen, vereinzelt das Fehlverhalten von Pflegekräften und Ärzten sowie fehlende Möglichkeiten, sich zeitlich zu orientieren. Die Schlafmöglichkeiten und -qualitäten, die zu Beginn der Intensivbehandlung noch zu 30 % als gut bis sehr gut bezeichnet werden und von 45 % als schlecht, werden am 4. Behandlungstag von 73 % als schlecht bezeichnet.

Deutlich wird hier, daß auf Intensivstationen häufig nur wenig Rücksicht auf elementare Bedürfnisse der Patienten genommen wird: große Betriebsamkeit und hoher Geräuschpegel bei fast ständig offenen Türen zu den Patientenzimmern, meist, auch nachts, hell erleuchtete Zimmer, die eine Orientierung am Tag-Nacht-Rhythmus erschweren, unfreundliche, kahle Wände und nur selten eine Möglichkeit für den Patienten, aus den Fenstern zu sehen, lassen erkennen, daß hier zu sehr arbeitsorganisatorische und technisch-funktionale Gesichtspunkte im Vordergrund stehen (vgl. auch Hannich et al. 1983).

Eine kritischere Haltung gegenüber der Intensivbehandlung nehmen die Patienten mit besonders schweren, über längere Zeit andauernden intensivbehandlungsbedürftigen Erkrankungen ein. Diese Patientengruppe umfaßt v. a. Beatmungspatienten, aber auch Patienten mit postoperativen internistischen Komplikationen und komplizierten Koronarerkrankungen und macht ca. 15 % der untersuchten Patienten aus; diese äußern häufiger Beängstigung oder Belästigung, z. B. auch durch Überwachungsgeräte. Sie geben seltener an, sich auf der Intensivstation wohl gefühlt, dagegen häufiger, sich unglücklich gefühlt zu haben. Vor allem wird ihrem Ruhebedürfnis selten bis gar nicht Rechnung getragen. Gerade bei diesen Patienten, bei denen auch über längere Zeit gefährdete oder dekompensierte Vitalfunkionen durch technische Apparate ersetzt werden, ist das Erleben der bedrohlichen Situation wesentlich nachhaltiger. So ist auch die potentiell sichernde, entlastende und beruhigende Wirkung der medizinischen Technik unzuverlässiger bzw. kommt weniger zum Tragen.

Die differenzierende Betrachtung der Patienten und ihres Erlebens der Intensivbehandlung zeigt, daß verallgemeinernde Aussagen über negative oder auch positive Aspekte der technisierten Medizin nicht zulässig sind. Vielmehr ist sowohl die spezifische Erkrankung des Patienten als auch die besondere medizinische Behandlung zu berücksichtigen. Es läßt sich jedoch sagen, daß auch hochtechnisierte medizinische Behandlungseinheiten für viele Patienten entlastende und sichernde Funktionen u. U. gerade über die Technik wahrnehmen können. Entscheidend ist allerdings die Betreuung durch die Pflegekräfte und Ärzte, ohne die eine emotional sichernde und stützende Funktion nicht entstehen kann.

Die Sicht des Personals

Angesichts der auch in der Literatur beschriebenen psychologisch-betreuenden Funktion des Teams einer Intensivstation (z. B. Cassem et al. 1970; Freyberger et al. 1969; Freyberger 1975) und seiner Aufgabe, die technischen Objekte zu „beleben", stellt sich nun die Frage, wie Pflegekräfte und Ärzte selbst die Technik der Intensivtherapie erleben, welche Probleme für sie im Umgang mit ihr entstehen und welche belastenden und entlastenden Faktoren zu bestimmen sind.

Erfahrungen aus der Arbeit auf einer solchen Station wie auch Befragungen des Personals (Klapp u. Scheer 1978; Davis 1978) machen deutlich, daß v. a. die Pflegekräfte eine ähnlich negative Position gegenüber der technisierten Intensivmedizin einnehmen, wie sie eingangs für die öffentlichen Medien dargestellt wurde. Jeweils $^{2}/_{3}$ bis nahezu alle Pflegekräfte und ebenfalls überwiegende Mehrheiten der Ärzte nehmen an, daß sich die Patienten auf der Intensivstation eher unglücklich fühlen, daß sie ein großes Ruhebedürfnis haben und diesem nur selten Rechnung getragen wird. Ebenso nehmen fast alle Pflegekräfte und Ärzte an, daß die häufigsten Störungen und Ärgernisse für die Patienten durch die Unruhe auf der Station, die häufigen Messungen, die Schlafbeeinträchtigungen, durch Personalwechsel sowie durch unpersönlichen Umgang des Behandlungsteams mit den Patienten verursacht werden. Hinsichtlich der Überwachungsgeräte glauben Pflegekräfte und Ärzte, daß die Patienten davon v. a. geängstigt und belästigt werden und weniger Beruhigung empfinden. Das Behandlungsteam nimmt die beruhigenden und sichernden Funktionen der Intensivbehandlung für die Patienten kaum wahr.

Im Gespräch mit Pflegekräften werden von diesen die Bezeichnungen wie „Gruselkabinett“ oder „Horrorstation“, die auch in der Presse auftauchen, übernommen. Neben der hier erkennbaren psychischen Verarbeitung der Belastung im Umgang mit schwerkranken Patienten wird auch deutlich, daß Angst und Unsicherheiten im Umgang mit der medizinischen Technik diese Reaktionen bestimmen. Dies läßt sich beispielhaft skizzieren an einer Pflegekraft, die neu auf eine Intensivstation kommt und mit den technischen Apparaturen noch nicht vertraut ist. Bereits die Pflege eines Patienten ohne eingetretene vitale Gefährdung, also eines Intensivüberwachungspatienten, kann große Unsicherheiten hervorrufen, wenn weder Erfahrung im Umgang mit EKG-Überwachungsgeräten besteht, noch Infusionskontrollgeräte und deren Alarmsystem bedient werden können. Angst und Unsicherheit und damit die psychische Belastung wachsen bei der Betreuung vitalbedrohter Patienten, zumal jeder Bedienungsfehler eines Geräts zu einer Gefährdung des Patienten führen kann. Die aufwendige technische Ausrüstung solcher Stationen setzt bis zur Beherrschung aller diagnostischen und therapeutischen Maßnahmen eine lange Einarbeitungszeit voraus, die meist 1/2 Jahr überschreiten dürfte. Ähnliches gilt für Ärzte während der Einarbeitungsphase, wenn auch hier Fragen der Indikation bestimmter therapeutischer Maßnahmen und die Interpretation klinischer Daten im Vordergrund stehen (vgl. Sprenger 1983). Dieser Belastung stehen allerdings entlastende Aspekte gegenüber: Die ständigen apparativen Kontrollen der vitalen Körperfunktionen des Patienten lassen Verschlechterungen sofort erkennen, sie erlauben die rasche und verläßliche Überprüfung der Wirksamkeit therapeutischer Maßnahmen, z. B. bei Herzrhythmusstörungen; sie mindern Unsicherheiten um den effektiven Zustand des Patienten.

Ebenso vermindert sich für die Pflegekräfte die Notwendigkeit ständiger persönlicher Gegenwart am Krankenbett. Nach den notwendigen Versorgungen kann z. B. dem Wunsch nach Ruhe und Schlaf des Patienten entsprochen werden, die Pflegekräfte können andere Aufgaben im Stationsablauf wahrnehmen. Diese Rückzugsmöglichkeit hat einerseits entlastenden Charakter, andererseits liegt hier aber auch die Gefahr, die Patientenbetreuung auf die technische Überwachung zu beschränken und sich auf andere Arbeitsbereiche, z. B. in der Stationsorganisation, zu konzentrieren (Gaus u. Köhle 1979). Die Ergebnisse einer Befragung des Pflegepersonals (Laubach et al. 1981) wie auch Berichte von anderen Intensivstationen stützen die Vermutung, daß eine stärkere technische Orientierung der Pfleger gegenüber den mehr im direkten Patientenkonflikt pflegenden und betreuenden Schwestern zu interpersonellen Konflikten auf Intensivstationen führen können. Die unterschiedlichen Belastungen durch geschlechtsspezifische Arbeitsschwerpunkte drücken sich auch in Angaben zu einer zeitlichen Befristung der Tätigkeit auf der Intensivstation aus: Schwestern halten häufiger als die Pfleger eine zeitliche Befristung für angezeigt, und sie bemessen die Beschäftigungsdauer auch kürzer. Als Gründe dafür werden v. a. genannt: die Gefahr gefühlsmäßiger Abstumpfung, seelische Belastungen und auch das „Verlernen“ der Kommunikation mit dem Patienten.

Für die Ärzte zeichnet sich die Gefahr eines reduzierten Patientenkontakts gleichfalls ab; die Konzentration auf klinische Daten und Laborwerte sowie die Parameter der Vitalfunktionen kann zu einer Einschränkung der Kommunikation mit dem Patienten führen.

Resümee

Die Betrachtung von belastenden und entlastenden Faktoren durch die medizinische Technik auf Intensivstationen für Patienten und Personal zeigt, daß die Frage, ob die Technik positiv oder negativ zu bewerten ist, für die intensivmedizinische Praxis falsch gestellt und ihr mit einseitigen Positionen nicht gerecht zu werden ist.

Die Technik der Intensivmedizin verbessert auf jeden Fall die Möglichkeiten der medizinischen Anteile der Patientenversorgung. Sie eröffnet darüber hinaus über den gekonnten Umgang mit ihr und die daraus resultierende Sicherheit und Entlastung des Teams auch Chancen zu einer besseren Betreuung des Patienten hinsichtlich seiner emotionalen bzw. psychosozialen Bedürfnisse. Dem steht jedoch die Tendenz innerhalb medizinischer Berufe, v. a. im Pflegebereich, entgegen, sich immer stärker an den funktionalen und organisatorischen Erfordernissen der medizinischen Technik zu orientieren (Laubach et al. 1983). Die Orientierung des Pflegeberufs an dem Berufsbild und der ,,Profession" des Arztes (Sprondel 1972) ist in engem Zusammenhang zu sehen mit der komplementären Struktur des ärztlichen und pflegerischen Funktionskreises. Die Konzentration auf technisch-funktionale Kompetenzen und auf medizinisch-pharmakologische Kenntnisse ist eine wesentliche Voraussetzung für ein abgrenzbares und geschlossenes Berufsbild, das gleichberechtigt neben der Arztrolle anzusiedeln ist. Besonders deutlich wird dies in den Ausbildungsinhalten der Fachweiterbildung zur Anästhesie- und Intensivpflegekraft. Hier stehen die medizinischen und technischen Inhalte im Vordergrund, während die psychologischen und soziologischen Kenntnisse zum Verständnis der Situation und der Reaktionsweisen des Patienten und der Bewältigung eigener psychischer Belastungen völlig unzureichend bleiben. Diese Spezialisierung innerhalb des Pflegeberufs könnte in der Zukunft zu problematischen Situationen für die psychische Betreuung von Patienten auf Intensivstationen führen.

Das Verhältnis des Behandlungsteams zur Technik, seine Sicherheit im Umgang mit notwendigen Behandlungsmaßnahmen und deren Vermittlung an den Patienten sowie die richtige Einschätzung der psychosozialen Patientensituation und seiner psychologischen Reaktionsweisen sind entscheidend für die Atmosphäre auf einer Intensivstation, für das Erleben des Patienten und für die Qualität seiner psychischen Bewältigung dieser kritischen Lebenssituation. Eine stärkere Berücksichtigung psychosozialer Aspekte in der Ausbildung der in der ,,Apparatemedizin" Tätigen könnte dazu beitragen, daß die Technik nicht zum Rückzug vom Patienten führt, sondern — im Gegenteil — Kräfte bei Schwestern, Pflegern und Ärzten freisetzt, die eine verstärkte Hinwendung zum Patienten ermöglichen.

Literatur

Cassem NH, Hacket TP (1971) Psychiatric consultation in a coronary care unit. Ann Intern Med 75: 9—14

Cassem NH, Hackett TP, Bascom C, Wishnie HA (1970) Reactions of coronary patients to the CCU nurse. Am J Nurs 70: 319—324

Cay EL, Vetter H, Philipp AE (1972) Psychological reaction to a CCU. J Psychosom Res 16: 437—447

Davis BK (1978) The expanded measurement of patients' psychological stress responses to being in the coronary care unit. Milit Med 203—225

Flöhl R (1983) Das Bild der Intensivmedizin in der Öffentlichkeit. In: Hannich HJ, Wendt M, Lawin P (Hrsg) Psychosomatik der Intensivmedizin. Symposium in Münster. Thieme, Stuttgart. [Schriftenreihe Intensivmedizin, Notfallmedizin, Anaesthesiologie (INA)]

Freyberger H (1975) Psychosomatik. In: Lawin P (Hrsg) Praxis der Intensivbehandlung, 3. Aufl. Thieme, Stuttgart, S. 3-1—3-16

Freyberger H, Haan D, Müller-Wieland K (1969) Psychosomatische Aufgabenbereiche auf Intensivstationen. Internist 10: 240—243

Gaus E, Köhle K (1979) Intensivmedizin aus psychosomatischer Sicht. In: Uexküll T von (Hrsg) Lehrbuch der Psychosomatischen Medizin. Urban & Schwarzenberg, München Wien Baltimore, S 772—788

Hackett TP, Cassem NH, Wishnie HA (1968) The coronary unit — An appraisal of its psychological hazard. N Engl J Med 279: 1365—1370

Hannich HJ, Wendt M, Bertlich P (1983) Streßerleben und seelische Anpassungsprozesse bei postoperativen und traumatologischen Intensivpatienten. In: Tewes U (Hrsg) Angewandte Medizin-Psychologie. Klotz, Frankfurt (Main) (im Druck)

Hay, D, Oken D (1972) The psychological stresses of intensive care unit nursing. Psychosom Med 34: 109—118

Holland J, Sgroi SM, Marwit SJ, Solkoff N (1973) The ICU-syndrome: Fact or fancy? Psychiatr Med 4: 241—249

Klapp BF, Scheer JW (1978) Die intensivmedizinische Behandlung im Erleben von Patienten, Ärzten und Pflegepersonal — Untersuchungen auf einer internistischen Intensivstation. Verh Dtsch Ges Inn Med 8: 1512—1515

Lau H, Klapp BF, Hardt J, Scheer JW (1981) Längsschnittuntersuchung zur psychischen Situation intensiv-behandelter Patienten. Verh Dtsch Ges Inn Med 87: 1212—1215

Laubach W, Scheer JW, Klapp BF (1981) Medizinsoziologische Untersuchungsansätze auf einer internistischen Intensivstation. In: Scheer JW (Hrsg) Bericht über den 3. Kongreß „Psychologie in der Medizin". Eigenverlag, Gießen, S. 133—136

Laubach W, Scheer JW, Klapp BF (1983) Belastungen, Bewältigungsansätze und strukturelle Bedingungen eines internistisch-intensivmedizinischen Behandlungsteams. In: Tewes U (Hrsg) Angewandte Medizin-Psychologie. Klotz, Frankfurt (Main) (im Druck)

Sprenger A (1983) Strukturelle Bedingungen des therapeutischen Geschehens auf Intensivstationen. In: Tewes U (Hrsg) Angewandte Medizin-Psychologie. Klotz, Frankfurt (Main) (im Druck)

Sprondel WM (1972) „Emanzipation" und „Professionalisierung" des Pflegeberufs — Soziologische Analyse einer beruflichen Selbstdeutung. In: Pindung M (Hrsg) Krankenpflege in unserer Gesellschaft. Aspekte aus Praxis und Forschung. Enke, Stuttgart, S. 202—211

Der Infarktpatient im Krankenhaus — Psychische Bewältigungsprozesse und die Beziehung zum Behandlungsteam

Burghard F. Klapp und Jörn W. Scheer

Der Herzinfarkt aus psychologischer Sicht

Im Zuge der Bemühungen um Prävention und Rehabilitation des Myokardinfarkts wurde speziell in den letzten 2 Jahrzehnten hinsichtlich soziologischer, epidemiologischer, psychosozialer und psychophysiologischer Faktoren in der Entwicklung und im Verlauf der koronaren Herzerkrankung eine Vielzahl von Untersuchungsergebnissen zusammengetragen. Deren Berücksichtigung in der Betreuung ist gerade während der Phase vitaler Bedrohung bedeutsam, weil, wie von Hahn (1971) herausgestellt, die Vorprägungen während dieser Phase in der Folgezeit die Einstellungen zu den späteren therapeutischen Maßnahmen bestimmen.

Derzeit größte Beachtung erfährt die verhaltenspsychologische Konzeption des sog. Typ-A-Verhaltens, die eng verknüpft ist mit dem Namen von Friedmann u. Rosenman (1974; vgl. zusammenfassend Schmidt 1982). In der jüngeren psychoanalytischen bzw. psychoanalytisch orientierten Literatur sind insbesondere die Ergebnisse von Schneider (1954), Hahn (1971), Stephanos (1980) sowie Moersch et al. (1980) hervorzuheben, die auf die Entstehungsbedingungen der Verhaltensauffälligkeiten bzw. des Charakters von Koronarpatienten, die Strukturierung ihrer zwischenmenschlichen Beziehungen („Objekt"-Beziehungen) und die Schwierigkeiten in der psychotherapeutischen Zugänglichkeit eingehen. Weitere wesentliche Beiträge stammen aus der epidemiologischen bzw. medizin-soziologischen Forschung, die sich insbesondere mit der Ermittlung bedeutsamer lebensgeschichtlicher Ereignisse („life events") befassen (vgl. z. B. Siegrist et al. 1980).

Eine integrierte Konzeption der verschiedenen Untersuchungsergebnisse im Hinblick auf die präventive bzw. therapeutische Beeinflussung erscheint derzeit nicht möglich. Allerdings finden sich auffällige Übereinstimmungen zwischen klinischen Beobachtungen an Infarktpatienten, psychoanalytischen Skizzierungen zum Verhalten bzw. Charaktermerkmalen sowie Konvergenzen hinsichtlich der von den verschiedenen Arbeitsrichtungen beobachteten psychophysiologischen bzw. psychoendrokrinologischen Ergebnisse. Dies erlaubt — bei aller gebotenen Vorsicht — eine Skizzierung dessen, was für viele Koronarpatienten in jeweils unterschiedlicher Ausprägung gerade in der Frühphase der Behandlung wegen des Myokardinfarkts (also auf der Intensivstation) zu erwarten ist.

1) Es handelt sich häufig um ehrgeizige, aggressive, gehetzte, hastige Menschen, die ständig in Zeitnot sind, ein großes Verantwortungsgefühl und eine starke Verbundenheit zu ihrem Beruf aufweisen wie auch ein ausgeprägtes Bedürfnis, soziale Kontrolle auszuüben.

2) In ihrer jüngeren Lebensgeschichte finden sich häufig Erfahrungen (relativer) Erfolglosigkeit bzw. solche drohender oder eingetretener Desintegration in ihren sozialen Bezugsrahmen, wie z. B. Stellungsverlust oder Tod von Angehörigen oder Heirat/Wegzug von Kindern, um ein paar mögliche „life events" aufzuführen. Dabei zeigen sie eine ausge-

prägte Neigung, auf Schwierigkeiten generell, besonders aber auch hinsichtlich der Erkrankung, mit einer — oft frustranen — Zunahme von Aktivitäten zu reagieren, um die Situation doch noch zu beherrschen.

3) Dem Infarkt geht meist eine mehr oder mindere lange Phase der Müdigkeit, Lustlosigkeit und Hoffnungslosigkeit im Sinne der vitalen Erschöpfung und Depression (Appels 1982; Cay et al. 1972) mit entsprechenden psycho-neurophysio-endokrino-vaskulären Reaktionen und deren Rückwirkungen auf die psychosozialen Kapazitäten des Patienten [vgl. das Modell von Engel (1962)] voraus.

4) Bezüglich der Persönlichkeitsstruktur, die in der Phase nach Infarkteintritt häufig eine tiefgreifende Labilisierung erfährt, lassen sich folgende Züge charakterisieren: Die Patienten haben vermutlich oft eine frühkindliche Entwicklung genommen, die zur Entwicklung eines sog. „reaktiven Charakters" (Fenichel 1946; Schneider 1954) führte, für den sich 2 charakteristische Typen skizzieren lassen. Der eine weist eine Art „Gefühlskälte" auf, hinter der eine Gefühlsphobie liegt, er trachtet danach, Gefühle gänzlich zu vermeiden und hat einen „scharfen Intellekt" entwickelt. Der andere erscheint hyperemotional: in Reaktionsbildungen gegen die gefürchteten Emotionen und Gefühle baut er Gegenemotionen auf, die einen falschen, theatralischen Eindruck vermitteln. Mit diesen eine frühe Entwicklungshemmung (im Sinne der Grundstörung von Balint 1968) oder eine strukturelle Ich-Störung (nach Fürstenau 1977) anzeigenden Charakterformationen, bei denen es immer auch um Panzerung geht, hängen die für Infarktpatienten beschriebenen entweder zwanghaften oder auch hysteriformen Abwehrstrategien (Hahn 1971; Moersch et al. 1980), die Neigung zur Bagatellisierung und v. a. die Anpassung an das sozial Erwünschte (Hahn 1971) zusammen.

Regression im Krankenhaus

Wird ein Patient nach Infarkt ins Krankenhaus aufgenommen — meist auf eine Intensivstation —, dann wirken die genannten Persönlichkeitsmerkmale wie auch die habituellen Formen der Lebensbewältigung sich auf die Art und Weise aus, wie der Patient auf die Tatsache der Erkrankung, auf die Folgen der Erkrankung, aber auch auf die Situation im Krankenhaus reagiert.

Wichtigstes Merkmal der Patientenrolle im Krankenhaus ist die — je nach Standpunkt — geforderte oder bedauerte „Regression" des Patienten in Richtung auf „frühere" Verhaltensweisen. Der Patient befindet sich in einer realen Abhängigkeit, die jedoch je nach Krankheitsfall bzw. -phase im Ausmaß deutlich abgestuft ist. Dieser Aspekt kann in bezug auf eine adäquate Betrachtung und Behandlung des Patienten nicht genug betont werden. Am ehesten sind diese Abstufungen vergleichbar mit den von Winnicott (1974) für die Entwicklung des Säuglings und des Kindes beschriebenen: sie reichen von absoluter über relative Abhängigkeit bis zur Unabhängigkeit, wobei dazwischen „Phasen" liegen, bei denen Abhängigkeit und Unabhängigkeit mit unterschiedlicher Betonung im Wechselspiel stehen.

Natürlich ist der Patient kein Säugling. Krankheit und Behandlungsbedürftigkeit bedingen jedoch ein Zurückgeworfenwerden bis hin auf ein Niveau, das der frühkindlichen Versorgungssituation sehr ähnelt. Der Patient (nicht Säugling, sondern Erwachsener) ist mehr oder minder unvermittelt wieder mit frühesten — zu einem großen Teil nicht eigentlich erinnerbaren — Ängsten und Erfahrungen konfrontiert aus einer Phase, in der es noch keine Worte gab, und macht jetzt neue Erfahrungen, für die er kaum „Vorläufer" und v.a. keine Worte hat. Seine alten Erfahrungen in der Mutter/(Eltern)/(Säugling)-

Beziehung bestimmen nun sein Verhalten und seine Befindlichkeit in dieser im wörtlichen Sinne für sein Leben kritischen Situation, d. h. Erleben und Verarbeitung der Krankheits- und Behandlungssituationen hängen u. a. von den Möglichkeiten des Patienten ab, regredieren zu können.

Psychische Bewältigungsformen in Belastungssituationen

Die unterschiedlichen Formen der Patienten, mit der vitalen Bedrohung und der Situation auf der Station umzugehen, lassen sich als emotionale Bewältigungsstile beschreiben, die durch bestimmte Adaptations- bzw. Abwehrtechniken gekennzeichnet wird (vgl. Gaus u. Köhle 1979 sowie Heim 1979).

Die Anpassungsmechanismen („Copingmechanismen") definieren die kognitiven, emotionalen und motorischen Aktivitäten der kranken Person, ihre körperliche und psychische Integrität zu wahren, reversibel geschädigte Funktionen wiederherzustellen und möglichst weitgehend jede irreversible Behinderung zu kompensieren. Das heißt, psychoanalytisch ausgedrückt, das Ich des Patienten nimmt die Gefahren an und setzt sich mit ihnen realitätsgerecht auseinander. Demgegenüber findet sich in den *Abwehrprozessen* regelmäßig eine vollständige oder teilweise Zurückweisung der Wirklichkeit bzw. ihrer Bedeutung für das Individuum. Anders formuliert: Das Ich erweist sich als einer wirklichkeitsgerechten Einschätzung nicht fähig und greift auf „unreife" Bewältigungsstile — Abwehrmechanismen im psychoanalytischen Sinne (A. Freud 1936) — zurück. Diese sind wesentlich rigider und können für andere im Umgang mit dem Patienten v. a. in deren realitätsinadäquatem Verhalten deutlich werden. Gerade vital bedrohte Patienten sind in ihren Ich-Funktionen häufig nachhaltig und beeinträchtigt, die Anforderungen drohen das Ich zu überwältigen, weshalb bei den Betroffenen vermehrt mit „abwehrhaften" Bewältigungsmechanismen, -techniken bzw. -stilen im beschriebenen Sinne und deren Risiken für den Patienten selbst und seine Beziehungen zu anderen zu rechnen ist.

Grundsätzlich können hier alle psychoanalytischerseits beschriebenen Abwehrmechanismen auftreten, wie die Darstellung von Gaus u. Köhle (1979) zeigt. Einige in der klinischen Betreuung besonders relevante Techniken sollen angeführt werden, weil sie nicht selten zu Fehleinschätzungen der Patienten durch die Betreuer führen.

Oft neigen Patienten zunächst zur *Verschiebung.* Dabei wird die Bedrohung zwar akzeptiert, aber gemindert, sie erfährt eine *Verkleinerung,* indem sie auf ein emotional weniger hoch besetztes Organ bzw. Organsystem bezogen wird, häufig im Zusammenhang mit *Rationalisierung* und einer verkürzten kognitiven Auseinandersetzung. So beziehen Koronarpatienten häufig ihre Ischämieschmerzen auf Muskelkater nach schwerer Arbeit oder auf Verdauungsbeschwerden. Dies kann einmal zur verzögerten Mobilisierung ärztlicher Hilfe führen, zum anderen dann auch in deren mangelhafter Akzeptanz wirksam werden.

Andere Patienten frappieren durch eine ausgesprochen *fatalistische Einstellung,* die sich darstellt in Aussagen wie „einmal erwischt es jeden" oder „wenn ich an der Reihe bin, bin ich eben dran". Dabei wird einmal *Isolierung* wirksam, bei der die Bedrohung zwar akzeptiert wird, der Gefühlsgehalt und die assoziativen Verbindungen jedoch verloren zu gehen scheinen. Dieser Mechanismus dient offenbar vielen Patienten auch zur Verarbeitung von dramatischen Ereignissen bei Mitpatienten und erklärt die seltene Angabe von Ängstigung durch solche. Bildliche Illustration findet dies bei Holland et al. (1973), die von einem „psychischen Vorhang" sprechen, den die Patienten um sich zögen. Im Zusammenhang mit den fatalistischen Einstellungen kommt v. a. auch *magischem Denken*

Bedeutung zu. Dann unterwerfen sich Patienten, die offenbar größte Schwierigkeiten in der Annahme ihrer Ängste und Befürchtungen, insbesondere aber auch in der Auseinandersetzung mit den damit verbundenen aggressiven Regungen haben, „devot" dem Schicksal in der magischen Vorstellung, es dadurch zu beschwichtigen. Andere Patienten geben sich trotz ihres Infarktes absolut sicher, daß ihnen nichts passieren könne, insbesondere demonstrieren sie grenzenloses Vertrauen in die medizinischen Möglichkeiten, d. h. sie projizieren ihre *„Omnipotenzphantasien"* auf das Behandlungsteam, um sich ihm dann ganz „anheim"geben zu können. Beide „fatalistischen" Stile dienen neben der Bewältigung der Angst in einer magisch-hypomanischen Form auch der einer traurigen bzw. depressiven Gefühlslage. Hiermit eng verknüpft ist die *Idealisierung* der Intensivbehandlung.

Bereits die zuletzt genannten Mechanismen zeigen im Vergleich zur Verschiebung u. a. eine deutlich reduzierte Integrationskapazität des Ich der Patienten an. Tauchen noch „unreifere" Techniken wie die *Projektion* auf, bei der unerträgliche eigene Phantasien und Schuldgefühle nach außen verlagert werden, oder eine *anaklitische Depression,* bei der die Patienten in einer tief begründeten affektiven Mangellage keine Fortschritte realisieren, oder wird *massive Verleugnung* wirksam, so ist die Integrationsfähigkeit des Ichs des Patienten kritisch überfordert. Dies dürfte auch der insbesondere bei Beatmungs- wie Reanimationspatienten beobachteten *Amnesie* zugrunde liegen, die von Ärzten gern auf medikamentöse Sedierung zurückgeführt wird (Hewitt 1970; Jones et al. 1979; Jelen et al. 1982), für die Kornfeld (1980) jedoch eher einen *dissoziativen Abwehrmechanismus* verantwortlich macht.

Typische Beziehungsmuster zwischen Patient und Behandlungsteam

Die Struktur der Behandlungsbeziehung im Krankenhaus ist v. a. gekennzeichnet durch Asymmetrie (vgl. Siegrist 1982) sowie eine Dialektik von aktiv und passiv. Die Spanne in den Verhaltensdimensionen von Patienten und Betreuern wird von den einzelnen Patienten unterschiedlich erlebt und verarbeitet. Klinisch lassen sich mehrere „Typen" der Patient-Team-Beziehung beschreiben, bei denen die einzelnen Abwehr- und Bewältigungsmechanismen unterschiedliches Gewicht haben.

1) Der „Idealfall"

Im günstigen Fall erleben die Patienten die angesprochene Spanne in einem für sie erträglichen Maße, sie verknüpft sich für sie mit Hoffnung. Dies ist es, was ihnen überhaupt die Möglichkeit eröffnet, Behandlung aufzusuchen und auch anzunehmen. Sie bietet Chancen der Anlehnung v. a. der notwendigen „Regression um der Progression (zur Rehabilitation) willen". So geht es in der Frühphase der Erkrankung jenen Patienten am besten, die sich „fallen lassen", bis auf das frühkindliche „orale" Niveau regredieren können und die diesem Niveau entsprechenden Modalitäten ihrer Bedürfnisbefriedigung und damit hier ja auch Existenzsicherung als angemessen akzeptieren. Das entscheidende an dieser Form der Regression ist, daß sie als flexibel und als letztlich doch partiell erscheint. Das Ich des Patienten ist in der Lage, die Wahrnehmung jener Funktionen der Realitätsmeisterung, deren er selbst nicht mächtig ist, „arbeitsteilig" von Schwestern, Ärzten und anderen anzunehmen, die als Substitute einer Sicherheit und Vertrauen gebenden Mutter als Hilfs-Ich (Spitz 1965) anzusehen sind. Jene Patienten also, die von ihrer individuellen Entwicklung her die Spanne einschließlich der mit ihr verbundenen Ressentiments zu tolerieren vermögen, werden eine tragende, ihnen unter den gegebenen Umständen optimal nutzbringende Beziehung mitgestalten, sofern nicht Störungen seitens des Teams dies verhindern (s. hierzu Spitz 1965: Balint 1968). Dabei ist entscheidend, daß die zunächst äußeren Sicherungen vom Patienten zu psychischen Repräsentanzen verarbeitet werden und so im weiteren Krankheitsverlauf seine zunehmend fortschreitende autonome Reorganisation real begründen. Als Störmomente seitens des Teams können v. a. wirken: Forcierung der Abhängigkeit, Nichtanerkennung der graduellen Änderungen in Abhängigkeit und Hilflosigkeit und die Steigerung der psychischen Vulnerabilität der Patienten gegenüber den Apparaten, wenn diese unbelebten Objekte in einer inadäquaten dyadischen Beziehung nicht „belebt" werden (vgl. Spitz 1965).

Entgegen der vom klinischen Schein her naheliegenden Vermutung, daß dieser Beziehungstyp bzw. Regressionsverlauf die Regel sei, ist er in Anbetracht der vorliegenden Untersuchungsergebnisse eher als selten auftretender Idealfall anzusehen.

2) Offene Ablehnung der Regression und Kontrollbedürfnis

Diese Patienten erleben oder befürchten die Beziehung in scharfer Polarisierung. Sie fühlen sich bedroht, Regression macht ihnen aufgrund ihrer Persönlichkeit große Angst, eine anaklitische Beziehung können sie nicht ertragen, statt dessen bleiben sie auf der Ebene von Dominanzstreit bzw. Abhängigkeit-Unabhängigkeit-Konflikten stecken. Sie sind mißtrauisch-ängstlich, müssen ihr durch die Erkrankung bedrohtes Selbstwertgefühl und ihre scheinbare Autonomie verteidigen. Es sind dies Patienten, die dem Behandlungsteam oft große Schwierigkeiten mit Ärger über sie einerseits und Sorgen um sie andererseits bereiten, verhalten sie sich doch oft uneinsichtig, stark kontrollierend oder besserwissend. Dieser Beziehungsaufbau ist jedoch bei aller vom Patienten mitgebrachten Einstellung — seiner strukturellen Ich-Störung — nicht unabhängig vom Verhalten des Behandlungsteams zu sehen. Tendiert dieses zur Betonung von Dominanz, Kompetenz, Stärke u. ä., so engt es den Spielraum des Patienten immer mehr ein, verstärkt seine Ängste und sein Mißtrauen. Zu diesem Beziehungstypus zählen auch jene koronargeschädigten Patienten, die ihre beruflichen bzw. geschäftlichen Belange vom Intensivbett aus abwickeln wollen oder jene, die entgegen ärztlichem Rat das Krankenhaus verlassen.

3) Äußerliche Anpassung und verdeckte Ablehnung

Eine weitere Gruppe von Patienten hat ähnliche Schwierigkeiten in der Annahme von Krankheit und ihrer Folgen für die Patientenrolle und die Beziehung zum Team. Allerdings stellen sie sich anders ein: sie isolieren bzw. verleugnen verbal Ängstlichkeit, traurige Affekte oder Depression und geben sich schicksalsergeben oder äußerlich zuversichtlich-ruhig. Gleichzeitig geben sie sich in einem gewissen Sinne besonders gefügig: sie passen sich an die Situation bzw. an das besonders an, was sie in der Beziehung zum Behandlungsteam als erwünscht vermuten. In der Befürchung sozialer Minderwertigkeit infolge ihrer Erkrankung täuschen sie so sich und die Umgebung über ihre eigentlichen Nöte. Ein großer Teil der Infarktpatienten gehört zu dieser Gruppe. Es sind dies, wie von Bernhard u. Studt (1980) beschrieben, sozusagen „Idealpatienten" für das Team, dem sie unkompliziert erscheinen und viel Lob und Anerkennung spenden. Diese Patienten imponieren bei oberflächlicher Betrachtung wie die unter 1) beschriebenen Patienten und suggerieren so, daß jener günstige Typ der Beziehungskonstellation bzw. Regression der regelmäßige sei. Tatsächlich sind sie näher dem unter 2) beschriebenen Typ, nur daß sie wesentlich geschickter bzw. sozial kompetenter als diese im „Überspielen" ihrer zugrundeliegenden emotionalen Hilflosigkeit sind. Die hier skizzierten Patienten schützen sozusagen neben sich selbst auch das Team vor der Wahrnehmung ihrer chaotischen inneren Welt, wie z. B.

den abstrusen Phantasien über das Körpergeschehen und die mit ihnen verknüpften Ängste. Ist das Team selbst unsicher und ängstlich sowie abhängig von der Anerkennung der Patienten für seine Leistung, so begünstigt dies die Konstituierung eines solchen Beziehungsmusters. Ängste werden dann nicht mitgeteilt, was sie relativierbar, leichter annehmbar und erträglicher machen würde, sondern jeder bekämpft sie für sich selbst: der Patient über Verdrängung, Isolierung, Verleugnung oder andere Defensivstrategien „in sich selber" bzw. über die Errichtung einer Fassade, die ihm besondere Zuwendung zu verschaffen scheint, das Team aktiv instrumentell auf der Ebene der ihm erkennbaren Realgefährdung „am Patienten".

4) Fixierung in der Regression

Ein anderes typisches, besonders kritisches Beziehungsmuster ist gekennzeichnet durch zu weitreichende oder fixierte Regression: Die Patienten zeigen eine ausgesprochene Infantilisierung; Freyberger u. Otte (1983) sprechen von infantiler Regression. Sie werden von Angst geradezu überschwemmt und zeigen sich völlig abhängig vom Behandlungsteam. Dies ist etwas anderes als das Gefühl totaler Abhängigkeit, das Kempe (1979) als psychische Wahrnehmung eigener Regression beschreibt. Vielmehr sind diese Patienten auf ständige Beruhigung angewiesen, die sich jeweils rasch wieder verflüchtigt. Sie sind oft hoffnungslos, klammern sich an eine symbiotische Beziehung mit dem als omnipotent vorgestellten Behandlungsteam. Dieses belasten sie mit ihren massiven hypochondrischen Ängsten, mangelnder Realisation von Fortschritten, dem Nichtloskommen von der Intensivbehandlung, woraus sich auf seiten des Teams Insuffizienzgefühle und Ärger entwickeln können. Es handelt sich hier um Patienten, welche die Regression in eine anaklitische (d. h. Anlehnungs-)Beziehung nicht nur sehr leicht vollziehen, sondern dann trotz Besserung und zunehmender Möglichkeit zu mehr Selbständigkeit hierin verharren. Sie setzen diese gleichsam als Abwehr gegenüber ihren Ängsten, insbesondere auch gegenüber den aufkommenden Trennungsängsten ein. Behandlungsnotwendigkeiten wie Beatmung oder transitorischer Schrittmacher tragen zur Entwicklung dieser Konstellation oft entscheidend bei.

Das Team kann dieses Beziehungsmuster begünstigen: einmal über gesteigerte Besorgnis, hektische Betriebsamkeit, also angstverstärkende Zeichen; zum anderen, indem es, die Ich-Schwäche dieser Patienten zunächst nicht erfassend, das verführerische Übertragungsangebot, Substitut einer allmächtig-schützenden Mutter zu sein, aufgrund eigener Bedürftigkeiten unreflektiert annimmt. Dies mündet dann später meist ein in die mehr oder minder abrupte Abwendung von den Patienten.

Häufig erscheinen die Patienten während der Intensivbehandlung gerade als Ergebnis ihrer Regression völlig unauffällig. Die Tiefe der Regression bzw. die Probleme im Umgang mit ihr zeigen sich oft erst oder v. a. im Zusammenhang mit der Verlegung und im weiteren Behandlungsverlauf.

Verleugnung

Vielen in kardiologischen Abteilungen, besonders aber in Intensivstationen mit großem Anteil an Infarktpatienten Tätigen ist aufgefallen, daß die genannten Emotionen sich nur in erstaunlich geringem Maße in den Äußerungen der Patienten widerspiegeln, während andererseits in Untersuchungen zum Verhalten von Herz-Kreislauf-Parametern als Affektäquivalente aufzufassende Reaktionen nachweisbar waren (s. unten). Als Erklärung für die Diskrepanz zu den Erwartungen der Untersucher wurde die Verleugnung als entscheidende Bewältigungsform, insbesondere von der Arbeitsgruppe von Hackett und Cassem, herausgehoben und in der Folgezeit immer wieder aufgegriffen (vgl. hierzu z. B. Hackett et. al. 1968; Hackett u. Cassem 1974; Köhle u. Gaus 1979; Gaus u. Köhle 1979). Dabei wird ,,Verleugnung" von den verschiedenen Autorengruppen jeweils im partiellen Rückgriff auf psychoanalytischerseits besonders von A. Freud (1936) systematisierte Vorstellungen sehr unterschiedlich definiert und hinsichtlich ihrer Einflüsse auf Krankheits- und Behandlungsverlauf unterschiedlich bewertet. So wird z. B. einmal unter ,,Verleugnung" verstanden, daß Patienten in sehr kurzen Kontakten Fragen wie ,,Haben Sie eine Herzattacke gehabt" verneinten (Croog et al. 1971), wie andererseits der Terminus als Oberbegriff für die Bewältigungsprozesse insgesamt verwendet wird (s. Hackett u. Cassem 1974). Aus diesen je unterschiedlichen Definitionen resultieren Probleme hinsichtlich der Untersuchungsgänge, Interpretationen und abgeleiteten Folgerungen für die Betreuung von Intensivpatienten.

A. Freud (1936) versteht unter Verleugnung die bewußte oder unbewußte Zurückweisung angsterregender, vornehmlich äußerer Wirklichkeit bzw. von Teilen dieser Wirklichkeit mit der Zielsetzung für das Ich, Angstentwicklung einzusparen. Verbunden mit ihr ist immer auch der Versuch der Umgestaltung der Realität — sei es in der Phantasie, in Wort oder Handlung. Nach diesem Verständnis gilt sie psychogenetisch als ,,frühe" Bewältigungsstrategie, als Vorform der Abwehrmechanismen im psychoanalytischen System, speziell auch der Verdrängung, die sich mehr auf die abwehrende Bewältigung von inneren Gefahren im Sinne von Triebansprüchen und -konflikten richtet.

Ihre besondere Bedeutung gewinnt die Frage der Verleugnung wegen der Konsequenzen für die psychologische, aber auch für die medikamentöse Betreuung der Patienten. In einigen ihrer Untersuchungen stellte die Hackett-Cassem-Arbeitsgruppe einen aufsehenerregenden Zusammenhang zwischen dem Ausmaß der Verleugnung und der Mortalität heraus: bei Patienten, die zu starker Verleugnung neigten, fand sich eine niedrigere Mortalität als bei Patienten mit geringer Verleugnungsneigung, ohne daß sich ein Zusammenhang zwischen Verleugnung und Stimmungslage hätte erkennen lassen (Hackett et al. 1968). Trotz im Verlauf der Untersuchungen wenig einheitlicher Ergebnisse gelangten die Autoren zu der Empfehlung, grundsätzlich alle Patienten als ängstlich zu betrachten und routinemäßig Psychopharmaka zu verordnen. Beruhigung, Ermutigung, Sedierung seien angezeigt, zumal der durchschnittliche Internist weder das Training noch die Zeit habe, auf weitergehende emotionale Bedürfnisse der Patienten einzugehen (Hackett et al. 1969).

Problematisch erscheint an den genannten Untersuchungen zunächst die allzu einfache Definition und damit Erfassung von Verleugnung, dann aber auch, daß Veränderungen der Äußerungen von Patienten über die Krankheit und die Belastungen im zeitlichen Verlauf, der Zusammenhang zwischen postulierter Verleugnung und Schweregrad wie Verlauf der Krankheit, die Art der Informationsgewinnung und andere relevante Variablen nicht berücksichtigt wurden. Schon Weisman (1972) machte darauf aufmerksam, daß Verleugnung immer eine Feststellung *anderer* ist, also immer in einem spezifischen sozialen Kontext beobachtet wird. Ausgehend von der Arbeit mit Malignompatienten nahm er eine klinisch relevante Systematisierung von Verleugnung vor und betonte v. a. die Dynamik der Verleugnung, die nicht statisch und mechanistisch zu sehen sei. Diese werde auch deutlich in verschiedenen sozialen Beziehungen: So äußern bzw. verhalten sich Patienten in der einen Situation so, daß der Untersucher Verleugnung diagnostiziert, während in einer anderen Situation mit einer anderen Bezugsperson keine Verleugnung diagnostiziert wird. Dabei ist besonders der Aspekt zu berücksichtigen, daß Patienten vielfach gerade deshalb ,,verleugnen", weil sie darüber eine für sie relevante Beziehung, v. a. die zum behandelnden Arzt, zu den Pflegekräften (aber auch zu den Angehörigen) aufrecht zu erhalten suchen. Daß dies keine psychische Finesse oder gar Ausdruck einer Psychopathologie beim Patienten sein muß, machen die Untersuchungen von Siegrist (1978) und Raspe u. Siegrist (1979) deutlich, nach denen Ärzte sich bei schweren Erkrankungen in der Kommunikation mit den Patienten zurückzogen.

In diesem Zusammenhang ist besonders die Arbeit von Miller u. Rosenfeld (1975) von Interesse, nach der Schwestern und Pfleger einerseits, Ärzte andererseits bei den gleichen Patienten das Ausmaß der Verleugnung ganz unterschiedlich einschätzten: Die Ärzte fanden ein wesentlich stärkeres Ausmaß an Verleugnung. Zugespitzt könnte man sagen: Verleugnung in dem hier erfaßten Sinne bedeutet v. a. die Fähigkeit, dem Arzt gegenüber die eigene Beunruhigung und Ängstigung zu verheimlichen.

Die Annahme, daß Angst vor einer Realgefahr über vegetative Stimulation zu Komplikationen und damit zur Vergrößerung des Risikos beitragen kann, wird gerade im intensivmedizinischen Bereich durch psychophysiologische Untersuchungsbefunde (vgl. z. B. Bruhn et al. 1970, 1974; Klein et al. 1968; Leigh et al. 1972; Lynch et al. 1977) unterstützt. Die Vorstellung von Hackett u. Cassem, daß dieses Risiko durch Verleugnung gemindert werde, findet jedoch auch in ihren eigenen Untersuchungen keine Bestätigung. Die generelle Verordnung von Sedativa, die nicht die Angst bannt, wohl aber ihre Erkennbarkeit erschwert, erweist sich selbst hinsichtlich der psychosomatischen Befindlichkeit der Patienten als problematisch.

Zum Umgang mit Infarktpatienten

Was bedeuten die erörterten Befunde nun für den Umgang mit den Infarktpatienten und deren Neigung zur Bagatellisierung ihrer Krankheit? Wir meinen nicht, daß Verleugnung nicht vorkomme, noch daß sie nicht zu einem Problem in der Betreuung von Schwerkranken, insbesondere von Infarktpatienten werden könne, und daß sie nicht vielfach den Kontakt zu den Patienten arbeitseinsparend verkürze.

Man muß sich aber zunächst fragen, was die Koronarpatienten eigentlich zu den „sympathischen Lieblingspatienten" macht. Offenbar, daß sie gerade ein für sie vielfach beschriebenes Verhaltensmuster in der Situation wiederholen, indem sie das Team nicht mit ihren Ängsten, Sorgen, Phantasien, ihren Störungen des Körperschemas und des Selbstwertgefühls belasten, sondern sich unauffällig und „harmonisch" einfügen. Gerade die Koronarpatienten mit ihren Problemen im Umgang mit Emotionen, ihrer spezifischen sozialen Kompetenz und technisch-rationalen Ausrichtung erleben trotz ihrer Kommunikationsbedürfnisse ihre psychischen Belange in dieser Situation als nebensächlich, was durch das von ihnen so bezeichnete „effiziente, tüchtige, fleißige" Team unterstrichen wird, das so beschäftigt ist, daß es keine Zeit hat, um emotional voll zur Verfügung zu stehen. Mit ihrer „Unkompliziertheit" erreichen sie dann jedoch, daß sich die Pflegekräfte eher ihnen als den Beatmungspatienten mit ihren offenkundig wesentlich größeren emotionalen Anforderungen an das Team zuwenden (Bernhardt u. Studt 1980).

Freyberger u. Otte (1983) sprechen von „Verleugnungsarbeit", bei der dem Patienten im Rahmen der supportiven Psychotherapie (Freyberger 1975) zu helfen sei. Dieses Konzept unterscheidet sich u. E. durch die Berücksichtigung der somatischen und behandlungsmäßigen Bedingungen und Befindlichkeiten des Patienten sowie die Empfehlung eines möglichst sparsamen Einsatzes von Psychopharmaka grundlegend von jenem von Hackett u. Cassem. So kennt der Patient, der Bedrohung verspürt und akut unter einer emotionalen Schockwirkung steht, vielfach das objektive Ausmaß seiner Gefährdung gar nicht oder er ist bewegt von oft chaotischen oder massiv hypochondrischen Ängsten. Er bemüht sich — gesunderweise — erst in mehr oder minder großen, ihm bewältigbaren Schritten um die volle Realisation seiner Situation. Verleugnungsarbeit meint hier u. E. eher das Gegenteil von Verleugnung bzw. Forcierung von Verleugnung; das Akzeptieren der Unmöglichkeit für den Patienten (wie auch für das Behandlungsteam), die Situation sowie die weiteren Auswirkungen der Erkrankung voll zu realisieren, und damit das Erlangen eines Aufschubs bis zur ,,rechten" Zeit, in der diese Fragen realistischer und zukunftsorientiert zu betrachten sind, um so gerade der Verleugnung als dauerhaft nicht günstiger Bewältigungsform vorzubauen bzw. sie zu mindern.

Wird dem Patienten die Möglichkeit zur Kommunikation eröffnet, so wird diese in der Regel intensiv wahrgenommen. In nahezu allen empirischen Arbeiten wird vermerkt, daß die Patienten bis auf vereinzelte Ausnahmen zu einem Gespräch bereit gewesen seien und dieses meist begrüßen.

Den Patienten liegt jedoch ,,das Herz nicht auf der Zunge". Sie öffnen sich schwer, große Teile oder ganze Gespräche kreisen um ihre geschäftlichen, beruflichen oder häuslichen Aufgaben, die Darstellung ihrer Tüchtigkeit bzw. dessen, was sie geleistet haben; im Umgang mit Gefühlen und Phantasien zeigen sie erhebliche Probleme. Äußern sie solche, so sind diese oft eigentlich dumpf, undifferenziert, aggressiv getönt.

Besonders auffällig im Kontakt mit Infarktpatienten (aber auch mit anderen Patienten) ist — einen genügend tragenden Kontakt vorausgesetzt — die Entlastung, die die Patienten erfahren, wenn ihre Affekte und Gefühle wie Angst, Wut, Trauer einfach benannt werden. Sobel (1969) bezeichnet das Konzept der Verleugnung sogar als Mythos. Je mehr man den Patienten kennenlerne, um so weniger Verleugnung sei feststellbar. Nicht an diesem Mythos festzuhalten, bedeute für Ärzte und Schwestern jedoch, mit den intensiv aufwühlenden Gefühlen der Patienten konfrontiert zu sein (wie deren Ärger, Angst, Bitterkeit, Anklammern, Fordern, Trauer, Hoffnungslosigkeit und Depression). Köhle u. Gaus (1979) betonen die Notwendigkeit von Geduld und Bereitschaft, Zeit aufzuwenden im Umgang mit Infarktpatienten. Freyberger (1975) bezeichnet die Schwierigkeiten im Umgang mit Gefühlen als sekundäre Alexithymie. Dieser Schwierigkeit bereits in der Intensivbehandlungsphase entgegenzuwirken, erscheint ausgesprochen lohnend, wie die bislang einzige kontrollierte Studie zeigt, bei der eine psychotherapeutische Betreuung von Koronarpatienten bereits während der Intensivbehandlungsphase begonnen wurde (Gruen 1975). Die betreuten Patienten verblieben im Mittel kürzer auf der Intensivstation, zeigten seltener (supraventrikuläre) Extrasystolien, wirkten nach den Einschätzungen der Schwestern weniger gespannt und klagten weniger über Schwächegefühle. Die Patienten selbst fühlten sich stimmungsmäßig stärker, weniger depressiv und sozial zugewandter, obwohl sie sich gleichzeitig hinsichtlich der in psychologischen Tests gemessenen Angst nicht von einer Kontrollgruppe unterschieden.

Diese Beobachtungen wie die zitierten psychophysiologischen Befunde (s. S. 85) weisen auf die überragende Bedeutung der Interaktionspartner für die auftretenden Bewältigungsprozesse bzw. die physiologischen Affektäquivalente bei den Patienten hin.

Es wäre jedoch naiv, wollte man meinen, ein Appell zu größerer Offenheit gegenüber den zurückgehaltenen Ängsten und Befürchtungen der Patienten wäre für sich allein geeignet, Abhilfe zu schaffen. Ohne eine psychologische Unterstützung für das Behandlungsteam, sei es in Form von Gesprächsgruppen, sei es in Form einer verstärkten psychologisch-medizinischen Ausbildung, sind entsprechende Änderungen kaum zu erwarten.

Literatur

Appels A (1982) Das Jahr vor dem Herzinfarkt. In: Köhle K (Hrsg) Zur Psychosomatik von Herz-Kreislauferkrankungen. Springer, Berlin Heidelberg New York, S 1—14 (Forum Galenus Mannheim)

Balint M (1968) The basic fault. Therapeutic aspects of regression. Tavistock, London (deutsch: 1970)

Bernhard P, Studt HH (1980) Psychosomatische Aspekte in der Intensivmedizin. Krankenhausarzt 53: 701—705

Bruhn JG, Thurman E, Chandler BC, Bruce TA (1970) Patients reactions to death in coronary care unit. J Psychosom Res 14: 5—70

Bruhn JG, Paredes A, Adsett CA, Wolf S (1974) Psychological predictors of sudden death in myocardial infarction. J Psychosom Res 18: 187—191

Cay EL, Vetter N, Philip AE, Dugard P (1972) Psychological status during recovery from an acute heart attack. Psychosom Rs 16: 425—435

Croog SD, Shapiro DS, Levine S (1971) Denial among male heart patients. Psychosom Med 33: 383—397

Engel GL (1962) Psychological development in health and disease. Saunders, Philadelphia (deutsch: 1970)

Fenichel D (1976) The psychoanalytic theory of neurosis. Routledge & Kegan Paul, London

Freud A (1936) The Ego and the mechanisms of defence. International Universities, New York

Freyberger H (1975) Topic: Intensive care unit. Psychother Psychosom 26: 337—343

Freyberger H, Otto H (1983) Psychosomatik in der Intensivmedizin. In: Tewes U (Hrsg) Angewandte Medizin-Psychologie. Klotz, Frankfurt (Main) (im Druck)

Friedman M, Roseman RH (1974) Type A behavior and your heart. Knopf, New York

Fürstenau P (1977) Die beiden Dimensionen des psychoanalytischen Umganges mit strukturell ich-gestörten Patienten. Psyche 31: 197, 361

Fürstenau P (Hrsg) (1979) Die beiden Dimensionen des psychoanalytischen Umganges mit strukturell ich-gestörten Patienten. In: Zur Theorie psychoanalytischer Praxis, Klett-Cotta, Stuttgart

Gaus E, Köhle K (1979) Psychische Anpassungs- und Abwehrprozesse bei lebensbedrohlich Erkrankten. In: Uexküll T von (Hrsg) Lehrbuch der Psychosomatischen Medizin, 1. Aufl. Urban & Schwarzenberg, München Wien Baltimore, S 745—760

Gruen W (1975) Effects of brief psychotherapy during the hospitalization period on the recovery process in heart attacks. J Consult Clin Psychol 43: 223—232

Hackett TP, Cassem NH (1974) Development of a quantitative rating scale to assess denial. J Psychosom Res 17: 93—100

Hackett TP, Cassem NH, Wishnie HA (1968) The coronary-care unit. An appraisal of its psychologic hazards. N Engl J Med 279: 1365—1370

Hackett TP, Cassem NH, Wishnie HA (1969) Detection and treatment of anxiety in the coronary care unit. Am Heart 78: 727—730

Hahn P (1971) Der Herzinfarkt in psychosomatischer Sicht. Vandenhoeck & Ruprecht, Göttingen

Heim E (1969) Coping oder Anpassungsvorgänge in der psychosomatischen Medizin. Z Psychosom Med Psychoanal 25: 251—262

Henry JP, Stephens PM (1977) Stress, health and the social environment. Springer, Berlin Heidelberg New York

Hewitt PB (1970) Subjective follow-up of patients from a surgical intensive therapy ward. Br Med J 4: 669—673

Holland J, Sgroi SM, Marwit SJ, Solkoff N (1973) The ICU syndrome: Fact of fancy? Psychiatr Med 4: 241—249

Jelen S, Kolb E, Tempel G (1982) Intensivbehandlung im Erleben des Patienten. In: Schara J (Hrsg) Humane Intensivmedizin, Perimed, Erlangen, S 134—143

Jones J, Hoggart B, Withey J, Donagbue K, Ellis BW (1979) What the patient say: a study of reactions to an intensive care unit. Intensive Care Med 5: 89—92

Kempe CH (1979) Nursing in a coronary care unit. — A doctor-patients view. Pharos: 18—19

Klein RF, Kliner VA, Zipes DP, Troyer WG, Wallace AG (1968) Transfer from a coronary care unit — some adverse responses. Arch Intern Med 122: 104—108

Klein RF, Garrity TF, Gelein J (1974) Emotional adjustment and catecholamine excretion during early recovery from myocardial infarction. J Psychosom Res 18: 425—435

Köhle K, Gaus E (1979) Psychotherapie von Herzinfarktpatienten während der stationären und poststationären Behandlungsphase. In: Uexküll T von (Hrsg) Lehrbuch der Psychosomatischen Medizin, 1. Aufl, Urban & Schwarzenberg, München Wien Baltimore, S 571—594

Kornfeld DS (1980) The intensive care unit in adults: Coronary care and general medical/surgical. Adv Psychosom Med 10: 1—29

Leigh H, Hofer MA, Cooper J, Reiser M (1972) A psychological comparison of patients in „open" and „closed" CCU. J Psychosom Res 16: 449—457

Lynch JJ, Thomas SA, Paskewitz DA, Katcher AH, Weir LO (1977) Human contact and cardiac arrhythmia in a coronary care unit. Psychosom Med 39: 188—192

Miller WB, Rosenfeld RA (1975) Psychophysiological study of denial following acute myocardial infarction. J Psychosom Res 19: 43—54

Moersch E, Kerz-Rühling I, Drews S, Nern RD, Kennel K, Kelleter R, Rodrigues C, Fsicher R, Goldschmidt O (1980) Zur Psychopathologie von Herzinfarkt-Patienten. Psyche 34: 493—587

Raspe HH, Siegrist J (1979) Zur Gestalt der Arzt-Patient-Beziehung im stationären Bereich. In: Siegrist J, Hendel-Kramer A (Hrsg) Wege zum Arzt. Urban & Schwarzenberg, München Wien Baltimore, S 113—138

Schmidt T (1982) Koronares Risiko und Typ-A-Verhalten. In: Köhle K (Hrsg) Zur Psychosomatik von Herz-Kreislauf-Erkrankungen. Springer, Berlin Heidelberg New York, S 15—43 (Forum Galenus Mannheim)

Schneider DF (1954) The image of the heart and the synergic principle in psychoanalysis. Psychoanal Rev 41: 187—215

Siegrist J (1978) Arbeit und Interaktion im Krankenhaus. Enke, Stuttgart

Siegrist J (1982) Asymmetrie der Arzt-Patient-Beziehung im Krankenhaus. In: Beckmann D, Davies-Osterkamp S, Scheer JW (Hrsg) Medizinische Psychologie — Forschung für Klinik und Praxis. Springer, Berlin Heidelberg New York, S 375—401

Siegrist J, Dittmann K, Rittner I, Weber I (1980) Soziale Belastung und Herzinfarkt — Eine medizinsoziologische Fall-Kontroll-Studie. Enke, Stuttgart

Sobel DE (1969) Personalization on the coronary care unit. Am J Nurs 69: 1439—1442

Spitz RA (1965) Vom Säugling zum Kleinkind, 1. Aufl. Klett, Stuttgart

Stephanos S (1980) Analytical psychosomatics in internal medicine. Int Rev Psychoanal 7: 219—232

Weisman AD (1972) On dying and denying. Behavioural Publication Inc, New York

Winnicott DW (1974) Von der Abhängigkeit zur Unabhängigkeit in der Entwicklung des Individuums. In: Winnicott DW (Hrsg) Reifungsprozesse und fördernde Umwelt. Kindler, München, S 106—137

Die Arzt-Patient-Beziehung in der onkologischen Therapie

Peter Möhring

Einleitung

Wann immer zwischen Arzt und Patient darüber gesprochen werden muß, daß der Patient an einer bösartigen Erkrankung leidet und folglich behandelt werden muß, ergeben sich daraus für den Patienten sowie für den Arzt Konsequenzen besonderer Prägung und Schwere. Daß kein „Krebs" dem anderen gleicht, gehört zum ärztlichen Grundwissen. Aber das Wissen darum, daß Ätiologie, Morphologie, Verlauf und Therapie verschiedener maligner Erkrankungen ganz unterschiedlich sind, schützt auch die meisten Ärzte vor dem Gefühl des Unheimlichen nicht, wenn sie eine solche Diagnose stellen. Waren es vor den Erfolgen der Hygiene und der antiinfektiösen Therapie besonders die schweren Infektionskrankheiten, die als Geißel der Menschheit gefürchtet und verflucht wurden, scheinen die Krebserkrankungen heute an deren Stelle getreten zu sein. Weltweit werden sie wie ein allen gemeinsamer Feind in einem aufwendigen Feldzug bekämpft. Aber wir wissen, daß abgesehen von einigen Krankheitsbildern, z. B. der akuten lymphoblastischen Leukämie der Kinder, dem Chorionkarzinom der Frau und den Seminomen des Hodens (International Union Against Cancer 1982), die Behandlungserfolge bei malignen Erkrankungen immer noch viel zu wünschen übrig lassen. Gerade das macht den Krebs ja so unheimlich, daß kein Krebsregister und kein Feldzug verhindern kann, daß weiterhin Krebszellen gesundes Gewebe infiltrieren, sich in Invasionen über den ganzen Körper ausbreiten. Diese Vorstellungen von ungehindertem heimlichem Wachstum, von unbemerkter Entdifferenzierung, von Anarchie im eigenen Körper sind besonders schwer zu ertragen und verursachen mehr Angst als beispielsweise der streng lokalisierte, „saubere" Verschluß einer Koronararterie, der dem mechanistischen Erklärungsbedürfnis der modernen Medizin und Lebenswelt weit mehr entgegenkommt. Das hat zur Folge, daß Krebspatienten besonders leicht ins soziale Abseits geraten. Ärzte, ansonsten im Jahrhundert der naturwissenschaftlichen Medizin verwöhnt durch den Erfolg, können sich seiner in der Onkologie nicht sicher sein, und das verunsichert sie in ihrer Beziehung zum Patienten. Wegen ihrer Zweifel an der Wirksamkeit ihrer Heilmaßnahmen können sie den Zweifeln der Patienten nicht angemessen begegnen. Ärzte haben selbst Angst vor dem Tod und haben es, wenn sie ihre eigene Angst nicht bewältigt haben, um so schwerer, den Patienten in ihrer Angst vor dem Sterben zu helfen. Das kann zur Folge haben, daß sie Art und Schwere der Erkrankung vor dem Patienten verbergen, der dann seinerseits seine Beunruhigung verleugnen muß. Allgemein resultiert aus diesen Gegebenheiten, daß die Ärzte sich von ihren Krebspatienten emotional distanzieren.

Der Arzt sei der Freund des Menschen (Lain Entralgo 1969), der sein Handeln ausschließlich darauf ausrichtet, die Gesundheit und das Wohl seines Patienten zu mehren, sein Leiden zu lindern, und dessen oberster Grundsatz in der Behandlung sein soll, dem Patienten keinen Schaden zuzufügen. Diese Grundforderungen der ärztlichen Ethik sind nirgendwo so schwer einzulösen wie in der Onkologie. Der Behandelnde weiß nicht, ob seine Therapie dem Behandelten nützt. Es ist oftmals eine Frage der Definition, ob der Nutzen oder der Schaden einer Krebsbehandlung überwiegt. Spricht der Patient auf die Behandlung an, wird die Maßnahme dadurch erst im nachhinein gerechtfertigt. Wie oft muß sich ein Onkologe am Ende sagen, daß er seinen Patienten sehr gequält hat, ihm aber nur wenig helfen konnte. Aber häufig werden Angst und Trauer der Ärzte und die Einsicht in die Grenzen ihrer Möglichkeiten kaschiert durch die Formalisierung, Institutionalisierung und Entfremdung der Arzt-Patient-Beziehung. Aus dem Patienten („Objekt der Behandlung, das ein Subjekt ist", vgl. v. Weizsäcker 1973), einem lebendigen Gegenüber, wird dabei ein verdinglichter Behandlungsgegenstand.

Aufklärung des Patienten

Bereits bei der Frage, ob man dem Patienten „die Wahrheit" sagen sollte, gehen die Meinungen weit auseinander: schonungslose Aufklärung, auch, um die Patienten zur besseren Mitarbeit bei der Prozedur der Behandlung zu motivieren, auf der einen Seite, Rücksicht und Schonung für den Patienten, der den Schock der „Wahrheit" nicht verkraften kann, auf der anderen. Daß der Informationswille des Arztes den Informationsgrad des Patienten mitbestimmt, auch wenn man davon ausgehen kann, daß der allgemeine Stand der Information zu Krebskrankheiten in der Bevölkerung hoch ist, zeigt das folgende Beispiel:

Bei einer Befragung von Patientinnen einer gynäkologisch-onkologischen Station (Möhring u. Vietinghoff-Scheel 1981) zeigten sich nur 48 % der befragten Patientinnen ausreichend über Art und Schwere ihrer Erkrankung informiert. Die Ärzte hatten es den Patientinnen nach einer vage gehaltenen Mitteilung über eine „nicht gutartige" Erkrankung überlassen, durch Nachfragen vom Arzt mehr Informationen über ihre Erkrankung zu erhalten. Über die Hälfte der Patienten war daher unzureichend oder gar nicht informiert darüber, daß sie an einer malignen Erkrankung litten. Bei einer Wiederholung der Untersuchung 2 Jahre später hatte sich das Bild gewandelt. Man war auf der Station dazu übergegangen, jede Patientin weitergehend zu informieren, was zur Folge hatte, daß sich über zwei Drittel der Patientinnen über Lokalisation, Art, Ausbreitung des Tumors und oft sogar über etwaige Tochtergeschwülste informiert zeigten. Bemerkenswert ist aber auch, daß nach wie vor ein Teil der Patientinnen zu Verleugnungen neigte. Dabei hatten sich die Betroffenen z. T. Erklärungen zu eigen gemacht, die sie von behandelnden Ärzten erhalten hatten, und die typisch sind für die umschreibende Verleugnung einer malignen Erkrankung („wildes Fleisch", „chronische Entzündung", „Geschwür"), oder sie machten überhaupt keine Angaben über die Art der Erkrankung, an der sie litten, priesen stattdessen die Kompetenz ihres Arztes, der schon dafür sorgen würde, daß sie wieder genesen würden. Es interessierte sie nicht weiter, an was für einer Krankheit sie litten, da sie sich in guten Händen wußten. Somit führt eine rein inhaltlich gehaltene Aufklärung über eine maligne Erkrankung nur teilweise dazu, daß sie vom Patienten akzeptiert wird. Dieser an sich erstaunliche Umstand wird verständlich, wenn man sich eingehender mit der Verarbeitung der Information über eine maligne Erkrankung befaßt. Auch wird dann deutlich, daß es mit einer rein inhaltlichen Information des Patienten, die sich an dessen Kognition und Vernunft wendet, bei weitem nicht getan ist. Es müssen flankierend individuell angemessene Hilfen zur Verarbeitung der Erkrankung gegeben werden, damit sich ein Patient und seine Angehörigen angemessen auf eine maligne Erkrankung einstellen können. In der Literatur (Greer et al. 1979; Lazarus 1966; Lipowski 1970) wird versucht, verschiedene Formen der Krankheitsverarbeitung zu unterscheiden: z. B. aktive vs. depressiv-passive, akzeptierende vs. verleugnende, problemlösende vs. Probleme ausblendende, sekundär vs. primär-prozeßhafte Verarbeitungsformen. Man muß sich vergegenwärtigen, daß diese Verarbeitungsmuster immer im Zusammenhang mit den Angehörigen des Patienten und seinem sozialen Umfeld ausgeformt werden und auch von *deren* Einstellung zur Krankheit abhängen und daß sie in jedem Fall als individuelle und familiäre Reaktion auf ein traumatisierendes Ereignis den Versuch einer Problemlösung bedeuten (Angermeyer u. Freyberger, 1982; Badura 1981; Langenmayr 1980). Familien, die in der Lage sind, sich mit der Tatsache einer bösartigen Erkrankung eines ihrer Mitglieder aktiv auseinanderzusetzen, sich den Ängsten und Bedrohungen zu stellen, die aus dem möglichen Tod eines Mitgliedes, aus seiner Behinderung, seiner psychischen Belastung entstehen, die werden dies von sich aus tun und versuchen, dem Patienten Hilfstellungen zu geben, damit er mit der Angst, mit der Trauer, mit dem Zorn über sein Schicksal fertig wird. Sie werden ihn entlasten, damit er seine Kräfte zur Bewältigung der Erkrankung einsetzen kann. In solchen Fällen bleibt dem Arzt außer der nötigen Behandlung nicht viel zu tun. Er kann voll Achtung für solche Patienten und Familien sie als Beispiele von gelungener Bewältigung einer so schweren Erkrankung im Gedächtnis behalten. Leider sind solche Fälle eher selten, so daß den Ärzten mehr an Bewältigungshilfen abverlangt wird. Daß Wut, Trauer, Angst und Todesangst beim Bekanntwerden von malignen Erkrankungen aufkommen, ist weder verwunderlich, noch etwa pathologisch. Erst wenn aus der Trauer eine bleibende Depression oder Hoffnungslosigkeit und Verzweiflung, aus der Angst eine ständige, alles begleitende hilflose Panik wird, wenn die Angst vor dem Tod eines Menschen dazu führt, daß er in seiner Umgebung bereits wie ein Toter behandelt wird oder die Wut über die Ungerechtigkeit des Schicksals sich als dauerhafter Vorwurf gegen die Therapeuten richtet, muß darin ein Zeichen dafür gesehen werden, daß die Verarbeitung der Erkrankung nicht gelingt, und zwar auch dann, wenn die genannten, schweren belastenden Affekte zwar latent vorhanden sind, aber von allen Beteiligten verleugnet werden, so daß sie einer oberflächlichen Zuversicht und Heiterkeit gewichen sind, die sich aber leicht durch die Übertreibung entlarvt, mit der sie präsentiert wird.

Man kann die Art und Weise, wie ein Patient die Information über das Bestehen einer bösartigen Krankheit verarbeitet, bestimmen durch die Ebenen: Grundstimmung, Aktivität und Einschätzung der Realität. Es ergeben sich durch die Kombination der Ebenen verschiedene Möglichkeiten der Krankheitsverarbeitung, die alle aus der klinischen Erfahrung bekannt sind. Zwischen diesen Ebenen besteht ein innerer Zusammenhang, und die individuelle Lösung der Probleme ergibt sich aus dem Kontext des sozialen Umfeldes, in dem der Patient lebt. Die Stimmung eines Patienten wird durch ein Malignom negativ beeinflußt, und ein Arzt muß die depressive Reaktion auf die Mitteilung der Diagnose akzeptieren, ja erwarten und sich bereit dafür zeigen, den Patienten in seiner Trauer auch anzunehmen. Der Patient muß durch die Talsohle seiner Empfindungen hindurch, erst dann kann er wieder Mut fassen, zuversichtlich werden, seinem Leben wieder einen Sinn geben.

Aktiv kann ein Mensch sowohl aus der Position der Stärke und Zuversicht heraus, als auch aus der Verzweiflung sein. Man denke nur an das Krankheitsbild der agitierten Depression. Aktivität wird aber i. allg. als prognostisch günstiges Zeichen angesehen sowie auch als Zeichen guter Ich-Funktionen (Joraschky u. Köhler 1979). Aktive Patienten nehmen ihr Leben und ihr Schicksal in die Hand, empfinden sich als selbstbestimmt und sind bereit, die Verantwortung für ihr weiteres Schicksal mitzutragen. Krankheiten fordern auch zu passiven Reaktionen heraus, zu Regressionen, und meistens wird das Gefühl von Hilflosigkeit und Hoffnungslosigkeit dadurch ausgedrückt, daß der Patient sich in sich zurückzieht, alles mit sich geschehen läßt, sich und sein Leben dem Arzt überantwortet oder sich bereits aufgegeben hat. Die behutsame Hilfe des Arztes, die den Patienten in seiner Bereitschaft zur Selbstverantwortlichkeit fördert, ist für den Patienten von großem Wert. Ob ein Patient bei seinem Bemühen, sich an die Bedingungen der Erkrankung anzupassen, letztlich in der Lage ist, seine Situation realistisch einzuschätzen, hängt von verschiedenen Faktoren ab. Die Verleugnung der äußeren Realität ist ein in der Psychopathologie vielfach bekannter Abwehrmechanismus, der dann einsetzt, wenn sich ein Individuum außerstande sieht, die Realität zu ertragen. Er formt sie dann in seiner Phantasie zu einer erträglichen Vorstellung um, die ihm gestattet, mit reduzierter Gefühlsbelastung weiterzuleben.

Soll der Patient seine Krankheit annehmen und sich realitätsgerecht mit ihr auseinandersetzen, müssen auch äußere Bedingungen dafür vorhanden sein. Er muß das Gefühl haben können, daß er in seiner Angst und Not nicht alleinbleiben muß, daß die Therapeuten und die Familie ihm *helfen,* die Belastung der Realität zu ertragen.

Wie man sieht, gibt es sehr viele Möglichkeiten, auf die Mitteilung einer malignen Erkrankung zu reagieren, und im Verlauf der Erkrankung verändert sich häufig die Einstellung der Erkrankten. Für den Arzt ist es wichtig, wenn er dem Patienten gegenübersteht, ihn und die ihm und seiner Familie individuell angemessene Verarbeitungsform zu erkennen. Der Kranke und seine Familie weist einem sozusagen den Weg dazu, wie er am besten mit einer Krankheit zurechtkommt. Hinter hartnäckigen Verleugnungen verbirgt sich meistens eine sehr schwere depressive Reaktion, die zutage tritt, wenn man die Verleugnung durchbricht, und die man als Therapeut dann auch auffangen muß. Häufig wissen die Patienten zwar, daß sie Krebs haben, wollen aber diesen Gedanken weitestmöglich aus ihrem Leben eliminieren, und sie können damit Erfolg haben. Der Arzt ist aufgerufen einzugreifen, wenn der Versuch einer Verarbeitung nicht gelingt, wenn z. B. der Patient, der versucht, an die Krankheit nicht zu denken, trotzdem zwanghaft immer wieder daran denken muß oder wenn er in einer depressiven Reaktion verharrt, die seine Vitalität lähmt.

Behandlung

Behandlungsmaßnahmen in der Onkologie sind für die Patienten äußerst belastend. Verstümmelnde Operationen, Amputationen, also ein Verlust, der eine Veränderung des Körperbildes mit sich bringt, die in die körperliche Identität integriert werden muß, bilden ja nur meist den Anfang eines mehrjährigen Leidensweges, der über immer wiederkehrende Nachbehandlungen und Krankenhausaufenthalte zur Heilung, aber oft genug auch zum Tod führt. Das Schlimmste an dieser Erkrankung sei ihre Behandlung, ist häufig von Patienten zu hören, die sich Serien von radiologischen oder chemotherapeutischen Behandlungen aussetzen müssen. Übelkeit, Schwäche, Hautentzündungen, Fisteln, Haarausfall, Pilzerkrankungen und die ständige Angst vor dem Rezidiv lassen onkologische Nachbehandlungen nachgerade zur Folter werden, so daß es im Grunde nicht unverständlich ist, wenn Patienten Behandlungen verweigern oder abbrechen. Angst wird für die Patienten zum ständigen Begleiter, der sie in keiner Phase der Behandlung verläßt. Angst vor der Übelkeit und dem Erbrechen während der Infusionsbehandlung, vor den Geräuschen der Telekobaltkanone, vor der Isolation während der Radiuminstillation, vor dem Fadenkreuz des Bestrahlungsgerätes auf ihrem Leib. Mancher Patient würde, wenn er sich traute, vor Angst schreien. Die meisten Patienten sind so kontrolliert, daß sie nicht die Beherrschung verlieren. Aber weit davon entfernt sind die meisten nicht, wie man erfahren kann, wenn man sie eingehender befragt. Was für die Ärzte zur Routine geworden ist, bleibt für den Patienten Quelle der Angst. Aber das verstehen diejenigen oft nicht mehr, denen diese Vorgänge so vertraut sind, daß ihnen das Gefühl dafür verlorengegangen ist, was es bedeutet, allein unter einer Maschine zu liegen oder abgeschirmt von Bleiplatten in mehrtägiger Isolation, und wieviel Überwindung es erfordert, sich völlig in die Hände des Arztes zu begeben und ihm alles Weitere zu überlassen. Da die Behandlungen meist in Serien erfolgen, bilden die Erfahrungen aus der ersten Behandlung einer Serie die Grundlage für die Erwartungen an die zweite und die weiteren. Außerdem haben Patienten auf den Stationen vielfach Gelegenheit, Patienten in allen Stadien und Arten von Krebserkrankungen und deren Reaktion auf die verschiedenen Formen von Behandlungen zu erleben, aber die Totalität dieser Information ist so belastend und erschreckend, daß auch auf onkologischen Abteilungen das Wort Krebs meist nur hinter vorgehaltener Hand ausgesprochen wird und sich jeder Patient damit tröstet, daß er sieht, daß es Mitpatienten gibt, denen es schlechter geht als ihm. Diese Anpassung an das Regime der Angst vor der Behandlung und dem Krebstod schafft das bedrückende Klima, das für onkologische Behandlungsstätten so typisch ist und für Patienten und Therapeuten so belastend wirkt; letztere sind zwar i. allg. nicht krebskrank, aber damit nicht gegen den Krebs gefeit. Daß sie sich dessen bewußt sind und die ständige Konfrontation mit den Patienten führt dazu, daß die Behandler ständig eigene Ängste vor Krebs und Tod in Schach halten müssen, wozu sie sich teilweise sehr rigider Abwehrformen bedienen. Sie tun es, indem sie beispielsweise schwer kranke, besonders klagsame oder fordernde Patienten, durch deren Leiden, Angst oder Begehren besonders verunsichert, möglichst meiden. Sie versuchen, jene seichte Atmosphäre trügerischer Hoffnung zu schaffen, die sich später in den Familien wiederfindet, denen es nicht gelingt, sich mit der Bedrohung des Lebens eines ihrer Mitglieder auseinanderzusetzen. Sie haben es schwer, sich für die Angst und Betroffenheit ihrer Patienten aufnahmebereit zu fühlen, da sie mit ihrer eigenen Angst und Betroffenheit bereits an der Grenze ihrer Belastbarkeit angekommen sind. Immer wieder und überdeutlich müssen sie sich sagen, daß sie diejenigen sind, die hinter der Spritze stehen und nicht vor ihr, daß sie also die Gesunden sind und nicht die Kranken, was sie in ihrer Empathiefähigkeit einschränken muß.

Auch die Ideologie des Kampfes gegen den Krebs führt dazu, daß die Patienten das Gefühl bekommen können, sie selbst werden bekämpft. Mit Stahl und Strahl rückt man ihnen zu Leibe (Vietinghoff-Scheel 1982). Sie sehen das Fadenkreuz des Bestrahlungsgerätes auf ihrem Körper, und man markiert, wo sie „beschossen" werden sollen. Die Metalltüren, die sich hinter „strahlenden" Patienten schließen, geben diesen das Gefühl, sie selbst seien die Gefahr, vor der sich der Rest der Welt schützen muß. Der Jargon der onkologischen Behandlung weist in dieselbe Richtung: den Patienten werden „die Haare vom Kopf geschossen", sie werden mit Infusionen „vergiftet". Es wäre zu einfach, solche Redeweisen einzelnen, besonders zynischen Kollegen anzulasten oder, wie es auch geschieht, Anweisungen zu erlassen, die versuchen sollen, das Vokabular menschlicher zu machen. Das Vokabular ist so wie es ist, weil die Behandlung, die es bezeichnet, trotz guter Absicht unmenschlich ist. Wenn man einen Organismus schwer belastet in der Hoffnung, die malignen Zellen würden diese Tortur weniger lange aushalten als die gesunden Zellen des Körpergewebes, dann handelt es sich ja in der Tat um eine Vergiftung. Solches Handeln erleben die Therapeuten nicht widerspruchsfrei. Und letztlich ist es die Hilflosigkeit, das Fehlen von Alternativen, das sie so hart und drastisch werden läßt. Sie versuchen sich von dem, was sie tun, zu distanzieren, weil sie keine anderen Behandlungsmethoden zur Verfügung haben und zusehen müssen, wie ihre Patienten unter ihren Maßnahmen leiden. Es muß dem Arzt wie dem Patienten schwindlig werden, wenn er in den Abgrund hinter seiner oberflächlich freundlich und zuversichtlichen Haltung blickt, wenn er versucht, die

Tiefe der Angst auszuloten, die sich in dem übertriebenen, anklammernden Hoffnungsgestus des Patienten verbergen mag. In der Zeit der Behandlung der malignen Erkrankungen stellen sich ja ständig die gleichen Fragen: ob die Behandlung anschlägt, ob eine Remission/Heilung erzielt wird oder ob der Tumor weiterwächst, ob die Auswirkungen der Behandlung wirklich so schlimm sind, wie befürchtet, usw. Die Zeit der Behandlung ist wesentlich geprägt von der alle Beteiligten bewegenden Unsicherheit. Es ist wie beim Gang über dünnes Eis: keiner weiß, ob es bricht. Ein Fehlschlagen der Behandlung bedeutet für den Arzt Scheitern seiner Bemühungen, für den Patienten den Tod. Hier narzißtisches Kränkungsgefühl, dort Ende der Existenz; beides ist unliebsam genug, um aus dem Bewußtsein verdrängt zu werden. Und daraus resultieren, wie ich versucht habe zu zeigen, die Hauptschwierigkeiten in der Beziehung von Arzt und Patient während der onkologischen Behandlung. Beide Partner müssen die Gelegenheit erhalten, diese bedrohlichen Inhalte bewußt und realitätsgerecht zu verarbeiten, nur dann können sich Arzt und Patient in der Behandlung wahrhaftig begegnen. Unter Wahrhaftigkeit versteht Meerwein (1981) eine Haltung des Arztes, die es dem Patienten ermöglicht, schrittweise seine Lage so zu verstehen wie sie der Arzt versteht. Dazu gehört, ihn seinen Verständnismöglichkeiten entsprechend zu informieren, sein Tumorleiden in den Kontext anderer Krankheiten zu stellen, Hoffnung offen zu lassen, ohne Illusionen zu wecken und für die Trauer, Verzweiflung und Aggressivität des Betroffenen Verständnis zu zeigen. Damit ein Arzt bzw. ein Behandlungsteam in solcher Weise dem Patienten gegenübertreten kann, brauchen auch sie eine gewisse „Psychohygiene"; auch die Therapeuten dürfen mit ihren Kränkungsgefühlen, mit ihren Ängsten nicht hoffnungslos und alleingelassen bleiben, sondern benötigen Verständnis: für die Grenzen der Behandlungsmethoden, für eigene Angst, Trauer und Verzweiflung, und es muß die Möglichkeit zu gegenseitiger Hilfe und Entlastung gegeben sein, etwa in Teamgruppen und Balint-Gruppen für Stationsteams. Dort machen sie die Erfahrung, daß es ihnen nützt, ihre Fragen und Probleme in den Kreis der Kollegen einzubringen, und sie finden gemeinsam Lösungen, die ihnen selbst und den Patienten besser gerecht werden.

Nachsorge

Mit dem Ende der Behandlung ist die Sorge um den Patienten noch nicht vorbei: jetzt beginnt die Zeit der Nachsorge. In anfangs kurzen, später mit wachsender zeitlicher Distanz zu der Erkrankung in größeren Intervallen, werden die Patienten zu Nachuntersuchungen einbestellt. Viele Tumorzentren haben diese Nachuntersuchungen gut organisiert (Diehl et al. 1979; Martz 1981) und arbeiten mit den Hausärzten zusammen. Diese Art des Vorgehens beruhigt den Patienten, dessen Befund sich nicht verschlechtert, und ermöglicht eine frühe Wiederaufnahme der Behandlung für diejenigen, bei denen ein Rezidiv bzw. Weiterwachstum auftritt. Aber die Nachsorge ist auch der Beweis für die Tatsache, daß man sich um den Patienten weiter Sorgen machen *muß*. Die Gefahr ist noch nicht vorüber, nicht nach einem, nicht nach 5, nicht nach 10 oder 15 Jahren. Bei einer Untersuchung von 90 ehemaligen onkologischen Patientinnen gaben 50 % der Befragten 10—15 Jahre nach dem Ereignis noch an, daß die damalige Erkrankung in ihrem heutigen Leben noch eine wichtige Rolle spiele, und das, obwohl die befragten Überlebenden zu 40 % im Stadium I (nach FIGO) behandelt und nur z. T. über den Charakter ihrer Erkrankung informiert worden waren. Auch in ihrer Selbsteinschätzung und in den Paarbeziehungen unterschieden sich die Befragten deutlich von der Normalbevölkerung (Möhring u. Wittmeyer 1983). So stark ist der Einfluß einer Krebserkrankung noch nach 10—15 Jahren. Die meisten Patienten haben lebenslang Angst vor einem Rezidiv und leben den Rest ihres Lebens in ,,Nachsorge", und der regelmäßige Untersuchungstermin wird zum Gottesurteil.

Krankheitsverarbeitung und Genesungserwartung der Patienten sind verschieden; neben aktivistischen und hoffnungsvollen gibt es passive, hilflose Haltungen. Die Krankheit kann im nachhinein als solche akzeptiert oder verleugnet werden. ,,Aktive Verleugnung", ,,Schonung", ,,ärztliche Kontrolle" (Möhring u. Wittmeyer 1983) wurden als Faktoren der Genesungserwartung von ehemaligen Patientinnen genannt. Auch an den Arzt treten die Patienten mit unterschiedlichen Erwartungen und Wünschen heran. Sie fragen ihn, wie sie ein Rezidiv vermeiden können, was ihr Wohlergehen fördert u. ä. In solchen Fällen braucht der Arzt nicht zu zögern, sich die Ergebnisse der Untersuchungen (s. Greer et al. 1979; Badura 1981; Joraschky u. Köhle 1979) zu eigen zu machen, nach denen bei der Verarbeitung von Krankheiten allgemein eine aktive, hoffnungsvolle Haltung nützlich ist, die den Patienten nicht überfordert, ihn keine Gesundheitsrisiken eingehen läßt und die von den Angehörigen unterstützt wird. Eine solche psychosomatische Erweiterung des medizinischen Krankheitsverständnisses trägt zur Stabilität der Arzt-Patient-Beziehung bei.

Exkurs: Angst, Schuld, Tod

Angst, Schuld, Wut und Trauer sind die zentralen Affekte, die im Verein mit bösartigen Erkrankungen immer wieder erscheinen. Angst ist, wie Battegay (1976) ausführt, ein Grundgefühl des Menschen, dessen ,,Verwirklichungsbedürfnis mit der ständigen Bedrohung durch das Erlöschen seiner leib-seelischen Existenz im Wettstreit" stehe (s. auch Martz 1981). Angst muß auftreten, wenn das Leben bedroht ist. Sie braucht Raum, in dem sie sich entfaltet, verständnisvolle Angehörige und Therapeuten, die nicht aus eigener Angst den Patienten daran hindern, Angst zu zeigen. Daß Schuld im Zusammenhang mit Krebskranken eine Rolle spielt, mag auf den ersten Blick verwundern. Wer trüge im aufgeklärten 20. Jahrhundert noch die mittelalterliche Vorstellung von Krankheit als Fluch und Sünde mit sich herum! Nichtsdestoweniger nehmen viele Krebskranke nach der Behandlung gar nicht oder nur zögernd wieder Kontakte zu ihrer Umgebung auf. Sie schämen sich für das, was ihnen wiederfahren ist, und fühlen sich verantwortlich dafür, so als seien sie an ihrem Mißgeschick selbst schuld. Sie fühlen sich von ihren Nachbarn ausgeschlossen und befürchten, jene warten nun mißgünstig auf ihren Tod. Der Arzt sollte solche Empfindungen ernst nehmen, auch wenn sie so deutlich irrationaler Natur sind. Sie belasten den Patienten, und nur die Aufdeckung ihrer Ursachen, nicht Beschwichtigungen, versprechen Abhilfe: Schuld ist z. T. nach innen gekehrter Zorn. Unzufriedenheit mit sich selbst, dem Versager, der eine Krebserkrankung in seinem Körper zuließ und dadurch an den Möglichkeiten schuldig wurde, die ihm das Leben bot und die er nicht mehr ausschöpfen kann. Auch werden magische Verknüpfungen hergestellt zwischen Ereignissen, an denen sich der Patient schuldig fühlt, und der Erkrankung: die Krebserkrankung als Strafe z. B. für eine Abtreibung, für eigene Wut, Ungerechtigkeit, für Todeswünsche, für alle Arten von Sünden. Eine Überlebensschuld kann eine Rolle spielen, wenn die Tatsache, daß ein Patient seine Eltern überlebt hat, von ihm unbewußt als deren Tötung aufgefaßt wird: ,,Ich versündige mich an meinen Eltern, wenn ich mich nach deren Tod von ihnen trenne und weiterlebe". Schließlich wird der Begriff der Schuld in der Arzt-Patient-Beziehung relevant; die Ärzte selbst fühlen sich schuldig, wenn sie ihren eigenen Ansprüchen nicht genügen können, als verantwortliche Helfer den Krebs zu besiegen. Sie haben das Gefühl, in ihrem Beruf zu versagen, wenn sie ihren Patienten nur in so geringem Ausmaß helfen können, wie dies in der Onkologie der Fall ist. Sie fühlen sich schuldig, anstatt zu trauern, statt sich einzugestehen, daß unter den gegebenen Voraussetzungen ihre Erfolge mäßig bleiben müssen. Patienten, die sich mit dem Verlauf ihrer Erkrankung nicht abfinden können, neigen häufig dazu, ihren Ärzten die Schuld am Fortschreiten der Erkrankung, am Ausbleiben der Heilung, an der Verstümmelung durch die Operation zuzuweisen. Genauso werden im Gegenzug, bewußt oder unbewußt, Patienten für das Ausbleiben eines Behandlungserfolgs verantwortlich gemacht: ,,zuwenig kooperativ, zu unvernünftig, jammern zuviel, lassen sich zu sehr gehen, wehren sich gegen die Behandlung". Solche gegenseitigen Schuldzuweisungen dienen der Abwehr der Trauer. Sich mit dem Unvermeidlichen abfinden, heißt eben trauern, heißt, den Verlust der Unversehrtheit, der Idealvorstellungen, der eigenen Allmacht, der Gesundheit anzuerkennen. Eine schwierige Aufgabe.

Patienten mit schweren Erkrankungen hadern in einem bestimmten Stadium ihrer Erkrankung mit dem Schicksal: ,,Warum gerade ich, womit habe ich das verdient!" Sie werden zornig auf sich, auf jedermann, sie greifen jeden an, der sich ihnen nähert. E. Kübler-Ross (1978) hat dieses Phänomen als regelmäßiges Stadium von unheilbar Kranken und Sterbenden beschrieben, es kann aber bei allen Patienten auftreten, die sich mit einer schweren, lebensbedrohlichen Krankheit auseinandersetzen müssen, wie ja auch bei Menschen, die von schweren Schicksalsschlägen getroffen werden, wie z. B. dem Tod des Gatten. Man muß als Therapeut Geduld haben, bis die Patienten einsehen, daß ihre Kraft auf diese Art verausgabe wird. Sind Angst, Schuld und Wut überwunden, bleibt nur noch die Trauer. Ich habe bereits darauf hingewiesen, daß die genannten Phänomene der Krankheitsverarbeitung, wie Verleugnung, Bagatellisierung, aber auch das Erscheinen von Wut und Schuld im Dienst der Abwehr von Trauer stehen können. Trauer ist das angemessene Gefühl, wenn es um Verluste geht, die unwiederbringlich sind. Trauer hilft uns, uns zu trennen. Aus der Angst vor Trauer und dem Versuch, sie zu vermeiden, resultiert Unbeweglichkeit und Starrheit. Wie das vom Blick der Schlange fixierte Kaninchen, lebt, wer aus Angst vor Trennung nicht trauert, statisch, lebt einen vorweggenommenen Tod. Begreifen wir das Leben als eine unablässige Abfolge von Trennungen, helfen wir als Therapeuten uns selbst und unseren Patienten, in Trauer Vergangenes zu überwinden, um offen zu werden für das, was vor uns liegt.

Was vor uns liegt, wie vor unseren Patienten, ist nicht nur das weitere Leben, sondern auch der Tod. Der Tod, in früherer bis in unsere Zeit aus dem öffentlichen Leben verbannt, in Krankenhäuser und Altenheime abgedrängt, wird neuerdings wieder öffentlich: als Bedrohung des Lebens durch einen Atomkrieg. Ansonsten paßt er in unsere Lebens- und Konsumwelt nicht hinein. Mit der Thanatologie gewinnt eine wissenschaftliche Disziplin an Bedeutung, die den Tod und das Sterben zum Gegenstand hat. Aber gleichzeitig wächst damit die Gefahr, daß der Tod als ,,Sterbedisziplin", als akademisches Fach, wieder dem allgemeinen Bewußtsein entgleitet. Die Thanatologie kann kein Ersatz werden für die Erkenntnis, der sich jeder Mensch stellen muß: daß er seinen eigenen Tod sterben muß. Insofern kann es keine Spezialisten für den Tod geben, es sei denn jene allegorische Figur des Todes selbst, die die Geschichte durchstreift. Was nutzt es, ihr einen Doktorhut aufzusetzen. Ich denke, die Beschäftigung mit den Grundtatsachen der menschlichen Existenz ist für den Arzt die beste Vorbereitung auf seine Patienten, die vom Tod bedroht sind und sich damit auseinandersetzen müssen. Er braucht sich dann nicht speziell in thanatologischen Übungen zum Umgang mit Sterbenden zu schulen, um mühsam die richtige Antwort zu suchen auf die angstvolle Frage des Patienten, ob er sterben muß. Er findet sie aus sich heraus.

Literatur

Angermeyer MC, Freyberger H (Hrsg) (1982) Chronisch kranke Erwachsene in der Familie. Enke, Stuttgart

Badura D (Hrsg) (1981) Soziale Unterstützung und chronische Krankheit: Zum Stand sozialepidemiologischer Forschung. Suhrkamp, Frankfurt

Battegay R (1976) Angst und Sein. Hippokrates, Stuttgart

Diehl V, Plaumann L, Poliwoda H, Weißenfels I, Bolten D, Niedergerke U (1979) Onkologisches Kooperationsmodell Hannover. Dtsch Aerztebl 40: 2565—2569

Greer S, Morris KW, Pettingale KW (1979) Psychological response to breast cancer: Effect on outcome. Lancet 13: 785—787

International Union Against Cancer (1982) Klinische Onkologie. Springer, Berlin Heidelberg New York

Joraschky P, Köhle U (1979) Maladaption und Krankheitsmanifestation. Das Streßkonzept in der Psychosomatischen Medizin. In: Uexküll T von (Hrsg) Lehrbuch der Psychosomatischen Medizin. Urban & Schwarzenberg, München, S 170—202

Kübler-Ross E (1978) Interviews mit Sterbenden. Gütersloher Verlagshaus, Gütersloh

Lain Entralgo P (1969) Arzt und Patient. Kindler, München

Langenmayr A (1980) Krankheit als psychosoziales Phänomen. Hogrefe, Göttingen

Lazarus RS (1966) Psychological stress and the coping process. McGraw-Hill, New York

Lipowski FJ (1970) Physical illness, the individual and the coping process. Psychiat Med 1: 91—102

Martz G (1981) Die Beziehung zwischen Hausarzt und onkologischem Zentrum. In: Meerwein F (Hrsg) Einführung in die Psycho-Onkologie. Huber, Bern, S 184—198

Meerwein F (1981) Die Arzt-Patientenbeziehung beim Krebskranken. In: Meerwein F (Hrsg) Einführung in die Psycho-Onkologie. Huber, Bern, S 84—164

Möhring P, Vietinghoff-Scheel A von (1981) Wie Patienten und Ärzte mit der Diagnose umgehen. Prax Psychosom Psychother 26: 67—72

Möhring P, Wittmeyer H (1983) 10 years later. Vortrag, 7. Intern. Congress Psychosom. Obstr. and Gyn., Dublin

Vietinghoff-Scheel A von (1982) Die Führung des Krebskranken zwischen Klinik und Praxis. Vortrag, „Medica“, Düsseldorf

Weizsäcker V von (1973) Der Gestaltkreis. Suhrkamp, Frankfurt

Fruchtbarkeit, Geburt und Partnerschaft

Sterilisationswunsch und Partnerbeziehung

Elfrun Bork, Annelene Meyer und Elmar Brähler*

Einleitung

Im Rahmen der frauenärztlichen Tätigkeit nimmt die Verhütungsfrage einen breiten Raum ein. Ist der Kinderwunsch in einer Partnerbeziehung erfüllt, taucht nicht selten der Wunsch nach einer endgültigen Verhütungsmethode auf. Seit 1960 findet die Sterilisation bei der Frau aus sozialer Indikation im Sinne der modernen Familienplanung mit Freiwilligkeit und Eigenverantwortlichkeit der Partner als definitive Methode in der BRD zunehmende Verbreitung (Bailer 1972; Kepp 1976; Kunz u. Probst 1975; Mall-Häfeli 1977). In der Praxis wird üblicherweise bei Frauen eine Sterilisation in den letzten Jahren erst dann vorgenommen, wenn sie 30 Jahre und älter sind, der Kinderwunsch des Paares erfüllt ist und nach einer endgültigen Verhütungsmethode mit der höchsten Sicherheit gesucht wird.

Neben dem Hausarzt, dem Psychiater, dem Psychosomatiker und Psychologen beschäftigt sich in steigendem Maße der Frauenarzt mit den positiven und negativen Folgen einer Sterilisation für das Paar. In erster Linie sind es umfangreiche katamnestische Erhebungen, die über die psychische und physische Verarbeitung einer Sterilisation berichten (Barglow 1964; Eicher et al. 1975; Frick-Bruder 1980; Greve 1969; Mall-Häfeli 1977; Petersen 1977). Danach haben sich verschiedene Faktoren als ungünstige Voraussetzungen für die Sterilisationsverarbeitung ergeben (vgl. Meyer et al. in diesem Band). Daraus erwächst die Notwendigkeit, in der Beratungsphase bis zur Entscheidung vor dem operativen Eingriff psychologische Aspekte stärker zu berücksichtigen und in prospektiven Studien Prognosekriterien zu erarbeiten, zumal es sich herausgestellt hat, daß den Frauen häufig unzureichende bzw. dem Verständnis nicht angemessene Informationen über die Tragweite des Eingriffs vorlagen (vgl. Frick-Bruder 1980; Petersen 1977; Berger et al. 1980).

Mit diesem Anliegen nahmen wir im Zentrum für Frauenheilkunde und Geburtshilfe in Gießen eine Untersuchung vor, in die alle Frauen einbezogen wurden, die sich von Januar 1976 bis März 1977 nach abgeschlossener Vorbereitung einen Operationstermin zur Sterilisation geben lassen wollten. Der jeweilige Partner wurde dazugebeten. Nicht aufgenommen in die Studie wurden die Frauen mit den Risikofaktoren einer schweren Grunderkrankung, eines zusätzlichen Ereignisses oder operativen Eingriffs.

Neben dem Gießen-Test (GT), der von beiden Partnern in Selbst- und Fremdbild erhoben wurde (Beckmann u. Richter 1972), war Hauptuntersuchungsinstrument ein ausführliches tiefenpsychologisch orientiertes Interview mit einbezogener Beratung. In dem Interview wollten wir u. a. erfahren, wie die oft anzutreffende Mehrfachmotivation, die möglicherweise auch unbewußte Faktoren zur Sterilisation einschloß, aus der Entwicklung der einzelnen Partner und ihrer Paarbeziehung entstanden ist.

---

* Herrn Dipl.-Psych. F. Berger sei für die Zusammenarbeit bei der Erhebung der Interviews gedankt.

Die Untersuchungen wurden vor dem Eingriff, also „präoperativ", und ca. 6 Monate danach (Katamnese) durchgeführt. Bei der Katamnese stand die Verarbeitungsweise des Eingriffs im Vordergrund des Interviews. In die Stichprobe kamen 51 Paare. 36 Frauen ließen sich sterilisieren (Gruppe A). 8 Frauen faßten wir in einer zweiten Gruppe B zusammen, die bis zur Katamneseerhebung den beabsichtigten operativen Eingriff doch noch nicht hatten vornehmen lassen. Zur dritten Gruppe C gehören 7 Frauen, bei denen bereits präoperativ wegen schwerer psychischer Krankheitszeichen der Eingriff aufgrund des Interviews ärztlicherseits und von psychotherapeutischen Aspekten her abgelehnt wurde.

Die Interviewergebnisse bei den 3 Gruppen werden im folgenden beschrieben und die paardiagnostischen Befunde mit dem GT mitgeteilt.

Dabei werden die *Einzelurteile* von Selbst- (mm, ww) und Fremdbildern (mw, wm) auf Skalenebene [soziale Resonanz (1), Dominanz (2), Kontrolle (3), Grundstimmung (4), Durchlässigkeit (5)] mit einer repräsentativen Stichprobe bundesdeutscher Ehepaare (n = 197; vgl. Brähler u. Beckmann 1981) verglichen. Des weiteren lassen sich diese Einzelurteile korrelativ miteinander verknüpfen, und man erhält ein Maß für die *Interaktionsstruktur* der Paare (vgl. Brähler u. Beckmann 1983). Danach läßt sich die Interaktion der Paare der verschiedenen Gruppen auf den 3 Dimensionen
— „Bestätigung bzw. Negation der Positionen" (mm/wm; ww/mw)
— „positive bzw. negative identifikatorische Projektionen" (mm/mw; ww/wm) und
— „Symmetrie bzw. Komplementarität der Geschlechterpositionen" (mm/ww; mw/wm)
ebenfalls im Vergleich zu der repräsentativen Ehepaarstichprobe beschreiben.

Erfolgte Sterilisation (Gruppe A)

Bei den 36 Sterilisandinnen der Gruppe A hatten jeweils beide Partner Übereinstimmung in der gewünschten Kinderzahl gefunden. Meistens hatten sie in einem Zeitraum von mehreren Jahren die Option für und gegen ein weiteres Kind mehr oder weniger bewußt abgewogen. Die jeweiligen sozialen Gegebenheiten und Begrenzungen, die psychische Tragfähigkeit und Belastungsfähigkeit der Partnerschaft bezüglich der Kinderversorgung und der Verwirklichung der einzelnen Rollenziele der jeweiligen Partner waren größtenteils offen mit einbezogen worden. Die Initiative zur Sterilisation ging von den Frauen aus. Die Paare hatten sich ca. 2—3 Jahre gedanklich mit der Sterilisation und in den letzten 3—6 Monaten aktiver mit ihrer Verwirklichung befaßt. Zwei Drittel der Paare fühlten sich primär durch Massenmedien und ein Drittel durch Ärzte zur Sterilisation angeregt. Der Sterilisationswunsch hatte sich entweder kontinuierlich oder auch nach Phasen innerer Ablehnung wieder gefestigt. Bei etwa zwei Dritteln der Paare war die Phase des Kinderkriegens mit vorwiegend bestätigenden und befriedigenden Gefühlen verbunden. Etwa ein Drittel der Frauen hatte Schwangerschaften und größtenteils auch Geburten objektiv oder subjektiv als schwierig erfahren, was auch von ihren Partnern so erlebt wurde. Sie fühlten sich häufiger mit den Grenzen ihrer Belastbarkeit konfrontiert und entwickelten Überforderungsängste, die sich zeitweilig in heftigen Schwangerschaftsängsten nachhaltig äußerten. Sie wurden zur Rechtfertigung eines Sterilisationswunsches eingesetzt. Bezüglich der Klarheit der kontrazeptiven Motivation zur Sterilisation erkannten wir im groben 2 Untergruppen.

a) Motiv 1: Nach der Identität als Mutter neue Identität als Frau

Bei 15 Paaren war der Kinderwunsch schon seit Jahren erfüllt. Die Frauen fühlten sich durch die größer und selbständiger werdenden Kinder in ihrer Identität als Mutter nicht mehr ausgefüllt. Die Loslösung der Kinder vom Elternhaus konnte von beiden Partnern ohne größere Konflikte akzeptiert und unterstützt werden. Beide Partner erkannten eine gewisse Notwendigkeit der Neuorientierung ihrer Partnerschaft. Besonders die Frauen glaubten, ihre weibliche Identität jetzt wieder in neuen beruflichen Aktivitäten und sozialen Kontakten finden zu können. Sie wurden von ihren Partnern in dieser Orientierung akzeptiert und unterstützt. Auseinandersetzungen dazu konnten ausgetragen und auch offen besprochen werden. Reversible Verhütungsmethoden hatten nie Probleme bereitet, ihre dauerhafte Anwendung wurde von den Frauen aber abgelehnt. In ihrer jetzt angestrebten Identität wollten sie nicht erneut in die Rolle der Mutterschaft durch eine weitere Schwangerschaft gezwungen werden. Sie hatten die unglückliche Situation ihrer Mütter oder Schwiegermütter deutlich in negativer Erinnerung: Diese hatten ihre mütterliche Identität so stark besetzt, daß sie im Zuge der Loslösung ihrer Kinder sich unglücklich, unzufrieden und leer fühlten. Zu einer inneren Umorientierung fehlte ihnen die Einstellung. Die Männer dieser Frauen konnten deren Ängste vor einer ähnlichen Identitätskrise verstehen. Sie unterstützten ihre Partnerinnen in einer besseren Abgrenzung ihrer Identität als Mutter von der Identität als Frau. Die Frauen unterschieden sich in ihrem Streben nach Autonomie und Freiheit deutlich von ihren Müttern.

b) Motiv 2: Wunsch nach problemloser Kontrazeption

In der anderen Untergruppe der Sterilisandinnen wurde die kontrazeptive Motivation zur Sterilisation vordergründig auch in dem erfüllten Kinderwunsch beschrieben. Es fand jedoch im Vergleich zu den oben genannten Frauen keine so klare Abgrenzung zwischen der Identität als Frau und der als Mutter statt. Die Partnerschaft mußte stärkere Verunsicherungen in der Identitätsfindung bewältigen. Obwohl die wesentliche Bestätigung der Frauen für beide Partner in der Mutterrolle bestand, wurden Schwangerschaften und Geburten häufiger auch als schwierig empfunden und vermittelten diesen Frauen im Vergleich zu denen der anderen Untergruppe nicht das Maß an Erfüllung und Bestätigung. Die Frauen spürten verstärkt Nervosität, Gereiztheit und Launenhaftigkeit und hatten häufiger gegen Versagungsängste anzukämpfen. Die Partner fanden teilweise nur schwer Verständnis für die Identitätsproblematik ihrer Frauen. Sie fühlten sich selbst sicherer, solange sich ihre Frauen in einer gewissen Abhängigkeit und Isolation befanden. Das Selbständigwerden der Kinder wurde von diesen Eltern z. T. kränkend empfunden, und sie reagierten vorübergehend mit körperlichen oder seelischen Beschwerden. Im Vergleich zu der anderen Untergruppe hatten diese Paare in ihrer Beziehung größere Unsicherheiten in der Findung ihrer Identität zu bewältigen und stärkere Auseinandersetzungen in der Anpassung an gegenseitige Rollenerwartungen auszutragen. Zeitweilig fühlten sie sich am Rande zur Dekompensation. Dann wurden diese Auseinandersetzungen begleitet von Konflikten auf kontrazeptiver, sexueller, gesundheitlicher und beruflicher Ebene und im Umgang mit den Kindern. Die Zusammenhäge zwischen den seelischen und somatischen Reaktionsweisen waren den Paaren größtenteils zugänglich, oder sie konnten diese im Interview erkennen. Reversible Verhütungsmethoden wurden von den Frauen jahrelang relativ konfliktfrei angewendet. In der Phase vor der Sterilisation klagten sie aber zunehmend über somatische Beschwerden wie Kopfschmerzen, Übelkeit, Erbrechen, Brustspannung, Gewichtsveränderungen, Fluorbeschwerden, Unterleibsschmerzen, Blutungsstörungen etc. Wir hatten den Eindruck, daß diese Beschwerden einerseits und Schwangerschaftsängste andererseits diesen Paaren auch zur Rechtfertigung ihres Sterilisationswunsches dienten. Oftmals hielten sie später die Sterilisation vor der Familie und der Umgebung geheim. Sie fürchteten gemeinsam den negativen weltanschaulichen Druck und mögliche Sanktionen durch die Umgebung. Unseres Erachtens dokumentierte der Sterilisationswunsch eindeutig den erfüllten Kinderwunsch trotz der zeitweiligen Überlagerung durch Unsicherheiten in der Bewältigung der Identitätsfindung, denn die spätere Sterilisation hatten sie doch mit den Partnern besprochen. Da es diesen Paaren stets gelang, Dekompensationserscheinungen rechtzeitig abzuwenden, gestanden wir ihnen diese Fähigkeit bezüglich der Sterilisationsverarbeitung ggf. unter Einbeziehung äußerer Hilfe ebenfalls zu.

c) Die Verarbeitung der Sterilisation

Bei den katamnestischen Interviews zeigten sich alle Paare mit der Sterilisation zufrieden und bestätigten die Richtigkeit des Eingriffs. Ein Teil der Paare hatte durch die Sterilisation keine Veränderungen erwartet und auch nicht registriert. Über die Hälfte der Frauen und Männer erklärten übereinstimmend ein größeres Wohlbefinden und Befreiung von inneren Spannungen. Bei der Hälfte der Frauen schienen die im Zusammenhang mit reversiblen Verhütungsmethoden stehenden somatischen Beschwerden nach dem Eingriff völlig aufgehoben zu sein. Mitunter hatten wir jedoch einen gewissen Verdacht, daß sie unter dem Druck der vollzogenen Sterilisation eventuelle Ambivalenzen und Schwierigkeiten eher bagatellisieren oder ausblenden mußten.

d) Testpsychologische Befunde zur Paarstruktur bei erfolgter Sterilisation

Bei 31 Paaren der Gruppe A lagen präoperativ die GT-Befunde vor, bei 32 für den Zeitpunkt der Katamnese.

Präoperativ unterscheiden sich die 31 Paare kaum von ,,Normalpaaren''. Lediglich im Bereich der ,,Kontrolle'' (GT-Skala 3) wird die Position des Mannes in erhöhtem Maße durch die Frau bestätigt. Es handelt sich damit um eine relativ unauffällige Gruppe, Hinweise auf eine generelle Tendenz einer Beziehungsstörung lassen sich nicht finden.

Bei der Katamnese zeigen sich jedoch gegenüber der Eichstichprobe mehrere signifikante Abweichungen: Die Frauen erleben sich dominant und unterkontrolliert (ww, Skala 2 und 3, $p < 0{,}05$), ihre Männer nehmen sie ebenfalls als unterkontrolliert wahr, (wm, Skala 3, $p < 0{,}05$).

Bei den Indizes zur Beschreibung der Paarstruktur weichen die Paare dieser Gruppe nach der Operation bezüglich der Dimension ,,Bestätigung bzw. Negation der Positionen'' (mm/wm, ww/mw) von der Eichstichprobe in verschiedenen Bereichen ab. Insgesamt fällt eine Tendenz zur erhöhten Bestätigung sowohl seitens der Männer und noch stärker seitens der Frauen auf.

Die Selbstwahrnehmung der Männer wird im Bereich ,,Soziale Resonanz'' (Skale 1: $r_{mm/wm} = 0{,}74$, $p < 0{,}05$), ,,Kontrolle'' (Skala 3: $r_{mm/wm} = 0{,}73$, $p < 0{,}01$) und ,,Grundstimmung'' (Skala 4: $r_{mm/wm} = 0{,}70$, $p < 0{,}05$) in ausgeprägtem Maße seitens ihrer Frauen bestätigt.

Die Selbstwahrnehmung der Frauen wird ihrerseits von den Männern, besonders ausgeprägt im Bereich der ,,Durchlässigkeit'' (Skala 5: $r_{ww/mw} = 0{,}75$, $p < 0{,}01$), bestätigt, also im Bereich sozial-emotionaler Qualitäten vorwiegend im Kontakt zum Partner.

Im psychodiagnostischen Befund bei der Katamnese sind die Paare der Gruppe A charakterisiert durch die Auseinandersetzung mit Triebhaftigkeit und Kontrolle. Dies läßt vermuten, daß die Paare unter dem Eindruck der Sterilisation, und mehr noch nach erfolgtem Eingriff, sich verstärkt mit gesellschaftlichen Normen konfrontiert sehen. Zum Befragungszeitraum war die Sterilisation eine noch weniger verbreitete Form der Empfängnisverhütung als heute, und die Kosten wurden ohne medizinische Begründung von den Krankenkassen nicht immer erstattet. Es ist denkbar, daß die Partner sich vor Fragen gestellt sehen wie: Ist die durch die Sterilisation mögliche freiere und unbeschwertere Sexualität auch gesellschaftlich akzeptiert? Kann man eventuellen Vorwürfen von Zügellosigkeit und Triebhaftigkeit standhalten? Darf man die eigene „natürliche" Fruchtbarkeit dauerhaft beschneiden? Darf man Fruchtbarkeit und Sexualität wirklich voneinander trennen und Sexualität für sich genommen unbeschwert genießen? Wird man von anderen wirklich weiterhin als vollwertige Frau akzeptiert, auch wenn die Möglichkeit zum Kinderkriegen nicht mehr gegeben ist?

Da die Interaktionsstruktur der Paare durch eine erhöhte Bereitschaft zur positiven Bestätigung v. a. seitens der Frauen gekennzeichnet ist, eine extrem hohe Bestätigung jedoch auch eine Einengung durch Festschreibung des Partners auf dessen Position bedeutet, ist zu vermuten, daß sich die Frauen, die auch die Operation an sich haben vornehmen lassen, dem Druck gesellschaftlicher Normen noch stärker ausgesetzt fühlen. Bemerkenswert ist jedoch, daß die Paare der Auseinandersetzung mit gesellschaftlichen Normen und Werten durch gegenseitige Bestätigung entgegenwirken. Sie rücken also gewissermaßen enger zusammen und bilden gegenüber der Außenwelt als Paar eine Einheit.

Verzicht auf Sterilisation (Gruppe B)

8 Frauen waren der beabsichtigten Sterilisation bis zum Zeitpunkt der Katamnese ferngeblieben. In dem Interview vor dem gewünschten operativen Eingriff spürten wir bei diesen Frauen einen stärkeren Ambivalenzkonflikt gegenüber der Sterilisation im Vergleich zu den Frauen der Gruppe A. Sie beteuerten heftig ihren festen Entschluß zur Sterilisation, versuchten jedoch gleichzeitig, ihre Ängste davor an Narkose- oder intraoperativen Risiken festzumachen. Die meisten hatten seit Jahren wiederholt die Sterilisation für sich beschlossen und immer wieder verworfen. Auch jetzt fürchteten sie, durch das Gespräch erneut schwankend zu werden.

Bei diesen Frauen hatten die starken ambivalenten Gefühle ihre biographische Vorgeschichte in der Kindheit und Jugend. Die Eltern aller dieser Frauen manövrierten sich immer wieder in Überforderungen und Erschöpfungen, gerieten in heftige Streitigkeiten, isolierten die Familie und agierten ihre Konflikte in Krankheiten (Asthma bronchiale, Depressionen etc.) aus. Diese Frauen erlebten ihre Eltern als unzuverlässig, sie fühlten sich mit Entwicklungsproblemen allein gelassen. 5 Frauen mußten früh Muttersatzfunktionen jüngeren Geschwistern gegenüber erfüllen. Sie fühlten sich überfordert und in eigenen Wünschen zu kurz gekommen, auch bezüglich ihrer beruflichen Ausbildung. Auf dem Boden dieser ständigen narzißtischen Kränkungen ihrer symbiotischen Wünsche mit den zurückgebliebenen Gefühlen des „Alleingelassenseins", des „Nicht-wichtig-genug-Seins", des „Nichtgeliebtseins", der Wertlosigkeit etc. gingen diese Frauen eine sehr frühe Partnerschaft ein, in der unbewußten Hoffnung, daß das innere Defizit ihres Selbstwertes nun aufgefüllt werde. Mehrfach hatte sich die Partnerwahl so ergeben, daß der gefundene Partner ein ähnlich geprägtes Elternhaus verlassen hatte und in der Beziehung ebenfalls „Anlehnung und Versorgung" suchte. Einerseits glaubten diese Paare sich durch ähnliche Lebenswege gut verstehen zu können. Andererseits tendierten sie nach unserem Eindruck dazu, bald in Rivalität um die Befriedigung gleicher Bedürfnisse zu geraten. Für diese Frauen wiederholten sich nun in der Ehe die Gefühle des „Zu-kurz-Kommens".

Im Umgang mit Problemen verhielten sie sich ähnlich ihren Eltern. Innere Konflikte bagatellisierten oder verleugneten sie, agierten sie teilweise in der Partnerschaft aus, verdrängten sie in körperliche Erkrankungen oder begründeten sie mit handfesten, verstehbaren, alltäglichen Problenen wie „zu enge Wohnung, erdrückende Schulden, Bau eines Hauses etc".

Die gesuchte Aufwertung konnten diese Frauen in der Phase des Kinderkriegens nur teilweise erreichen. Die Schwangerschaften waren entweder durch Gestosen geprägt oder hatten so belastende elende Gefühle verursacht, daß sie teilweise nur mit Sedativa überstanden werden konnten. Schwere Geburtskomplikationen ereigneten sich bei 4 Frauen. Das Aufwachsen der Kinder war eher schwierig und von häufigem Kranksein, Verhaltensstörungen oder Lernschwäche begleitet.

Diese Paare hatten schnell Kinder bekommen, die für sie ein Zeichen der Bestätigung und Festigung der Ehe waren, da ihre Eltern schon allein der Kinder wegen nie auseinander gegangen wären. Andererseits schilderten diese Paare die Versorgung ihrer Kinder häufiger auch als eine schwerere Belastung. Aus der eigenen Biographie dieser Frauen und größtenteils auch ihrer Männer war dieser Verlauf vorhersehbar. In der Befriedigung ihrer eigenen prägenitalen Wünsche nach ,,Geborgenheit und Versorgung" waren sie häufig enttäuscht worden. Für diese Paare wurden durch Schwangerschaften und Kinder ihre eigenen nicht befriedigten Wünsche unbewußt mit ihrem Konflikthintergrund neu aktualisiert, d. h. es aktualisierte sich ein überstarker Wunsch nach Befriedigung symbiotischer Wünsche mit gleichzeitig aufkommender Wut und Enttäuschung über die Nichtbefriedigung. Aufgrund dieser Frustrationen erreichten die Frauen nicht die Stufe der Reife, auf der Geborgenheit und Versorgung zu einem Genuß werden, und konnten solchen Genuß nicht an den Partner und die Kinder mitteilen. Sie blieben in einer stärkeren Identifikation mit der eigenen frustrierenden Mutter verhaftet. Entsprechend hatten diese Frauen es im Vergleich zu denen der Gruppe A schwerer, Bestätigung und Befriedigung in der Rolle als Mutter zu finden.

Wir hatten den Eindruck, daß stärkere Verschärfungen unbewußt inzestuöser Konflikte sich eher bei diesen Frauen als bei denen der Gruppe A zeigten, über die im einzelnen an anderer Stelle berichtet wurde (Bork 1980). Diese Paare äußerten durchweg auffällig stärkere sexuelle Störungen und Konflikte als die Paare der Gruppe A. Sexualfeindliche Einstellungen wie: ,,Als Frau darf man sexuelle Bedürfnisse nicht haben", oder ,,Man tut es nur für den Partner", dokumentieren die Rolle als Sexualpartnerin. Sie äußerten stärker und heftiger empfundene Schwangerschaftsängste und wehrten mit Überforderungs- und Erschöpfungsgefühlen sowie heftigen Affekten sexuelle Begegnungen ab. Ihre sexuellen Konflikte projizierten die Frauen allein auf die Pille oder die Spirale. Unter der Kontrazeption litten sie an heftigen körperlichen Beschwerden. Aber auch negative Gefühle, stärkere vegetative Symptome, Aggressionen gegen Kinder und Partner, Unsicherheits- und Wertlosigkeitsgefühle projizierten diese Paare auf die Kontrazeption. Die negativ orientierte weibliche Identifikation wird auch durch Äußerungen: ,,Zum Frausein gehören Last und Entbehrungen dazu" deutlich. Fünf dieser Frauen litten unter Kontaktängsten im Umgang mit anderen Menschen und hatten Ängste vor Verantwortung, wenn sie versuchten, einer beruflichen Tätigkeit nachzugehen; sie mußten deshalb wieder in die Familie zurückkehren.

Bezüglich des Sterilisationswunsches hatten wir bei diesen Frauen den Eindruck, daß mehrere Konfliktebenen unterschiedlicher Ausprägung unbewußt zusammentrafen: Einerseits fanden wir eine relativ ausgeprägte Fixierung dieser Frauen in der Identifikation mit den leidenden, stets überfordert wirkenden Seiten der eigenen Mütter. Einer daraus resultierenden tiefen inneren Angst des ,,schicksalhaften Ausgeliefertseins gemäß dieser Rolle" suchten sie durch eine Sterilisation entrinnen zu können.

Andererseits zeigte sich, daß diese Frauen die wiederholt erlittenen Frustationen als Enttäuschung über sich selbst verarbeiteten und sich mit der Zerstörung ihrer weiblichen Potenz (Fruchtbarkeit) bestrafen wollten. Gleichzeitig sollte unbewußt die Schicksalswende zur glücklichen, zufriedenen Rolle einkehren. Äußerungen wie: ,,Ich erhoffe mir

Bequemlichkeit durch die Sterilisation" und „All die unzumutbaren und bedrohlichen Erkrankungen durch die Pille und die Spirale fallen weg" charakterisieren diesen Wunsch.

Des weiteren würde die Sterilisation eher inzestuöse Wünsche ermöglichen, da sichtbare Folgen (Kinder) diese Frauen nicht mehr „verraten" könnten. Bewußt erhofften sich diese Frauen durch die sichere Kontrazeption eine von Schwangerschaftsängsten befreite, unbeschwertere Sexualität.

Diesen Paaren war die Konflikthaftigkeit ihres Sterilisationswunsches vorbewußt oder soweit zugänglich, daß sie schon während des Interviews, wenn auch mit rationalisierten Begründungen, wieder von ihrem Sterilisationsanliegen Abstand nehmen konnten. In diesem Erkenntnisschritt unterstützten wir diese Paare, zumal wir den Eindruck hatten, daß der Sterilisationswunsch als symbolischer Hilferuf gegenüber dem Arzt zu verstehen war: als ein Hilferuf mit dem Wunsch, aus der Verflechtung verwirrender, unbewußt gegensinniger Strebungen mit Dekompensationstendenzen befreit zu werden, aus denen sie sich nicht selbst lösen konnten. Da das vordergründige Verhaltensmuster dieser Paare in dem Glauben bestand, an dem Zustandekommen von Schwierigkeiten und Dekompensationen im Leben selbst keine Verantwortung zu tragen, war zu vermuten, daß eine krisenhafte Verarbeitung der Sterilisation zum gegenwärtigen Zeitpunkt nicht bewältigt werden würde. Daher rieten wir erst zu weiteren psychotherapeutischen Beratungen mit dem Ziel, in der Verflechtung der verschiedenen konflikthaften Ebenen und ihren Folgen mehr Klarheit zu bringen und ihnen einen verbalen Zugang zu ihren Gefühlen zu ermöglichen. Erst dadurch würden diese Paare die für den Entschluß zu einer Sterilisation notwendige innere Freiheit erlangen können, die Voraussetzung ist für eine positive Bewältigung des Eingriffs. Andererseits erlebten wir diese Paare auch so leicht verletzbar, daß sie dieses psychotherapeutische Angebot aus inneren Kränkungen, Ängsten und Ambivalenzen heraus wohl nicht annehmen würden. Diese Vermutung bestätigte sich in den katamnestischen Interviews.

Im Gießen-Test unterscheiden sich die Paare der Gruppe B von den Paaren der Eichstichprobe in folgenden Bereichen: Die Frauen erleben sich selbst als verschlossen (ww, Skala 5, $p < 0,05$).

Die Männer nehmen ihre Frauen depressiv (mw, Skala 4, $p < 0,05$) und verschlossen (mw, Skala 5, $p < 0,01$) wahr.

Die Frauen erleben ihre Männer als unterkontrolliert (wm, Skala 3, $p < 0,01$).

In bezug auf die Interaktionsstruktur der Paare werden verschiedene Mechanismen deutlich: Die Männer neigen zu ausgeprägter Bestätigung der Frauen im Bereich „Soziale Resonanz" (Skala 1: $r_{ww/mw} = 0,91$, $p < 0,05$).

Demgegenüber negieren die Männer die Selbsteinschätzung ihrer Frauen bezüglich der „Durchlässigkeit" (Skala 5: $r_{ww/mw} = -0,58$, $p < 0,05$), während Männer der Eichstichprobe ihre Frauen in diesem Bereich in mittlerem Ausmaß bestätigen.

Die Männer neigen im Bereich der „Kontrolle" zu extrem hoher negativer Projektion (Skala 3: $r_{mm/mw} = -0,94$, $p < 0,01$); d. h. die Männer, die sich selbst eher zwanghaft und triebfeindlich einschätzen, wehren ihre triebhaften Anteile ab und nehmen fast mit Sicherheit ihre Frauen unterkontrolliert wahr bzw. umgekehrt projizieren die Männer, die sich selbst eher triebhaft und unkontrolliert erleben, ihre zwanghaften Seiten auf ihre Frauen.

Im Bereich der „Dominanz" (Skala 2: $r_{mm/ww} = -0,79$, $p < 0,05$) und der „Grundstimmung" (Skala 4: $r_{mm/ww} = -0,76$, $p < 0,05$) zeigt sich eine hohe Komplementarität, d. h. die Paare rivalisieren um die Position des Stärkeren bzw. Unterlegenen und kämpfen darum, wer der Depressive, Anlehnungs- und Versorgungsbedürftige bzw. der Ausgelassene und Versorgende in der Beziehung sein darf.

Über alle Gießen-Test-Dimensionen hinweg werden bei den Paaren der Gruppe B Auffälligkeiten und Spannungsfelder in der Paardynamik deutlich. In ihrer Ambivalenz bezüglich des Sterilisationswunsches bedienen sich die Partner im Umgang miteinander verschiedenster Mechanismen:

— Im Bereich sozial-emotionaler Qualitäten im Kontakt nach außen (Skala 1) in Form einengender Bestätigung, im Kontakt nach innen zum eigenen Partner (Skala 5) in Form festlegender Negation der Frauen durch ihre Männer,
— im Bereich der Auseinandersetzung um Triebkontrolle und gesellschaftliche Normen (Skala 3) in Form ausgeprägter negativer identifikatorischer Projektion der Männer auf ihre Frauen und
— im Bereich der Auseinandersetzung um die Position des ,,Starken" (Skala 2) und des ,,Leidenden" (Skala 4) in Form von Rivalitäten und offenen Kämpfen zwischen den Partnern, d. h. sie tragen Machtkämpfe um die Geschlechtsrollenpositionen gerade in den Bereichen aus, die nach tradierten Rollenvorstellungen als typisch ,,männlich" und als typisch ,,weiblich" gelten.

Die Ergebnisse der GT-Paardiagnostik machen in beeindruckender Weise deutlich, daß die Paare der Gruppe B zum Zeitpunkt der Äußerung ihres Sterilsationswunsches gegenüber den Ärzten sich noch voll in offener Auseinandersetzung befinden. So gerät die Geschlechtsrollenidentität beider Partner ins Wanken. Die Beurteilung der Ehemänner hinsichtlich der sozialen und emotionalen Kontakte und Bezüge ihrer Frauen wirkt einschränkend und gefährdet den gerade in diesem sozialen Bereich wichtigen und wünschenswerten Verhaltensspielraum. Die Einschätzung der Männer bezüglich ihrer eigenen Triebhaftigkeit und gesellschaftlicher Normen und Werte erscheint verzerrt.

Eine Sterilisation der Frauen zu diesem Zeitpunkt wäre sicherlich falsch oder noch zu früh gewesen, da die Paare noch deutlich mitten in einem Entscheidungs- und Bewertungsprozeß stehen, der ihnen offensichtlich selbst auch zugänglich zu sein scheint, wenn sie diesem in ihren GT-Beurteilungen Ausdruck verleihen. Insofern kann ihr Entschluß, vom Sterilisationswunsch wieder Abstand zu nehmen, auch nach der Analyse der Paardynamik im GT nur bekräftigt werden, v. a. wenn wir davon ausgehen, daß eine Sterilisation nur auf der Grundlage einer ausgewogenen Entscheidung und einer stabilen Paarbeziehung durchgeführt werden sollte, will man eine positive Verarbeitungsweise des Eingriffs erwarten.

Verweigerte Sterilisation (Gruppe C)

Bei 7 Frauen lehnten wir die Sterilisation wegen schwerer psychischer Entwicklungsstörungen ab. Diese Gruppe war sehr heterogen.

Ein Teil der Frauen stellte den Sterilisationswunsch kühl, scheinbar abgetrennt von den eigenen Lebenszusammenhängen, als notwendiges, aber unbedeutendes Ereignis dar. Dabei wurde das Interview eher von einer inneren Teilnahmslosigkeit und Sprachlosigkeit beherrscht. Auf Fragen wirkten diese Frauen zugeknöpft, bezüglich ihrer Kindheit und Jugend und ihrer Beziehung zu den Eltern befragt, reagierten sie oft pauschalierend. Nur auf konkretes Fragen hin erfuhren wir, daß sich in ihrer frühen Kindheit meistens schicksalsschwere mit Tod und Trennung verknüpfte Ereignisse abgespielt hatten, die mitunter losgelöst von jeglichen Gefühlen im Raum standen.

Vieles konnte nicht aus konkreten Mitteilungen, sondern aus der ,,inszenierten" Atmosphäre abgeleitet werden. Daraus schlossen wir auf die entsetzliche Hilflosigkeit, in die diese Frauen geraten müßten, wenn ihr Schematismus versagen und diese wie ausgelöscht und ausgebrannt wirkenden Gefühle als Ängste über sie herfallen und sie überfluten würden.

Andere Frauen dieser Gruppe verlangten klar und eindringlich die Sterilisation. In ihren anfänglichen Darstellungen wirkten sie angemessen durchsetzungsfähig und führten einsehbare Gründe für ihren Wunsch auf. Dabei stellte sich allerdings eine Atmosphäre mit dem bedrohlichen Hintergrund des „letzten Auswegs oder Rettungsankers" heraus. Erkundigten wir uns nach Besonderheiten in der früheren Lebensgeschichte, so kippte die Atmosphäre plötzlich in eine Stimmung der „Verbissenheit", der „wütenden Verschlossenheit", der „kindlichen Hilflosigkeit" etc. um. Nicht selten entstand dann für uns der Eindruck des krampfhaften „Sich-festhalten-Wollens" an eine angepaßte „normale" Haltung nach außen. Es war möglich, daß weitere in sie eindringende Fragen so bedrohlich erlebt wurden, daß sie das Gespräch beendeten und in bedrohlicher und beschwörend abgerückter böser Form die Sterilisation verlangten, da wir sonst an „ihrem eigenen und dem Ruin ihrer Familie schuld seien". Das plötzliche Umkippen in eine beschuldigende Distanzlosigkeit uns gegenüber konnte gepaart sein mit aufkommender Trennungsdrohung.

Einige Frauen schilderten tränenüberströmt einen vor vielen Jahren erlebten Verlust einer engen Bezugsperson so gegenwärtig und nahe, als hätte sich der Verlust erst gestern ereignet. Alle diese Reaktionsweisen, mit denen wir uns konfrontiert sahen, ordneten wir letztlich Momenten unerträglich werdender Gefühlsüberflutung zu, in die diese Frauen durch unsere Orientierungsfragen gerieten. Dabei wurde uns deutlich, daß sich wohl auch ähnliche Szenen in der näheren Umgebung dieser Frauen, d. h. in ihren Familien, abspielen.

Diese Reaktionsweisen basierten auf dem Hintergrund tief verborgener frühkindlicher Konflikte, die eine hochambivalente Identität bedingten. Dadurch gerieten diese Frauen immer wieder in für sie (auf der unbewußten Ebene) bedrohliche und unerträgliche konflikthafte Situationen. Immer dann spürten sie heftige innere Unruhe bis hin zu panischen Ängsten, tiefen depressiven Verstimmungen und wütenden Zuständen, von denen sie sich verfolgt und bedroht fühlten und denen sie hilflos ausgesetzt waren. Durch das Kinderkriegen hatten sie sich eine Erlösung („Messiasfunktion") von dieser Bedrohung und inneren Unruhe erhofft. Die reale Versorgung der Kinder war dann aber zu einer meist starken Belastung geworden. Auf der bewußten Ebene wurde jetzt diese Überbelastung durch die Kinder, die stets vorhandenen Probleme mit reversiblen Verhütungsmethoden und die z. T. als unerträglich erlebte Sexualität zu den Ursachen all ihrer Schwierigkeiten im Leben erhoben. Deshalb verlangten sie die Sterilisation. Auf der unbewußten Ebene erkannten wir in dem Sterilisationswunsch die erneute „Messiasfunktion" und rieten deshalb von der Sterilisation ab; wir versuchten diese Frauen einer Psychotherapie näherzubringen.

Fallbeispiel

In einem kurz umrissenen Fallbeispiel soll nun ein möglicher Konflikthintergrund in groben Zügen dargestellt werden.

Eine Patientin, etwas über 30 Jahre alt, litt an einer immer wiederkehrenden Colitis ulcerosa, wodurch eine sichere orale Empfängnisverhütung nicht möglich war. Vor vielen Jahren hatte sie kurz nach der Geburt ihrer Tochter ihren Mann durch einen Autounfall verloren. Auf den Tod ihres Mannes reagierte sie außerdem mit akuter Unruhe (sie wechselte in 3 Jahren 11mal die Arbeitsstelle) und tiefen Depressionen, die in den letzten Jahren andauerten. Deshalb unterzog sie sich seit 2 Jahren einer psychotherapeutischen Behandlung. Neben den Depressionen spielten quälende, immer wiederkehrende Mordphantasien, die ihrer Mutter galten, für diese Frau eine zentrale Rolle. Es stellt sich heraus, daß die Patientin mit Beginn der Pubertät in immer größere Schwierigkeiten mit ihrer Mutter geraten war. Sie hatte sich ihrer Mutter immer extrem ausgeliefert gefühlt, sie mußte ihr gegenüber eine unerträglich dienende Haltung einnehmen. Die Mutter war für sie eine unheimliche, unglückverheißende Schicksalsgöttin. Auf diesem Hintergrund wurde sie eine neurotisch gestörte Frau mit einem schweren Identitätskonflikt als Frau und als Mutter. Seit 1 1/2 Jahren hatte sie eine Beziehung zu einem anderen Mann aufgenommen, der sich als sehr schwach herausstellte. Ein weiteres Kind in dieser hochambivalenten Beziehung würde tiefliegende frühkindliche Konflikte in traumatischer Weise aktualisieren. Dies spürte die Patientin und wollte sich deshalb sterilisieren lassen. Andererseits ließ sich dringend vermuten, daß die Sterilisation von ihr später aufgrund ihrer extremen Ambivalenz (dem Kinderwunsch gegenüber) als totaler Verlust der Weiblichkeit erlebt werden und der Wunsch nach einer Korrektur wieder auftauchen würde. Die durch einen Eingriff eintretende Verschärfung der Identitätsproblematik würde ihr ferner die Chance nehmen, ihre Konflikte in einer Psychotherapie doch noch bewältigen zu können. Aus diesen Gründen lehnten wir die Sterilisation ab.

In einem Kontrollinterview 2 Jahre später erfuhren wir, daß es der Patientin andernorts durch ihr Verhalten gelungen war, eine Gebärmutterentfernung zu erreichen. Auf uns wirkte sie jetzt wie eine um 10—15 Jahre gealterte Frau. Ein umfangreiches Beschwerdebild dokumentierte die vorzeitig erlebten Wechseljahre in heftigster Form. Wegen immer wieder wechselnd lokalisierter starker Schmerzen unklaren Ursprungs, die als rheumatische Beschwerden gedeutet wurden, benötigte sie seit der Operation fast täglich Spritzen. Sie beschrieb auftretende Stoffwechselentgleisungen. Es gelang ihr oftmals nur mit Psychopharmaka, eine innere Ruhe wiederzufinden. Zu Ärzten hatte sie kaum noch Vertrauen. Auf die Ärzte, die ihr die Gebärmutter herausoperiert hatten, richtete sie all ihre Wut. Sie konnte sich jetzt nicht mehr an ihre tiefe innere Unruhe erinnern, derzufolge sie vor 2 Jahren bei uns einen operativen Eingriff erzwingen wollte.

Im psychodiagnostischen Befund wiesen die Paare der Gruppe C im Vergleich zur Eichstichprobe kaum signifikante Unterschiede auf.

Beim Vergleich der Einzelprofile zeigt sich lediglich im Bereich der ,,Grundstimmung" eine Abweichung: Die Frauen nehmen ihre Männer hypomanisch wahr (ww, Skala 4, $p < 0{,}05$).

In der Interaktionsstruktur wird ein signifikanter Unterschied bezüglich der Dimension ,,negative identifikatorische Projektion" im Bereich ,,Soziale Resonanz" seitens der Frauen deutlich: Die Frauen, die sich selbst als unattraktiv und sozial mißachtet erleben, wehren ihre attraktiven Seiten bei sich selbst ab und projizieren sie auf ihre Ehepartner, indem sie mit ziemlicher Sicherheit diese als attraktiv, beliebt und sozial erfolgreich wahrnehmen. Die Frauen, die sich umgekehrt selbst als attraktiv ansehen, wehren ihre unattraktiven Seiten ab und nehmen mit hoher Sicherheit ihre Männer als sozial erfolglos und negativ sozial resonant wahr (Skala 1: $r_{ww/wm} = -0{,}83$, $p < 0{,}05$).

Auch in anderen GT-Dimensionen wird eine Tendenz zu negativen identifikatorischen Projektionen (Skala 2, 4, 5) deutlich. Des weiteren fällt eine Tendenz zur Komplementarität in den Geschlechterpositionen auf der Ebene der Fremdbeurteilungen auf (relativ hohe negative Koeffizienten $r_{mw/wm}$ bei den Skalen 1, 2, 4, 5), d. h. die Paare neigen dazu, gewissermaßen verdeckt miteinander zu rivalisieren und einen verdeckten Machtkampf zwischen den Geschlechtern bezüglich gegenseitiger Rollenerwartungen zu führen.

Die geringe Anzahl signifikanter Abweichungen liegt wohl zum einen an der geringen Fallzahl und zum anderen an der Heterogenität der Gruppe.

Außerdem ist es möglich, daß die Paare der Gruppe C ängstlich darum bemüht sind, so ,,normal" wie möglich zu erscheinen, v. a. im Hinblick auf die Befürwortungen der Sterilisation durch die Ärzte (die Patientenpaare füllten die Fragebögen ja noch vor dem Interview mit den Ärzten aus).

Die geringe Zahl der Abweichungen im Gießen-Test bei dieser Untergruppe im Gegensatz zum klinischen Urteil macht des weiteren deutlich, daß eine schematische Beurteilung der Patientenpaare allein aufgrund der GT-Paardiagnostik in keinem Falle ausreicht, sondern die Testergebnisse nur in Verbindung mit einem ausführlichen Gespräch zu einem verantwortungsvollen klinischen Urteil führen können.

Zusammenfassung

In der Gruppe A (Sterilisandinnen) dokumentiert der Sterilisationswunsch nach einer relativ befriedigend erlebten Phase des Kinderkriegens und -aufziehens den Moment einer Neuorientierung in der Identität der jeweiligen Partner und ihrer Beziehung zueinander. Die von den Frauen angestrebte größere Autonomie wird von den Partnern unterstützt. Der Umgang mit Konflikten bei diesen Paaren ist offen und muß kaum über körperliche Beschwerden ausagiert werden. Unter diesen Bedingungen erweist sich die Verarbeitung der Sterilisation eher als günstig. Im Rahmen der beschriebenen Umorientierung wird über den Gießen-Test (GT) eine verstärkte Auseinandersetzung mit gesellschaftlichen Normen und Werten deutlich, in der sich die Partner gegenseitig bestätigen und mehr aneinanderrücken.

Bei den Paaren der Gruppe B (von der Sterilisation Zurückgetretene) ist die Zeit des Kinderkriegens und -aufziehens nur teilweise befriedigend verlaufen. Bereits in der Partnerwahl sowie in der generativen Phase sind unbewußt frühkindliche Konflikte um Versorgung und Versorgtwerden wiederbelebt worden, die sich in z. T. verdeckten, z. T. zugänglichen Rivalitäten der Partner untereinander und ihren Kindern gegenüber äußern. Diese Interaktion ist auch im GT deutlich diagnostizierbar. Über alle GT-Dimensionen werden Auffälligkeiten und Spannungsfelder in der Paarbeziehung deutlich, wie Machtkämpfe um die Geschlechtsrollenpositionen, negative identifikatorische Projektionen und Festschreibungen des Partners. Während die Paare auf der Ebene des GT ihre Konflikte zum Ausdruck bringen können, zeigen die Interviews, daß ihnen die Zusammenhänge dieser Konflikte unbewußt bleiben. Ihnen fehlen die psychischen Entwicklungsvoraussetzungen, um in adäquater Weise Lösungswege aus ihren Konflikten zu finden. Sie glauben, an ihren Problemen keine eigene Verantwortung zu tragen, sondern projizieren sie auf äußere Umstände und agieren sie in körperlichen, kontrazeptiven und sexuellen Beschwerden aus. Auf diesem Hintergrund können die Paare eigene und partnerschaftliche Identitätsfragen schwerer voneinander abgrenzen und keine klare und offene Neuorientierung erzielen. Das Streben nach Freiheit und größerer Autonomie ist bei den Frauen ambivalent. Der Sterilisationswunsch dokumentiert nur zum Teil den abgeschlossenen Kinderwunsch. Aufgrund ihrer verdeckten Konflikte verfügen sie noch nicht über die notwendige innere Entscheidungsfreiheit, die erst mit Hilfe psychotherapeutischer Beratungsgespräche hergestellt werden müßte.

Schwangerschaften und Versorgung der Kinder haben bei den Frauen der dritten, sehr heterogenen Gruppe C (seitens der Ärzte zur Sterilisation Abgelehnte) tiefliegende frühkindliche Traumata aktualisiert. Sie sind in schweren psychischen Entwicklungsstörungen steckengeblieben, die sich in hochambivalenten Identitätskrisen gegenüber Weiblichkeit und Mutterschaft, ausgeprägten inneren Unruhen — wie Wutzuständen und tiefen Depressionen — äußern. Im Kontakt zu den Interviewern spiegeln sich diese Konflikte mehr in szenischen und atmosphärischen Darstellungen, auch im plötzlichen Umkippen von Stimmungszuständen wider. Sie versuchen, pauschalierend ein „normales" Verhalten an den Tag zu legen, um sich selbst vor einer Überflutung von konflikthaften Gefühlen, Ängsten und Unruhe zu schützen und dies auch nicht für andere erkennbar werden zu lassen. Ist früher in der generativen Phase den Kindern eine „messianische" Funktion zugeschrieben worden, so sind es jetzt operative Eingriffe, speziell die Sterilisation, die sie unbewußt aus Verflechtungen ihrer tiefen Probleme befreien sollen. Über den GT wird lediglich der Versuch, „normal" zu erscheinen, deutlich erkennbar, jedoch auch eine Neigung zu Wahrnehmungsverzerrungen der Frauen sichtbar. Letzteres, sowie die Schwere der Entwick-

lungsstörungen sind in ihrer Tragweite allerdings erst in den Interviews faßbar gewesen. Insofern ergibt sich für uns, daß bei einer verantwortungsvollen Sterilisationsberatung die GT-Paardiagnostik nur im Zusammenhang mit einem ausführlichen Gespräch angewandt werden sollte.

Literatur

Bailer P (1972) Die laparoskopische Tubensterilisation (zukünftiges Dauerkontrazeptivum mit sozialer Indikation). Sexualmedizin 1: 303—305

Barglow P (1964) Pseudocyesis and psychiatric sequelae of sterilization. Arch Gen Psychiatrie 11: 571—580

Beckmann D, Richter HE (1972) Gießen-Test (GT). Ein Test für Individual- und Gruppendiagnostik. Huber, Bern

Berger F, Bork E, Bailer P, Stephanos S (1980) Psychosomatische Aspekte bei der chirurgischen Kontrazeption. Geburtshilfe Frauenheilkd 40: 448—455

Bork E (1980) Ergebnisse zur Psychosomatik der Sterilisation. Med Dissertation, Universität Gießen

Brähler E, Beckmann D (1981) Stabilität der Gießen-Test-Skalen. Diagnostica 27: 110—126

Brähler E, Beckmann D (1984) Die Erfassung von Partnerbeurteilung mit dem Gießen-Test. Diagnostica (im Druck)

Eicher W, Herms V, Thies J, Kübli F (1975) Die seelische Verarbeitung der Sterilisation der Frau. Frauenarzt 16: 263—269

Frick-Bruder V (1980) Sterilisation: Psychologische Probleme. In: Eser A, Hirsch H (Hrsg) Sterilisation und Schwangerschaftsabbruch. Enke, Stuttgart, S 47—54

Greve W (1969) Die psychische Verarbeitung der Sterilisation. In: Kepp P et al. (Hrsg) Empfängnisregelung und Gesellschaft. Thieme, Stuttgart, S 37—47

Kepp R (1976) Zur besonderen Problematik der Sterilisation aus sozialer Indikation und der Gefälligkeitssterilisation. Geburtshilfe Frauenheilkd 36: 197—199

Kunz S, Probst V (1975) Zur derzeitigen Indikationsstellung, Häufigkeit und Praxis der Tubensterilisation. Ergebnisse einer Umfrage an westdeutschen Universitäts-Frauenkliniken. Geburtshilfe Frauenheilkd 35: 928—931

Mall-Häfeli H (1977) Sterilisation als Mittel der Familienplanung. Gynaekol Prax 1: 497—510

Petersen P (1977) Chirurgische Kontrazeption der Frau und die seelischen Folgen. Sexualmedizin 6: 13—21, 100—110, 204—215, 295—296, 331, 334

Zur Problematik der Refertilisierung bei sterilisierten Frauen

Annelene Meyer, Susanne Davies-Osterkamp, Jürgen Kleinstein und Diethard Neubüser

Mit zunehmender Verbreitung der Sterilisation als definitiver Methode der Empfängnisverhütung — nach einer Umfrage an bundesdeutschen Universitätsfrauenkliniken nahm die Zahl sämtlicher Sterilisationen zwischen 1960 und 1974 um das 48fache von 69 auf 3300 Eingriffe pro Jahr zu (vgl. Petersen 1981) — steigt auch die Notwendigkeit, psychologische Faktoren bei der Beratung und bei der Indikationsstellung für den Eingriff stärker miteinzubeziehen. Denn trotz deutlicher Verbesserung der Möglichkeiten zur Refertilisierung ist die Sterilisation immer noch als eine im Prinzip irreversible Form der Kontrazeption anzusehen, auch wenn seit der Einführung mikrochirurgischer Verfahren die Erfolgsquote für die Wiederherstellung der Fruchtbarkeit mit 55—75 % angegeben wird (vgl. Petersen 1981).

Aus der Fülle von Studien über Verarbeitung und seelische Folgen der Sterilisation lassen sich eine Reihe von groben Prognosefaktoren ableiten, die für eine positive bzw. negative Verarbeitung der Sterilisation bestimmend sind und sich schon *vor* der Operation abschätzen lassen (vgl. Petersen 1977 1981; Frick-Bruder 1980). Als *Risikofaktoren*, die hier nicht näher ausgeführt werden können, gelten:

1) eine nicht eindeutige Motivation im Sinne einer unklaren Familienplanung bzw. eines noch nicht eindeutig erfüllten Kinderwunsches,
2) eine ambivalente, unfreie, unter äußerem oder innerem Druck gefällte Entscheidung bei nicht ausreichender Entscheidungszeit,
3) eine labile Partnerschaft mit akuten oder chronischen Partnerschaftskonflikten und Unkenntnis oder Nichtübereinstimmung der Partner bezüglich der Sterilisationsentscheidung,
4) eine unausgewogene, labile oder unreife Persönlichkeit,
5) medizinische Indikation im weiteren Sinne (organisch, gynäkologisch, internistisch, psychiatrisch),
6) mangelhafte, schematische oder fehlerhafte Beratung sowie
7) bezüglich des Zeitpunkts der Durchführung des Eingriffs: eine Sterilisation, die in Verbindung mit einer Fehlgeburt, einem Abbruch, einer Kaiserschnittentbindung oder im Wochenbett vorgenommen wird.

Dieses letzte Merkmal soll nochmals besonders hervorgehoben werden. Hier wird in der Praxis häufig eine Kombination zweier Eingriffe als günstig angenommen, um der Frau eine erneute Hospitalisierung zu ersparen. Die Frauen selbst sind durch die Notwendigkeit der seelischen Verarbeitung zweier Eingriffe häufig jedoch überfordert, und die Bedeutung der Sterilisation wird heruntergespielt. Des weiteren soll betont werden, daß Kinderzahl und Lebensalter der Frauen zum Zeitpunkt der Sterilisation *keinen* systematischen Einfluß auf die seelische Verarbeitung haben. Diesem Ergebnis widerspricht häufig die bequeme, aber formalistische Regelung bei der Indikationsstellung, nach der bei einer verheirateten Frau von 30 Jahren mit 2 Kindern ohne weitere Überprüfung und Berücksichtigung der individuellen Situation die Sterilisation durchgeführt wird. Entsprechend sollte auch keine formale Regelung eingeführt werden, nach der 40jährige Frauen nicht mehr refertilisiert werden.

Während manche Studien nachwiesen, daß Verarbeitungsformen der Sterilisation bis zu 1 Jahr durchaus Trauerreaktionen, depressive Verstimmungen und zeitweilig auftretenden Kinderwunsch miteinschließen können (Barglow 1964), ist das Kriterium Kinderwunsch in Verbindung mit der Bitte um Refertilisierung sicher ein eindeutiges Indiz für die Unzufriedenheit der Frauen mit der Sterilisation (Wille 1978).

Seit Oktober 1979 konnte der größte Teil der Frauen, die sich mit einer solchen Bitte an das Zentrum für Frauenheilkunde in Gießen wandten, von uns auch psychologisch am Zentrum für Psychosomatische Medizin untersucht werden. Wir führten mit diesen Frauen in der Regel längere Zeit vor der eventuellen Refertilisierungsoperation ausgedehnte halbstandardisierte Interviews mit teilweise beratendem Charakter durch, in denen wir viel über die Hintergründe von Sterilisation und erneutem Kinder- und Refertilisierungswunsch erfuhren.

Eine Auswertung der Interview- und Fragebogenergebnisse bezüglich des Zeitpunkts der Sterilisation ergab, daß bei über zwei Dritteln der Frauen die Sterilisation in Verbindung mit einem zweiten Eingriff, Geburt oder Abbruch, vorgenommen wurde. Viele dieser Frauen äußerten in den Interviews, sie hätten sich gar nicht richtig über die Bedeutung der Sterilisation klarwerden können, weil sie so sehr von ihrer Schwangerschaft seelisch in Anspruch genommen waren. Sie hätten auch geglaubt, daß eine zu einem späteren Zeitpunkt durchgeführte Sterilisation sehr viel schwieriger für den Arzt wäre und sie insofern eine einmalige Chance verpassen würden. Einige Frauen, bei denen die Sterilisation in Verbindung mit einem Abbruch vorgenommen wurde, äußerten die Vorstellung, daß der Abbruch ohne Sterilisation gar nicht durchgeführt worden wäre. Diesen Frauen war es also insofern schon nicht mehr möglich, eine freie Entscheidung ohne jeglichen äußeren oder inneren seelischen Druck zu fällen.

Auch bezüglich der Motivation und Indikation zur Sterilisation wurde deutlich, daß lediglich bei einem sehr geringen Prozentsatz der Frauen eine eindeutige, klare, rein *kontrazeptive* Motivation vorlag, was eingangs als Hauptfaktor einer *positiven* Verarbeitung gewertet wurde. Bei den meisten Frauen spielten verschiedene Gründe eine Rolle. Zu dem Wunsch nach Familienplanung kamen einerseits *medizinische* Gründe oder andererseits sehr viel häufiger *ungünstige psychosoziale* Verhältnisse, meistens im Sinne schwerer Partnerschaftskonflikte; beide Motive wurden zu Beginn als Risikofaktoren aufgeführt.

Bezüglich der unbewußten Dynamik von Kinderwunsch, Fruchtbarkeit und Partnerschaft, die zu Sterilisierung wie Refertilisierungswunsch führte, kristallisierten sich in unserer Stichprobe 2 Hauptgruppen mit unterschiedlicher Dynamik heraus, die im folgenden kurz beschrieben werden sollen:

1) Bei über der Hälfte der Frauen gewannen wir den Eindruck, daß Kinderwunsch und Paardynamik eng miteinander verflochten waren und Sterilisierung wie Refertilisierung Ausdruck oder Symptom des Bewältigungsversuchs eines bestimmten *Konflikts in ihren Paarbeziehungen* war. Bei ihnen sollte das Kind die Partnerschaft dokumentieren und zementieren und sich als Bestätigung für die enge Beziehung an den Partner erweisen. Diese Frauen sind meistens seit der Sterilisation eine zweite neue Partnerschaft eingegangen. Eine wesentliche Dimension ihrer Paarbeziehungen war Versorgung und Versorgtwerden. Auf dem Hintergrund eines Konflikts um ihre symbiotischen Wünsche und deren Frustration in der Partnerschaft fungierte die Eileiterunterbindung in einer krisenhaften Situation unbewußt als ein Versuch, die Trennung vom Partner zu vollziehen und die Unabhängig-

keit zu erreichen. Bewußt hatten die Frauen jedoch die Hoffnung, die Beziehung könnte sich durch die Sterilisation verbessern. Äußerungen wie „Ich hatte nur noch einen Gedanken: von dem kein Kind mehr" oder „Wenn ich es geschafft hätte, mich von meinem Mann zu trennen, hätte ich mich bestimmt nicht sterilisieren lassen" waren für sie charakteristisch.

Wir hatten den Eindruck, daß diese Frauen ihre Wut und Enttäuschung über ihre Männer mit der Sterilisation gegen ihre eigene Person richteten. Erst nachdem sie nach der Sterilisierung feststellten, daß sich die erhoffte Beziehungsverbesserung nicht einstellte, konnten sie sich auch äußerlich von ihren Männern trennen. So wie der Sterilisierung — dem „Durchtrennen" der Eileiter — unbewußt eine „trennende" Funktion in ihrer Paarbeziehung zukam, so hatten die Refertilisierung — das „Zusammenbinden" der Eileiter — und der Kinderwunsch eine „bindende" Funktion. Das neue Kind sollte als „Bindeglied" für den neuen Partner fungieren. Die speziellen Beziehungskonstellationen und Konflikte in den alten und neuen Partnerschaften sollen hier nicht näher ausgeführt werden (vgl. Davies-Osterkamp et al. 1983). Wir gewannen den Eindruck, daß diese Frauen sehr häufig ihre unbewältigten Konflikte aus ihrer ersten Partnerschaft in ihrer zweiten Beziehung wiederholten — bei allerdings entgegengesetzter Erlebnisweise der Patientinnen selbst.

Es ist zu vermuten, daß bei dieser Untergruppe von Frauen für den Gynäkologen häufig die Schwierigkeit besteht, in einer krisenhaften Ehesituation deutlich von der Sterilisation abzuraten und statt dessen eine ausführliche Aufklärung und Beratung über alternative Kontrazeptionsmethoden vorzunehmen. Es ist vorstellbar, daß sich häufig eine stillschweigende Konkordanz der Einstellung von betroffener Frau und Arzt einspielt und der Arzt die Patientin entlasten will oder — über die Identifikation mit dem ungeborenen Kind — der Meinung ist, diese Frau sollte besser keine Kinder mehr bekommen. Umgekehrt ist dem Arzt in der Refertilisierungssprechstunde die durch die neue Partnerschaft veränderte Lebenssituation und entsprechend der Refertilisierungswunsch ebenso leicht einfühlbar. Dies ist jedoch bei den Patientinnen der zweiten Gruppe sehr viel schwieriger.

2) Bei diesem etwas kleineren Anteil der Frauen gewannen wir den Eindruck, daß Sterilisierung wie Refertilisierung Bewältigungsversuche von Identitätskrisen einer konfliktreichen weiblichen Entwicklung darstellten und Beziehungsprobleme nur eine untergeordnete Rolle spielten. Diese Frauen lebten noch in derselben Partnerschaft wie zur Zeit der Sterilisation. Die Motivation zur Sterilisation erschien häufig ambivalent und letztlich unklar. Allerdings lagen bei ihnen gehäuft medizinische Indikationen vor, hinter denen sich bei vielen komplikationsreiche Schwangerschften und Geburten mit begleitenden psychosomatischen Beschwerden verbargen.

Diese Frauen wurden von uns als in ihrer weiblichen Identität verunsichert und hochambivalent bezüglich ihrer Identität als Frau und Mutter erlebt. Während sie diesen Rollenkonflikt mit der Zerstörung ihrer Fruchtbarkeit in die eine Richtung des „Nur-Frau-Seins" aufzulösen versuchten, spürten sie nach der Sterilisierung nur noch die andere Seite des Konflikts und hatten plötzlich nur noch den einen sehnlichen Wunsch, endlich wieder Mutter zu werden bzw. die Möglichkeit zur freien Entscheidung haben zu können. Diese Frauen waren sich der Konflikthaftigkeit in ihren Rollenbeziehungen und der Gegensätzlichkeit ihrer Strebungen bezüglich des Kinderwunsches nicht bewußt, und sie konnten sich bei der Dranghaftigkeit ihres Kinderwunsches nur schwer vorstellen, daß es in ihnen auch noch andere innere Regungen gegen einen solchen Kinderwunsch geben sollte. — So wägt normalerweise wohl jede sterilisierte Frau in dieser Situation zwischen Kinderwunsch und entgegengesetzten Strebungen mehr oder weniger bewußt ab.

Bei diesen Patientinnen hatten wir den Eindruck, daß eine Refertilisierung das durch die Sterilisation erlittene narzißtische Defizit, die mit der Verunsicherung der weiblichen Identität zusammenhängende Störung des Selbstwertgefühls, wieder ausgleichen sollte.

Diese Frauen wurden sowohl von uns Psychologen als auch von dem Arzt in der Refertilisierungssprechstunde häufiger als problematisch erlebt. So ist es für den Arzt sicher noch schwerer nachvollziehbar als für den Psychologen, wenn beispielsweise eine Frau mit sehnlichem Kinderwunsch in ihrer Vorgeschichte von 2 Abtreibungen und Sterilisation berichtet und nur kurze Zeit später um Refertilisierung bittet. Er fragt sich vielleicht noch mehr nach dem Sinn seiner Refertilisierungsoperation, wenn er nach erfolgreicher Wiederfruchtbarmachung von der Einnahme oraler Kontrazeptiva oder bei erfolgter Schwangerschaft von einer Abruptio erfährt.

Fallbeispiel

Anhand eines eindrucksvollen Beispiels sollen die Schwierigkeiten in der weiblichen Identitätsfindung und -entwicklung einer dieser Frauen näher umrissen werden, bei der einige Beratungskontakte vor und nach der Refertilisierung bestanden und eine längere Katamnese vorliegt.

Die beim ersten Kontakt 35jährige berufstätige Patientin lebt in erster Ehe und hat eine Tochter im Vorschulalter. Die Patientin ließ sich 34jährig im Zusammenhang mit der dritten Fehlgeburt aus „medizinischen Gründen" sterilisieren, jetzt äußert sie den dringenden Wunsch nach Refertilisierung. Seit der Sterilisation leide sie unter starken Depressionen, mache sich ständig Selbstvorwürfe und fühle sich auch als Frau nicht mehr vollwertig. Sie könne seither weniger auf ihren Partner bezogen sein und alles drehe sich bei ihr nur noch um das zweite Kind.

Aus ihrer Vorgeschichte erfahren wir, daß ihre Mutter mit 34 Jahren (dem Sterilisationsalter der Patientin) kurze Zeit nach ihrer Geburt Selbstmord begangen hat. Obwohl sie die genauen Gründe nicht kenne, habe sie manchmal die Vorstellung, der Suizid könne in Zusammenhang mit ihrer Geburt stehen. In den ersten 5 Lebensjahren sei sie allein mit dem Vater und den beiden wesentlich älteren Brüdern aufgewachsen; dann habe der Vater wieder geheiratet. Zu dieser Frau habe sie eine Art Haßliebe entwickelt; einerseits als jüngste und einzige Tochter stark abhängig von ihr, habe sie sie andererseits in ihrer dirigistischen, kontrollierenden, sexuell verklemmten Art nicht ausstehen können.

Ihren eigenen Mann habe sie erst relativ spät kennengelernt und geheiratet. Beide hätten vorher noch keine anderen Intimbeziehungen gehabt. Sie seien sich von Anfang an bewußt gewesen, gegenseitig eine Art „zweite Wahl" zu sein. Als Alternative sei für sie nur das Alleinsein in Frage gekommen. Sie sei in gewisser Weise ein „Single". Im Laufe der Ehejahre hätten sie allerdings viele gemeinsame Interessen entdeckt und könnten insbesondere prima über alles diskutieren.

Obwohl sie sich sehnlichst 2 Kinder wünschten, habe sie 2 Jahre nach der Geburt ihrer Tochter hintereinander 3 Fehlgeburten in der 10./11. Schwangerschaftswoche gehabt. Bei der 3. Schwangerschaft habe sie schon gleich zu Anfang nicht mehr an einen positiven Verlauf geglaubt. Ihre Verzweiflung über ihre Unfähigkeit, ein zweites Mal Mutter werden zu können, habe dann bei ihnen beiden für den Fall eines negativen Verlaufs der Schwangerschaft zur Sterilisationsentscheidung geführt. Obwohl ihr einen Tag vor dem Eingriff im Krankenhaus plötzlich starke Zweifel an der Richtigkeit ihrer Entscheidung gekommen seien, habe sie zu dem Entschluß gestanden — v. a. um nicht inkonsequent zu erscheinen — und sich in Verbindung mit der dritten Fehlgeburt sterilisieren lassen. Im nachhinein müsse sie sagen, daß sie sich damals viel genauer hätte untersuchen lassen müssen und medizinische Gründe allein für die Fehlgeburten bei ihr sicher nicht ausgereicht hätten.

Obwohl sie beruflich viel und problemlos mit Kindern arbeite, habe sie bei ihrer eigenen Tochter schon im Zweierkontakt erhebliche Probleme. Extreme Schwierigkeiten habe sie jedoch mit der gleichzeitigen Präsenz von Mann und Kind, so daß Familienurlaube ihr fast unerträglich erschienen. Im Alltag hat sie allerdings gute Regelungen mit Mann und Kind getroffen, die ein Überschneiden ihrer verschiedenen Rollen als berufstätige Frau, „alleinstehende" Frau, Hausfrau, Mutter und Ehefrau fast ausschließen. Besonders wenn Überschneidungen aufträten, fühle sie sich in der einen oder anderen Beziehung minderwertig und unzulänglich und reagiere darauf mit Launenhaftigkeit. Überhaupt spricht die Patientin viel über ihre, wie sie es nennt, „Defizite". Besonders schwer falle es ihr, zu den einmal getroffenen Entscheidungen zu stehen.

Mit Hilfe einiger Beratungsgespräche wird der Patientin ihre Schwierigkeit, ihre verschiedenen Rollen, v. a. aber ihre Identität als Ehefrau und Mutter zu integrieren, bewußter, und sie kann sich zunehmend eingestehen, daß ein zweites Kind vielleicht auch eine Überforderung für sie wäre, zumal sie sich von dem ersten Kind noch so stark in Anspruch genommen fühlt. Sie beginnt auch, ihre Depressionen auf dem biographischen Hintergrund wahrzunehmen und sich entsprechend eher zu verzeihen. So hat sie neben dem Gefühl, mit der Sterilisation in die sexualfeindliche Welt ihrer Stiefmutter zurückgefallen zu sein, auch den Eindruck, daß ihre nach der Sterilisation aufgetretenen Depressionen in Zusammenhang stehen mit dem Suizid ihrer leiblichen Mutter im Anschluß an ihre Geburt. Obwohl ihr deutlicher wird, daß sie sowohl aus medizinischen als auch aus seelischen Gründen nach einer Refertilisierungsoperation nicht unbedingt mit einem positiven Schwangerschaftsverlauf rechnen kann, entschließt sie sich nach reiflichen Überlegungen zur Operation, um wenigstens ihren Fehler zu beheben und ihre Fruchtbarkeit wiederzuerlangen. Überhaupt ist ihr Kinderwunsch weniger dringlich geworden.

Einige Zeit nach der erfolgreichen Refertilisierungsoperation hat sie wieder eine Fehlgeburt, die sie diesmal aber nicht mehr so schicksalhaft hinnimmt. Im Gegenteil, sie überlegt, ob sie selbst vielleicht noch gar nicht „reif" genug dafür gewesen sei, sondern noch zu stark mit sich selbst und ihren eigenen Selbstverwirklichungsplänen sowie ihren neu aufgetretenen Interessen mit ihrem Mann beschäftigt sei. In diesem Zusammenhang setzt sie sich stark mit der Frage nach einer Psychotherapie auseinander, nimmt dann jedoch Abstand davon.

Zwei Jahre nach dem ersten Kontakt schreibt die Patientin in Verbindung mit einer erneuten Schwangerschaft nach der ersten Ultraschalluntersuchung: „Ich habe meine so zwiespältigen Gefühle in bezug auf Schwangerschaft und Kind mir erlaubt, habe mir eingestanden, daß ich mich auch leicht überfordert fühle im Mutter-Kind-Verhältnis und teils froh wäre, wenn es auch diesmal nicht klappte. Jetzt bin ich auch wieder glücklich über das positive Untersuchungsergebnis. Das wichtigste ist wohl, daß ich gelernt habe, mich mit all meinen Unausgewogenheiten anzunehmen, auch oft gut zu finden, so daß viel weniger Verdrängungsmechanismen entstehen. Vielleicht kann dies meine Schwangerschaft günstig beeinflussen." Zwei Monate später berichtet die Patientin vom Normalbefund der Amniozentese und schreibt in diesem Zusammenhang über ihr psychisches Erleben: „Ich habe das erste Mal in meinem Leben das Gefühl, einen ‚Überbau' gefunden zu haben, von dem aus ich mich selbst und meine mitmenschlichen Beziehungen gestalten kann. Ich wäre sehr traurig, wenn jetzt noch die Schwangerschaft abgebrochen werden müßte, aber ich habe auch soviel Selbstvertrauen gewonnen, daß ich selbst dann, noch in meinem Sinn ‚lebensfähig' bleiben könnte." Inzwischen ist die Patientin glücklich über die Geburt ihrer zweiten Tochter, aber nimmt durchaus auch die mit der Versorgung eines weiteren Kindes alltäglichen Belastungen wahr und schreibt dazu: „Ich habe auch nicht an mich die Erwartung gestellt, daß nun alles anders und ich ein glücklicherer Mensch würde."

Anhand dieses Fallbeispiels wird deutlich, daß sich trotz medizinisch positiven Operationsergebnisses erst über die weitgehende Bearbeitung der Ambivalenzkonflikte bei der Patientin ein Operationserfolg im Sinne des Austragens einer Schwangerschaft und der Geburt eines Kindes einstellte. Dazu bedurfte es eines längeren Prozesses, in dem sich die Patientin zunehmend der Konflikthaftigkeit ihres Kinderwunsches bewußt wurde und ihre Identität nicht mehr allein über das Gelingen der Refertilisierungsoperation und die Geburt eines weiteren Kindes definierte.

In dieser Hinsicht konnte die Patientin mit Hilfe von Beratungsgesprächen in einem ersten Schritt schon eine sehr viel bewußtere, ausgewogenere und freiere Entscheidung zur Refertilisierungsoperation treffen. Ein zweiter wichtiger Schritt hin zu einer positiveren Selbstdefinition und Identitätsentwicklung war die Verarbeitung der Fehlgeburt nach der Refertilisierungsoperation: Anders als bei den zur Sterilisationsentscheidung führenden Fehlgeburten, die die Patientin schicksalhaft als Ausdruck ihrer tiefen Unfähigkeit in der Rolle als Frau und Mutter auffaßte, verzweifelte sie diesmal nicht daran. Im Gegenteil, sie konnte die Fehlgeburt diesmal in positiver Weise für sich selbst verarbeiten: Auf dem Hintergrund neu aufgekeimter Selbstverwirklichungswünsche und Interessen, die nur sie selbst und ihre Beziehung zu ihrem Mann betrafen, wurde ihr bewußt, wie wenig sie sich selbst reif und bereit für diese neue Mutter-Kind-Beziehung fühlte. Ein dritter wichtiger Schritt in diesem Identitätsprozeß, den die Patientin nun ohne Beratungsgespräche vollzog, war dann sicherlich, bei der letzten bestehenden Schwangerschaft ihre Ambivalenz für und gegen dieses Kind wahrzunehmen und zu akzeptieren.

Um eine derart positive Identitätsentwicklung in Verbindung mit Refertilisierung, Kinderwunsch und Schwangerschaft zu vollziehen, bedarf es vielfach professioneller Hilfe in Form von Beratungsgesprächen mit dem Ziel, die Fixierung auf die Vorstellung zu lockern, allein durch die Wiederherstellung der Fruchtbarkeit könne auch das Selbstwertgefühl und die weibliche Identität wiederhergestellt werden. Viele Patientinnen sind allerdings — trotz des Angebots — nicht dazu bereit, sich auf derartige Beratungsgespräche einzulassen.

Literatur

Barglow P (1964) Pseudocyesis and psychiatric sequelae of sterilization. Arch Gen Psychiatr 11: 571—580

Davies-Osterkamp S, Meyer A, Kleinstein J, Neubüser D (1983) Zur Psychodynamik des Refertilisierungswunsches bei sterilisierten Frauen. Geburtshilfe Frauenheilkd 43: 313—320

Frick-Bruder V (1980) Sterilisation: Psychologische Probleme. In: Eser A, Hirsch H (Hrsg) Sterilisation und Schwangerschaftsabbruch. Enke, Stuttgart, S 47—54

Petersen P (1977) Chirurgische Kontrazeption der Frau und die seelischen Folgen. Sexualmedizin 6: 13—21, 100—110, 204—215, 295—296, 331, 334

Petersen P (1981) Sterilisation. Thieme, Stuttgart New York

Wille R (1978) Nachuntersuchungen an sterilisierten Frauen. Enke, Stuttgart

Verbale und nonverbale Interaktion bei der Geburt

Manfred Jäger, Wolfgang Kober, Ulrich Madalschek, Dieter Beckmann

Literaturüberblick

Die Spannbreite der als ideal gepriesenen Geburtsformen reicht heute von der voll programmierten Geburt als Höhepunkt der Medizintechnik bis hin zu „sanften" Geburtsformen (Odent 1978) mit emotionaler Häuslichkeit vorindustrieller Romantik (vgl. Schreiber 1981). Seit jedoch die psychologische Forschung deutlich gemacht hat, daß auch in Kliniken psychische Aspekte des Geburtsgeschehens Bedeutung haben und „familienorientierte" Geburten (vgl. Nelles 1981) angeboten werden, sind in vielen Kreißsälen die Partner in das Geburtsgeschehen miteinbezogen. Mit solchen Geburten befaßt sich die folgende Untersuchung der psychosozialen und medizinischen Bedingungen des Verhaltens der Beteiligten (Gebärende, Partner, Personal) während des Geburtsverlaufs.

Zur Bedeutung psychischer Faktoren bei Problemgeburten (Geburtskomplikationen und -verzögerungen) gibt es eine Vielzahl von Arbeiten (vgl. Lukesch 1982). Sie bestätigen die Wirksamkeit von neurotischer Angst und Geburtsfurcht für den von Dick-Read (1958) beschriebenen Angst-Spannungs-Schmerz-Ablauf und lassen die positive Wirkung von Geburtsvorbereitung, die Bedeutung der Einstellung zur Sexualität und den Einfluß eines konflikthaften Erlebens der Schwangerschaft deutlich werden.

Seltener finden sich empirische Arbeiten, welche die Bedingungen für das *Erleben und Verhalten* während des Geburtsablaufs zum Gegenstand haben: Davenport-Slack u. Boylan (1974) suchten nach psychologischen Determinanten des Geburtsschmerzes und des Geburtserlebens. Als bedeutsam erwiesen sich die Einstellung zur Geburt, die Einstellung zu Medikamenten und der Wunsch, den Partner in der Nähe zu wissen.

Werts et al. (1966) untersuchten soziale Einflüsse auf Geburtsverlauf und Geburtserleben und fanden, daß leichtere und problemlosere Geburten bei Gebärenden mit sozial sicherem oder privilegiertem Status häufiger waren.

Die Bedeutung der Teilnahme des Ehepartners an der Geburtsvorbereitung für das Geburtserleben der Schwangeren analysierten Henneborn u. Cogan (1975). Die Partner, welche die geburtsvorbereitenden Kurse mitbesucht hatten, unterstützten ihre Frauen eher während des gesamten Geburtsverlaufs, empfanden sich dabei selbst eher als aktiv und hilfreich und wurden auch von den Gebärenden so eingeschätzt. Diese selbst klagten weniger über Schmerzen und verlangten weniger Medikamente.

Untersuchungsablauf

Im Kreißsaal der Universitätsfrauenklinik Gießen wurden über einen Zeitraum von 1 Jahr die Geburtsverläufe bei insgesamt 50 (nichtselektierten) Geburten beobachtet. Jeweils anschließend wurde das Verhalten der Gebärenden, des Partners und des Personals in 41 Items durch die Beobachter eingeschätzt, d. h. ein Verhaltensrating durchgeführt (das in einer Voruntersuchung ausgearbeitet und trainiert worden war). Die Einschätzung erfolgte jeweils mit denselben 41 Items getrennt für jede von 3 Geburtsperioden:

Die *Eröffnungsperiode* beginnt mit dem Einsetzen regelmäßiger spürbarer Wehen und ist mit vollständiger Eröffnung des Muttermundes beendet (Dauer: bei Erstgebärenden 5—10 h, bei Mehrgebärenden 2—5 h). Die *Austreibungsperiode* (oder *Preßperiode*) beginnt mit vollständiger Eröffnung des Muttermundes und endet mit der abgeschlossenen Geburt des Kindes (Dauer: bei Erstgebärenden $^1/_2$—1 h, bei Mehrgebärenden $^1/_4$—$^1/_2$ h. Die *Nachgeburtsperiode* beginnt mit der Geburt des Kindes und endet mit der Ausstoßung der Plazenta (Dauer in der Regel $^1/_4$—$^1/_2$ h). Für die Geburtsphase und die Nachgeburtsphase wurden über die 41 Verhaltensvariablen hinaus weitere Einschätzungen zum Verhalten der Beteiligten, auch dem Kinde gegenüber, erfaßt. Am Tag nach der Geburt wurden die Mütter auf der Entbindungsstation nach anamnestischen und sozialen Daten befragt und wurden über den Sinn der am Vortage erfolgten Geburtsbeobachtung in Kenntnis gesetzt.

Bei den Gebärenden handelte es sich meist um Frauen im Alter von 20—30 Jahren aus mittelstädtischen und ländlichen Gebieten.

Schnittentbindungen wurden nicht mitaufgenommen, ebenso nicht Geburten, die der Ehemann nicht über den gesamten Zeitraum miterlebt hatte.

Dimension des Verhaltens während der Geburt

Die 41 Einschätzungen zum Verhalten, die bei allen 50 Geburten jeweils für die Eröffnungs-, Preß- und Nachgeburtsphase vorlagen, wurden zunächst getrennt nach diesen 3 Geburtsperioden einer Faktorenanalyse unterzogen. Hinsichtlich Varianzausschöpfung (jeweils über 60 % der Totalvarianz) und Faktorenstruktur erwiesen sich die 3 Analysen als sehr ähnlich, so daß für alle 3 Phasen die gleichen 4 Dimensionen der Verhaltensbeobachtung unterstellt werden konnten. Für jede der 3 Geburtsphasen konnten danach zu allen 50 Geburten jeweils die folgenden 4 additiven, bipolaren Skalen zum Geburtsverhalten gebildet werden (Benennungen in Richtung der höheren Skalenwerte):

Skala I (Selbstunsicherheit des Partners)

Partner wirkt nervös
Partner wirkt hilflos
Partner wirkt nicht selbstbewußt
Partner wirkt depressiv
Partner wirkt nicht gesprächig
Partner wirkt verschlossen
Partner ist dem Personal nicht zugewandt
Partner verhält sich gegenüber dem Personal nicht aufgeschlossen

Skala II (Selbstunsicherheit der Gebärenden)

Gebärende wirkt nervös
Gebärende wirkt hilflos
Gebärende wirkt ängstlich
Gebärende wirkt depressiv
Gebärende wirkt nicht konzentriert
Gebärende wirkt ungeduldig
Gebärende zeigt motorische Unruhe

Gebärende stöhnt oder schreit
Gebärende verhält sich gegenüber dem Personal nicht kooperativ
Gebärende verhält sich gegenüber dem Personal nicht vertrauensvoll

Skala III (Kommunikation der Partner)
Gebärende wirkt gesprächig
Gebärende wirkt nicht verschlossen
Verbale Kommunikation zwischen den Partnern lebhaft
Gebärende ist ihrem Partner zugewandt
Gebärende ignoriert ihren Partner nicht
Liebeszuwendung der Gebärenden gegenüber dem Partner verbal
Liebeszuwendung der Gebärenden gegenüber dem Partner körperlich
Partner ist seiner Frau zugewandt
Partner ermutigt, spornt an
Liebeszuwendung des Partners gegenüber der Frau verbal
Liebeszuwendung des Partners gegenüber der Frau körperlich

Skala IV (Aggressionsverhalten der Gebärenden)
Gebärende verhält sich gegenüber dem Personal aggressiv
Gebärende verhält sich gegenüber dem Partner aggressiv
Personal verhält sich gegenüber Gebärender nicht geduldig
Gebärende verhält sich gegenüber dem Personal mißtrauisch

Die Verläufe der 4 Skalenmittelwerte zeigen keine großen Unterschiede über die 3 Geburtsperioden. Erwartungsgemäß steigt die Selbstunsicherheit der Gebärenden und ihres Partners in der Preßperiode an und fällt in der Phase nach der Geburt ebenso wie die Aggressivität der Gebärenden unter den Ausgangswert in der Eröffnungsphase zurück. Die Kommunikation der Partner ist in der Preß- und Nachgeburtsphase gleichermaßen geringer als in der Eröffnungsphase.

Einfluß sozialer und medizinischer Bedingungen auf das Verhalten und den Geburtsverlauf

Das Verhalten der Beteiligten während der Geburt zeigte ausgeprägte Zusammenhänge mit biosozialen Bedingungen und den angewandten geburtshilflichen Maßnahmen.

Signifikante Zusammenhänge zwischen der *Berufstätigkeit der Frau* und dem Verhalten des Paares bei der Geburt konnten zwar nicht in den einzelnen Verhaltensskalen festgestellt werden, wohl aber im multivariaten Vergleich der Verhaltens*profile* zwischen Berufstätigen (n = 36) und Hausfrauen (n = 11). Dabei zeigen während der (emotional besonders belastenden) Preßphase die Paare, bei denen die Gebärende Hausfrau ist, Unterschiede in Richtung größerer Unsicherheit der Frau, größerer Sicherheit des Mannes, besserer Kommunikation zwischen den Partnern und größerer Aggressivität der Frau (Hotelling T^2:$p \leq 0{,}01$).

Keine absicherbaren Zusammenhänge mit dem Verhalten der Partner konnten bei *Alter* und *Bildungsniveau* festgestellt werden.

Im Vergleich der Verhaltensprofile zwischen *Erst- und Mehrgeburt* (n = 29 bzw. n = 19) zeigte sich ein schwacher Unterschied (Hotelling T^2:$p \leq 0{,}06$) in Richtung größerer Unsicherheit und geringer Kommunikation der Partner bei den Erstgeburten, wonach bei den Einzelskalen lediglich die größere Unsicherheit des Partners bei Erstgebärenden abzusichern war ($p \leq 0{,}01$).

Gebärende, die an einer *Schwangerschaftsgymnastik* (n = 29) teilgenommen hatten, waren in Preß- und Nachgeburtsperiode sicherer ($p \leqslant 0,06$ bzw. $p \leqslant 0,02$) als Frauen, die diese Vorbereitungsphase nicht wahrgenommen hatten (n = 19). Sie zeigten sich darüber hinaus in der Nachgeburtsphase weniger aggressiv ($p \leqslant 0,06$).

Bei den medikamentösen Maßnahmen wies die Gabe von *Neuroleptika* und *Spasmolytika* keine Zusammenhänge mit den Verhaltensvariablen auf. Frauen, die *Analgetika* erhielten, reagierten während der Nachgeburtsphase deutlich unsicherer.

Bei Geburten, die unter *Periduralanästhesie* (PDA) durchgeführt wurden (n = 28 gegenüber n = 20), ergab der multivariate Vergleich der Verhaltensprofile sowohl in der Preß- als auch in Nachgeburtsphase signifikante Unterschiede (Hotelling T^2:$p \leqslant 0,05$) in Richtung größerer Unsicherheit des Partners, aber geringerer Unsicherheit der Gebärenden sowie geringerer Kommunikation; Unterschiede in den Einzelskalen konnten nicht abgesichert werden. Die von uns beobachtete Wechselwirkung von Bildung der Partner *und* Durchführung der PDA auf das Kommunikationsverhalten in der fortgeschrittenen Eröffnungsphase bestätigte sich: In einer 2faktoriellen Varianzanalyse war mit steigendem Bildungsgrad der Gebärenden die Kommunikation zwischen den Partnern bei Geburten ohne PDA intensiver, bei Geburten mit PDA geringer (Interaktionseffekt $p \leqslant 0,01$).

Frauen, bei denen eine *manuelle Preßunterstützung* (Handgriff nach Kristeller) angewandt wurde, zeigten sich in der Preß- und Nachgeburtsphase deutlich aggressiver ($p \leqslant 0,01$) als solche, die dieser massiven Intervention nicht bedurften (n = 27 bzw. 21).

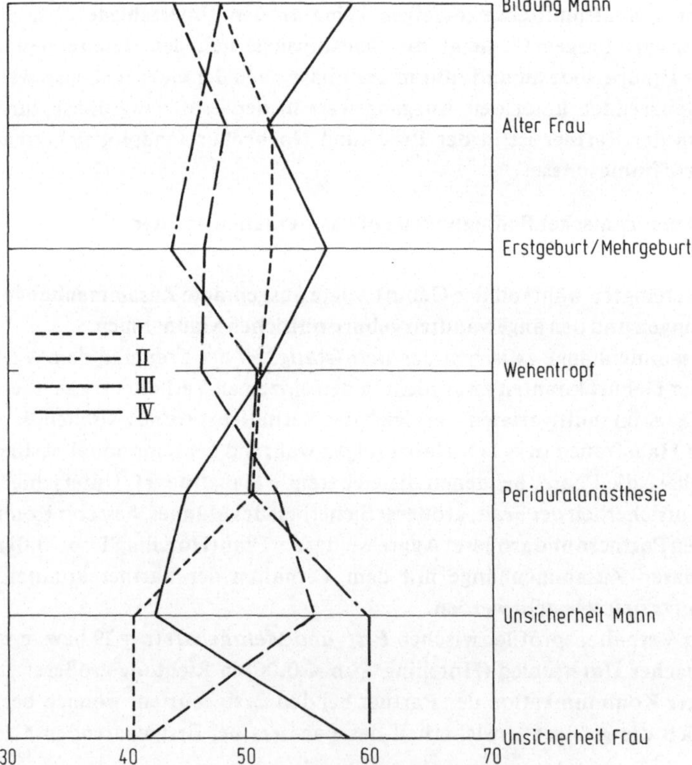

Abb. 1. Die Mittelwertsprofile (T-Werte) der 4 gewonnenen Paartypen

Verläufe des Verhaltens während der Geburt

Um die dynamische *Entwicklung des Verhaltens* während der 3 Geburtsphasen multivariat nach verschiedenen Eingangsbedingungen in der Eröffnungsphase differenzieren zu können, wurden die Paare mittels einer Q-Analyse typologisiert. Grundlage dieser Typologisierung war die Profilinterkorrelation bezüglich folgender Variablen: Bildung des Partners, Alter der Frau, Erst-/Mehrgeburt, Wehentropfdosis, Menge der Periduralanästhetika sowie die Selbstunsicherheit der beiden Partner.

Die ausgewählten biosozialen und medizinischen Variablen waren schon in der Eröffnungsphase festgelegt, die Skalen zur Selbstunsicherheit der Partner wurden zum Profilvergleich mitherangezogen, da in diesen Verhaltensvariablen ein hoher dispositioneller (nicht situativ gebundener) Anteil zu vermuten war.

Die Q-Analyse führte zu 2 Faktoren, die sich jeweils noch einmal (nach positiver bzw. negativer) Ladung komplementär aufspalten, so daß insgesamt 4 Profilmuster gewonnen wurden (Abb. 1).

Sie lassen sich folgendermaßen kurz charakterisieren:

Typ I (12 Paare) Beide Partner selbstsicher, Frau eher Mehrgebärende

Typ II (10 Paare) Beide Partner unsicher, Frau eher Erstgebärende

Typ III (7 Paare) Sichere Frau, eher Erstgebärende, mit unsicherem Mann eher niedrigen Bildungsniveaus

Typ IV (7 Paare) Unsichere Frau, eher Mehrgebärende, mit sicherem Mann eher hohen Bildungsniveaus

Die varianzanalytische Untersuchung der Verläufe des Verhaltens während der Geburtsphasen ergab die folgenden Zusammenhänge (Tabelle 1):

Tabelle 1. Entwicklung des Verhaltens (Skalenmittelwerte) der 4 Typen über die 3 Geburtsperioden

Skala	Paartyp	Eröffnung (1)	Austreibung (2)	Nachgeburt (3)
„Selbstunsicherheit	I (n = 12)	20,0	23,4	20,6
des Mannes"	II (n = 10)	41,5	42,9	40,3
	III (n = 7)	36,9	38,0	33,6
	IV (n = 7)	22,4	22,1	20,3
	a) Zeiteffekt: p = 0,01	b) Gruppeneffekt: p < 0,01		c) Interaktionseffekt: p = 0,71
		(1)	(2)	(3)
„Selbstunsicherheit	I	21,4	25,0	21,3
der Frau"	II	48,0	47,3	45,1
	III	23,4	27,3	26,1
	IV	45,7	43,2	41,4
			a):p = 0,11	b):p < 0,01 c):p = 0,20
		(1)	(2)	(3)
„Kommunikation	I	57,5	52,1	50,0
der Partner"	II	33,9	38,7	39,9
	III	37,1	33,3	35,5
	IV	57,1	56,0	56,7
			a):p = 0,78	b):p < 0,01 c):p = 0,23
		(1)	(2)	(3)
„Aggression	I	5,83	5,92	5,75
der Frau"	II	9,30	9,70	9,00
	III	5,86	6,43	6,71
	IV	12,00	9,86	9,00
			a):p = 0,10	b):p = 0,05 c):p < 0,01

Die Partner des Typs I und des Typs IV zeigen deutlich geringere Selbstunsicherheit als die der Typen II und III (Gruppeneffekt: $p \leqslant 0{,}001$). Bei den Gruppen I—III steigt die *Selbstunsicherheit der Partner* in der Preßperiode an und fällt in der Nachgeburtsperiode wieder auf bzw. unter das Ausgangsniveau (Zeiteffekt: $p \leqslant 0{,}01$).

Bei ähnlichen zeitlichen Verlaufs*formen* zeigen sich zwischen den Gruppen zu allen Phasen deutliche Unterschiede bezüglich der Unsicherheit der Gebärenden: Gebärende der Typen I und III wiesen wie in der Eröffnungsphase auch während des gesamten Verlaufs die geringste Unsicherheit auf ($p \leqslant 0{,}01$).

Die *Kommunikation* ist am schwächsten bei den beiden Typen (II und III), die durch die Kombination

unsichere Frau—unsicherer Partner,

sichere Frau—unsicherer Partner

gekennzeichnet sind und überwiegend jüngere Erstgebärende umfassen. In den beiden anderen Typen (I, IV) ist die Kommunikation erheblich stärker (Gruppeneffekt $p \leqslant 0{,}01$). Dieser schon in der Eröffnungsphase bestehende Unterschied bleibt über den gesamten Verlauf weitgehend konstant (weder Zeiteffekt noch Interaktionseffekt waren signifikant).

Die Kommunikation hängt also offensichtlich stark von der Selbstsicherheit des Mannes ab.

Mit erhöhter *Aggressivität* heben sich die Gebärenden der Gruppen II und IV von den beiden anderen Gruppen während aller Geburtsphasen ab ($p \leqslant 0{,}05$); besonders starke Aggressivität findet man bei den Gebärenden der Gruppe IV in der Eröffnungsphase (Interaktionseffekt $p \leqslant 0{,}01$). Zu beachten ist, daß beiden Gruppen in der Typologie eine hohe Unsicherheit der Gebärenden gemeinsam ist, ihr Typenprofil sich ansonsten aber sehr unterscheidet: In Gruppe II befinden sich eher jüngere Erstgebärende mit ebenfalls unsicheren Partnern mittlerer Schulbildung; in Gruppe VI befinden sich eher ältere Mehrgebärende mit sicherem Partner hoher Bildung. In dieser Gruppe wurde seltener eine PDA durchgeführt.

Verhalten nach der Geburt. Dieses wurde in zusätzlichen Einschätzungen erfaßt, wobei sich nur geringe Unterschiede zwischen den 4 Typen zeigten. Insbesondere war weder die Zuwendung der Mutter zum Kind noch die gegenseitige Zuwendung der Partner verschieden. Paare, bei denen Gebärende hilfloser erschienen (Typ II, IV), erhielten deutlich weniger Informationen über den Zustand des Kindes ($p \leqslant 0{,}06$), auch dann, wenn der Partner sicher auftrat (Typ IV) und stärker den Kontakt mit dem Personal suchte ($p \leqslant 0{,}06$).

Diskussion

Betrachtet man unsere Einzelergebnisse zusammen, so zeigt sich eine deutliche Abhängigkeit des Verhaltens der Partner von den Möglichkeiten, sich auf den Geburtsvorgang einzustellen.

Eine bedeutende Rolle kommt der Ängstlichkeit und Unsicherheit beider Partner zu, insbesondere der Gebärenden. Da die Ausprägung dieser Variablen zu den 3 Geburtsphasen wesentlich nur vom jeweiligen Ausgangsniveau in der Eröffnungsphase abhängt (die Zeitverläufe relativ also sehr ähnlich sind), ist in den entsprechenden Skalenwerten ein hoher Anteil von Angst und Unsicherheit zu vermuten, der vom Geburtsverlauf selbst unabhängig ist.

Die varianzanalytischen Ergebnisse bezüglich des Gesamtkollektivs zeigen beim Vergleich von Erst- und Mehrgeburt nur schwache Unterschiede in der Unsicherheit der Gebärenden. Partner von Erstgebärenden erschienen dagegen deutlich unsicherer als die Partner Mehrgebärender. Die Typologisierung belegt dies noch einmal: Anders als bei den Frauen selbst sind die beiden Gruppen (II, III) mit ängstlichem Partner gleichzeitig auch solche, die im wesentlichen Erstgebärende umfassen.

In beiden Gruppen, also unabhängig von deren wesentlichem Unterscheidungsmerkmal, der Sicherheit bzw. Unsicherheit der Frau, ist die Kommunikation deutlich niedriger. Wesentlich für die eingeschränkte gegenseitige Zuwendung dürfte daher die Erstkonfrontation mit dem Geburtserlebnis sein und die damit korrelierende Hilflosigkeit des Partners. Die mangelnde gegenseitige Stützung führt entsprechend unserer Beobachtung bei Erstgeburten häufiger zu dem nachgewiesen stärker aggressiven Verhalten, wenn neben dem Partner auch die Gebärende selbst unsicher ist (Gruppe II).

Bei den Paargruppen der Typologie, die vom sicheren Partner überwiegend Mehrgebärender repräsentiert werden (I, IV), zeigt sich entsprechend der Sicherheit des Mannes eine lebhafte Kommunikation zwischen den Partnern, ansonsten unterscheiden sich die Gruppen deutlich voneinander.

Die Paare, bei denen beide Partner sicher in das Geburtsgeschehen eintreten (I), imponieren durch sehr geringe Aggressivität der Gebärenden; hinsichtlich ihrer biosozialen Merkmale und medizinischer Maßnahmen sind sie eher unauffällig.

Paare mit unsicherer Gebärender und sicherem Partner (IV) lassen sich dagegen in der Typologie prägnanter auch durch andere Merkmale kennzeichnen: Es handelt sich vorwiegend um ältere, nichtberufstätige Mehrgebärende gehobener Sozialschicht (gemessen am Bildungsniveau des Mannes); sie nehmen seltener eine PDA in Anspruch. Von allen Gruppen zeigten die Gebärenden hier die stärkste Aggressivität während des gesamten Geburtsverlaufs, besonders ausgeprägt in der Eröffnungsphase. Die Verhaltensmerkmale dieser Gruppe — unsichere Gebärende, sicherer Partner, lebhafte Kommunikation, relativ starke Aggressivität der Gebärenden — stimmen mit dem varianzanalytischen Ergebnis der Hausfrauen gegenüber Berufstätigen überein.

Beide Partner des letztgenannten Typus sind eher „geburtserfahren". Es ist also nicht zu erwarten, daß das Geburtsgeschehen selbst eine schwer bewältigbare Situation darstellt; dafür spricht auch die gute Kommunikation zwischen den Partnern. Das unsichere und (besonders in der Eröffnungsphase) vergleichsweise aggressive Verhalten der Gebärenden verweist auf situationsunabhängige Merkmale der Partnerschaft.

Bei nichtberufstätigen Mehrgebärenden der Mittelschicht ist in besonderem Maße eine komplementäre Geschlechtsrollenaufteilung zu erwarten; traditionell übernimmt dabei der männliche Partner die dominante, aggressive, die Frau die submissive, depressive Position (vgl. Beckmann 1979). Die eigene Kontrolle über Schwangerschaft und Geburt bezüglich Familienplanung, Geburtsvorbereitung etc. tritt gerade bei nichtberufstätigen Frauen in den Hintergrund (vgl. Lukesch 1981). Durch den immer noch männlich dominierten Bereich der Geburtshilfe ist auch die „Entbindung" weitgehend ihrer Kontrolle entzogen. Die in besonderem Maße bei nichtberufstätigen Frauen an Schwangerschaft und Geburt geknüpften Erwartungen treffen gerade hier zusammen mit Fremdbestimmtheit und Verlust von Kontrollfunktionen über einen primär weiblichen Kompetenzbereich und dürften vielfach zu Spannungen und Unsicherheit beitragen.

Insgesamt weisen unsere Ergebnisse zum Verhalten während der Geburt häufig auf Merkmale hin, die nicht situativ an das Geburtsgeschehen gebunden sind, sondern die psychosozialen Grundbedingungen der Partnerschaft betreffen. Für die Möglichkeiten, sich auf die Geburt einzustellen, kommt ihnen neben dem erneut bestätigten Einfluß geburtsvorbereitender Maßnahmen eine wesentliche Bedeutung zu. Eine eingehende Analyse dieser Zusammenhänge bedürfte allerdings einer detaillierteren Erfassung der Partnerschaftsverhältnisse (insbesondere der Interaktionsmuster), als dies im Rahmen unserer Pilotstudie möglich war.

Bei Erstgeburten traten vergleichsweise ungünstigere Geburtsverläufe auf, wenn beide Partner unsicher und ängstlich waren. Neben der Schwangerschaftsgymnastik, deren positive Wirkung auf die Unsicherheit der Gebärenden in der Preß- und Nachgeburtsperiode auch in unseren varianzanalytischen Ergebnissen deutlich wurde, sollten insbesondere bei Erstgebärenden in die Geburtsvorbereitung auch psychoprophylaktische Maßnahmen einbezogen werden. Außer der Verkürzung der Geburtsdauer und selteneren Komplikationen (Neumann 1982) ist bei einer solchen Vorbereitung auch ein befriedigerendes Erleben des Geburtsverlaufs mit geringerer Schmerzempfindung während der Austreibungsperiode zu erwarten (Medweth u. Vierneysel 1960). Gerade bei Erstgbärenden scheint es angebracht, auch die Partner in die Vorbereitungen einzubeziehen (vgl. auch Henneborn u. Cogan 1975) und sie intensiver über den Geburtsvorgang und ggf. durchzuführende geburtshilfliche Maßnahmen aufzuklären. Daß hier Defizite bestehen, zeigt sich bei unseren Untersuchungen auch in der Unsicherheit der Partner bei Durchführung einer Periduralanästhesie.

Ungünstigere Geburtsverläufe waren auch bei älteren, nichtberufstätigen Mehrgebärenden mit sicherem Partner festzustellen. Vor dem Hintergrund einer traditionellen Aufteilung von Geschlechtsrollen und Kompetenzbereichen wird hier die Anwesenheit des Partners offenbar von den Gebärenden nicht als hilfreich, sondern eher als störend und bedrohlich erlebt. Es würde also wenig Sinn machen, die Anwesenheit des Partners bei der Geburt zur allgemeinen Norm zu erheben (vgl. Davies-Osterkamp u. Beckmann 1982).

Literatur

Beckmann D (1979) Geschlechtsrollen und Paardynamik. In: Pross H (Hrsg) Familie wohin? Rowohlt, Reinbek, S 169—195

Davenport-Slack B, Boylan CH (1974) Psychological correlates of childbirth pain. Psychosom Med 36/3: 215—222

Davies-Osterkamp S, Beckmann D (1982) Psychosoziale Aspekte von Schwangerschaft und Geburt. In: Beckmann D, Davies-Osterkamp S, Scheer JW (Hrsg) Medizinische Psychologie, Forschung für Klinik und Praxis. Springer, Berlin Heidelberg New York, S 493—515

Dick-Read G (1958) Mutter werden ohne Schmerz. Hofmann & Campe, Hamburg

Henneborn WJ, Cogan R (1975) The effect of husband participation on reported pain and probability of medication during labor and birth. J Psychosom Res 19: 215—222

Lukesch H (1981) Schwangerschafts- und Geburtsängste. Enke, Stuttgart

Lukesch H (1982) Die Bedeutung psychischer Faktoren für Schwangerschaftsverlauf, Geburt und Kindesentwicklung. In: Schindler S (Hrsg) Geburt, Eintritt in eine neue Welt. Hogrefe, Göttingen, S 65—86

Medweth W, Vierneysel B (1960) Über das Verhalten der Frau unter der Geburt. Med Welt 19: 1041—1044

Nelles I (1981) Wir alle müssen lernen, uns der Geburt unterzuordnen. In: Schreiber M (Hrsg) Die schöne Geburt, Protest gegen die Technik im Kreißsaal. Rowohlt, Reinbek, S 149—154

Neumann H (1982) Welche Resultate hat die Anwendung der Psychoprophylaxe in der Geburtshilfe. In: Schindler S (Hrsg) Geburt, Eintritt in eine neue Welt. Hogrefe, Göttingen, S 226—233

Odent M (1978) Die sanfte Geburt. Die Leboyer-Methode in der Praxis. Kösel, München

Schreiber M (1981) Unendliches Vergnügen, unendlicher Schmerz. In: Schreiber M (Hrsg) Die schöne Geburt, Protest gegen die Technik im Kreißsaal. Rowohlt, Reinbek, S 11—42

Werts CE, Gardiner SH, Michell K (1966) Factors related to behavior in labor. J Health Hum Behav 6: 238—242

Paarbeziehung und Geburtsverlauf

Manfred Jäger, Alfons Lindemann und Dieter Beckmann

Soziale Bedingungen und Persönlichkeitsmerkmale der Frau sind in ihrem Einfluß auf Schwangerschaft und Geburt in empirischen Arbeiten weitaus intensiver untersucht worden als Merkmale der Partnerschaft. Deren Bedeutung wird zwar oft herausgestellt (u. a. Lukesch u. Rottmann 1976; Prodöhl 1979), Untersuchungen, die den männlichen Partner einbeziehen, befassen sich aber in der Regel nicht mit der *Paarstruktur* und ihrem Einfluß auf das Schwangerschafts- und Geburtsgeschehen, sondern mit der belastenden bzw. stützenden Funktion des Mannes im Rahmen der psychoprophylaktischen Geburtsvorbereitung (Neumann 1982) oder seiner Anwesenheit bei der Geburt (Henneborn u. Cogan 1975; Noack et al. 1977). Die folgende Untersuchung setzt interaktionelle und andere Merkmale der Partnerschaft Erstgebärender in Beziehung mit dem Schwangerschafts- und Geburtsverlauf, insbesondere auch mit medizinisch-geburtshilflichen Daten.

Paarbeziehungen sind vielschichtig und stehen in Wechselwirkung mit Persönlichkeitseigenschaften und sozialem Umfeld, so daß ein solches Unterfangen gewagt erscheinen muß. Unsere Untersuchung ist in diesem Sinne eher als hypothesengenerierende Deskription zu verstehen, und die Befunde bedürfen der Bestätigung in weiteren Forschungsarbeiten.

Untersuchungsablauf und Stichprobe

Im Rahmen der ambulanten Schwangerenberatung an der Universitätsfrauenklinik Gießen wurden Erstgebärende, die primär, d. h. zu Beginn der Schwangerschaft gemäß den vorliegenden Ambulanzdaten gesund waren und nach gynäkologischen Gesichtspunkten keine Risikoschwangerschaft oder Risikogeburt erwarten ließen, für die Untersuchung ausgewählt.

Kriterien für den Ausschluß aus der Stichprobe waren: Adipositas, Suchtmittelabusus, innere Erkrankungen (Herz-Kreislauf-, Stoffwechselerkrankungen etc.) relevante Infektionskrankheiten (Röteln, Toxoplasmose etc.), früherer Abort und Abrasio, vorausgegangene Uterusoperation sowie für Schwangerschaft und Geburt mit Risiken behaftete Medikamente oder Strahlenbehandlungen.

Zu Beginn der Schwangerschaft wurde mit insgesamt 66 nach den genannten (und keinen anderen) Kriterien ausgewählten Schwangeren ein ca. 15minütiges Erstgespräch geführt, in dem die Sozialdaten erhoben wurden. 2 Schwangere ohne Partner wurden in den weiteren Befragungen nicht berücksichtigt. Außerdem lehnten 20 der 66 Erstbefragten die weitere Teilnahme ab.

Bei den verbleibenden 44 Schwangeren und ihren Partnern fand ab der 36. Schwangerschaftswoche die eigentliche Erhebung statt; sie umfaßte einen Fragebogen zu psychosozialen Aspekten der Geburt (orientiert an: Davies-Osterkamp u. Beckmann 1982) sowie den Gießen-Test (Beckmann u. Richter 1972) jeweils in 2 Selbstbildern und den 2 wechselseitigen Fremdbildern der Partner. Schließlich wurden im Anschluß an die Entbindung die im Kreißsaal erstellten Geburtsprotokolle ausgewertet. (Die Geburten wurden von insgesamt 14 Ärzten und 9 Hebammen betreut.)

Von den 44 Befragten haben 3 Schwangere nicht in der Universitätsklinik entbunden. Ein Kind verstarb 3 h nach der Geburt (polyzystisches Syndrom).

Die Untersuchungsstichprobe umfaßt also 40 Paare mit Erstschwangeren. Alle Paare waren zum Zeitpunkt der Entbindung verheiratet (25 % der Ehen wurden während der Schwangerschaft geschlossen). Das Alter der Mütter betrug durchschnittlich 24,5 Jahre (18—36 Jahre), das der Väter 27,6 Jahre (18—38 Jahre). Selektionseffekte bezüglich der sozialen Schicht waren nicht zu erkennen. Alle Bildungsgrade (ohne Schulabschluß bis Hochschulabschluß) waren vertreten, ebenso die wesentlichen Berufsgruppen (ungelernte Arbeiter, Facharbeiter, untere bis leitende Angestellte und Beamte, Selbständige, freie Berufe, Studenten und Arbeitslose). Aus Mittelstädten kamen 31 % der Paare, die übrigen aus Kleinstädten und ländlichen Gebieten.

Untersuchungsinstrumente

a) Der Fragebogen zu den psychosozialen Bedingungen von Geburt und Schwangerschaft erhielt Fragen zur Erwünschtheit und Planung der Schwangerschaft, Fragen zur Ehezufriedenheit und zur Angst um die Partnerbeziehung während der Schwangerschaft, anamnestische Daten zur Angst um das Kind und zur Geburtsangst während der Schwangerschaftsdrittel sowie die getroffenen Geburtsvorbereitungen (Schwangerschaftsgymnastik, Informationen über Schwangerschaft und Geburt).

b) Der Gießen-Test (GT) umfaßt 40 Items der Zuschreibung von Persönlichkeitsmerkmalen, die komplexe emotionelle Grundbefindlichkeiten wie Ängstlichkeit und Depressivität sowie bestimmte fundamentale Ich-Qualitäten wie Introspektion, Phantasie, Durchhaltefähigkeit, Selbstkritik und Durchlässigkeit betreffen. Daneben werden aber auch wichtige sozialpsychologische Merkmale miterfaßt (psychosoziale Fähigkeiten, Tendenzen und Abwehrformen), z. T. indirekt über Verhaltensmerkmale, z. T. über die erlebte soziale Resonanz (Beckmann u. Richter 1972).

Der Test kann sowohl in der Selbst- wie auch in der Fremdbeurteilungsform angewendet werden, so daß durch die Verknüpfung von Selbst- und Fremdbildern Beziehungsmerkmale erfaßt werden können (Maack u. Beckmann 1979). In der ursprünglichen Dimensionierung werden die Items des GT in 6 Skalen zusammengefaßt; für die Vergleichbarkeit von Selbst- und Fremdbildern stellte sich jedoch eine 5faktorielle Lösung als brauchbarer heraus (Brähler u. Beckmann 1981), die im wesentlichen die Konstruktion der ersten 5 Skalen der 6faktoriellen Lösung wiedergibt. Es handelt sich um die folgenden 5 (jeweils 6 Items umfassenden) Skalen:

1) *Negative vs. positive soziale Resonanz*
   („rollenhafte Identität", Wirkung des Beurteilten in der Interaktion mit anderen Individuen)
2) *Dominanz vs. Gefügigkeit*
   (Durchsetzungsvermögen, Konfliktbereitschaft; „anale Züge sadomasochistischer Prägung")
3) *Unterkontrolliertheit vs. Zwanghaftigkeit*
   („triebhafter Charakter vs. „Zwangsstruktur")
4) *Hypomanie vs. Depressivität*
   (emotionale Grundbefindlichkeit)

5) Durchlässigkeit vs. Retentivität
(Nähe, Kontaktbereitschaft und Vertrauen im Erleben des Kontakts mit anderen: „Urvertrauen" gegen „Urmißtrauen" nach Erikson)

c) Die Erhebung medizinischer Perinataldaten erfolgte in Anlehnung an den perinatologischen Basiserhebungsbogen (Bayerische Landesärztekammer, kassenärztliche Vereinigung Bayerns); in die Untersuchung wurden nur Items mit nicht verschwindender Varianz aufgenommen. Sie betreffen die folgenden Variablen:

Anzahl der Schwangerschaftsrisiken [unklarer Geburtstermin, Zervixinsuffizienz, Gestose, Beckenendlage im Ultraschall, Primipara über 34 Jahre, Blutungen während der Schwangerschaft],

Anzahl der Geburtsrisiken [grünes Fruchtwasser, pathologisches CTG, Frühgeburt (< 2500 g/< 37. Woche), Beckenendlage, Geburtsdauer über 12 h, Azidose sub partu (pH < 7,2)],

operative Entbindung (ja/nein) [Vakuumextraktion, Beckenendlage mit Manualhilfe, Sektion],

kindliche Morbidität (ja/nein) [Frühgeburt, protrahierte Asphyxie (pH < 7,2 oder Apgar < 8), sichtbare Mißbildungen, Ateminsuffizienz; Krämpfe, Hyperbilirubinämie (< 10 mg/100 ml), Infektion].

Daneben wurden erhoben bzw. gesondert in der Untersuchung behandelt:
Dauer der Eröffnungsperiode (2,5—12,5 h),
Dauer der Austreibungsperiode (10 min—12 h),
Geburtsdauer insgesamt (2,4—13,8 h),
„programmierte" Geburt (ja/nein),
Medikation (Anzahl der Spasmolytika und Analgetika),
Anästhesie (Pudendusblock/Periduralanästhesie, ml),
kindliche Asphyxie (ja/nein),
Frühgeburt (ja/nein),
Verlegung in die Kinderklinik (ja/nein),
Stillen des Kindes (ja/nein),
Schwangerschaftsgymnastik (nicht/nach Read/nach Read und Lamaze).

Ergebnisse

Keine *Schwangerschaftsrisiken* fanden sich bei 62,5 % der Schwangeren, mit einem der genannten Risiken 30 % und mit 2 oder 3 Risiken 7,5 %. Bei 70 % traten keine *Geburtsrisiken* auf, bei 10 % eines und bei 20 % 2 der oben genannten Risiken. Bei allen Entbindungen mit Geburtsrisiko, also in 30 % aller Fälle, wurden auch *operative* geburtshilfliche *Maßnahmen* durchgeführt (8 Vakuumextraktionen, 1 Manualhilfe bei Beckenendlage und 3 Schnittentbindungen).

Bei 75 % der Geburten wurde unterstützender *Wehentropf* verabreicht, 27,5 % der Geburten sind als programmiert zu bezeichnen.

Schmerz- und krampflösende Medikamente wurden in 67,5 % gegeben. Lediglich eine Schwangere erhielt keine *Anästhesie*, bei 30 % der übrigen wurde ein Pudendusblock angewendet, bei 70 % eine Periduralanästhesie (in einem Fall beides). Die *Geburtsdauer* betrug durchschnittlich 7,1 h. Ohne Auffälligkeiten *kindlicher Morbidität* wurden 67,5 % der Kinder geboren, bei 7 Kindern zeigte sich eine der oben genannten Auffälligkeiten, 4 Kinder waren in 2 Merkmalen auffällig und eines in dreien; 6 Kinder (15 %) wurden aufgrund solcher Auffälligkeiten in die Kinderklinik überwiesen.

Die psychosozialen Umstände der Schwangerschaften und Geburten werden durch die Häufigkeitsübersichten in Tabelle 1 verdeutlicht, deren Werte jeweils für die Frauen *(w)* und ihre Partner *(m)* eingetragen sind.

Tabelle 1. Vorgeburtliche psychosoziale Bedingungen (36. Schwangerschaftswoche)

Item	Antwort	w [%]	m [%]
1. Gymnastik	Keine	20	—
	Read	67,5	
	Lamaze	12,5	7,5
2. Schwangerschaftsvorsorge		100	—
3. Wickelkurs	Keiner	67,5	82,5
	Ja	32,5	17,5
4. Informationsverhalten	Keine	7,5	27
a Gespräche	nur a	10	13
b Zeitschriften	a + b	20	20
c Bücher	a + b + c	62,5	40
5. Schwangerschaft erwünscht	Ja	92,5	85
	Unentschieden	2,5	10
	Nicht erwünscht	5	5
6. Schwangerschaft geplant	Ja	62,5	55
	Unentschieden	7,5	10
	Nicht geplant	30	35
7. Ehezufriedenheit	Zufrieden	95	92,5
	Unentschieden	5	2,5
	Unzufrieden	—	5
8. Unterstützung nach der Geburt	Ja	97,5	97,5
	Nein	2,5	2,5
9. Mutter will stillen (w)	Ja	87,5	87,5
Mutter soll stillen (m)	Unentschieden	10	12,5
	Nein	2,5	
Mutter stillt tatsächlich	Ja	80	
	Nein	7	
	Keine Angabe	12,5	
10. Vater will/soll in den Kreißsaal	Ja	87,5	77,5
	Unentschieden	12,5	20
	Will nicht	—	2,5
11. Lebensverändernde Ereignisse	Ja	22,5	17,5
	Weiß nicht	2,5	—
	Keine	76	82,5
12. Weitere Familienplanung	Kein weiteres	7,5	10
	Ein weiteres	57,5	37,5
	Noch mehrere Kinder	35	52,5
13. Schwangerschaftsverhütende Methoden	Regelmäßig	65	50
	Unregelmäßig	12,5	20
	Nein	22,5	30
14. Einstellung zur Sexualität	Positiv	92,5	90
	Unentschieden	7,5	10
15. Zukunftserwartungen allgemein	Positiv	77,5	75
	Unentschieden	22,5	22,5
	Negativ	—	2,5
16. Angst um sich selbst geben an:	Im 1. Drittel	7,5	5
17.	Im 2. Drittel	5	5
18.	Im 3. Drittel	15	7

Tabelle 1. Fortsetzung

Item	Antwort	w [%]	m [%]
19. Angst um das Kind	Im 1. Drittel	37,5	50
20.	Im 2. Drittel	45	37,5
21.	Im 3. Drittel	52,5	42,5
22. Angst um die Beziehung	Im 1. Drittel	5	10
23.	Im 2. Drittel	5	7,5
24.	Im 3. Drittel	5	7,5
25. Angst um die Geburt	Im 1. Drittel	17,5	12,5
26.	Im 2. Drittel	20	22,5
27.	Im 3. Drittel	45	25
28. Verhältnis zur eigenen Mutter	Unbelastet	65	80
— früher	Unentschieden	7,5	12,5
	Belastet	27,5	7,5
29. — heute	Unbelastet	72,5	85
	Unentschieden	10	2,5
	Belastet	15	10
	Verstorben	2,5	2,5
30. Verhältnis zum eigenen Vater	Unbelastet	65	65
— früher	Unentschieden	15	17,5
	Belastet	15	17,5
	Verstorben	5	5
31. — heute	Unbelastet	65	77,5
	Unentschieden	17,5	10
	Belastet	10	7,5
	Verstorben	7,5	5
32. Selbstzufriedenheit	Zufrieden	65	80
— vor der Schwangerschaft	Unentschieden	30	20
	Unzufrieden	5	—
33. — heute	Zufrieden	75	87,5
	Unentschieden	22,5	12,5
	Unzufrieden	2,5	—

Der Prozentsatz geplanter Schwangerschaften und die Beziehung zwischen Planung und Erwünschtheit stimmen gut mit denen anderer Untersuchungen überein (eine Übersicht findet sich in Lukesch 1981). Hervorzuheben ist der bei Frauen gegenüber den Männern höhere Grad an Erwünschtheit und Planung der Schwangerschaft bei gleichzeitig größerer Anzahl der gewünschten Kinder bei den Vätern. Die Planung der Schwangerschaft korreliert zwischen den Partnern mit $r = 0,67$, die Erwünschtheit mit $r = 0,43$. Planung und Erwünschtheit hängen bei Männern etwas stärker voneinander ab als bei Frauen ($r = 0,40$ bzw. $r = 0,32$; vgl. Lukesch 1981).

War nach Angaben der Partner die Schwangerschaft eher ungeplant, so geben sie häufiger an, Verhütungsmethoden unregelmäßig oder nicht angewandt ($r > 0,40$) und wegen der Schwangerschaft geheiratet zu haben ($r > 0,60$). Bei geplanten Schwangerschaften ist die Informiertheit über das Geburtsgeschehen der beiden Partner besser ($r > 0,30$). Die männlichen Partner sind allerdings durchschnittlich schlechter informiert als ihre (erstgebärenden) Frauen.

Zusammenhänge zwischen Planung der Schwangerschaft und medizinischen Schwangerschafts- und Geburtsdaten, insbesondere Risiken und Komplikationen, konnten nicht nachgewiesen werden. Demgegenüber zeigte sich bei Schwangerschaften, die vom Mann unerwünscht waren, ein erhöhter Verbrauch der Gebärenden an Spasmolytika während der Geburt (r = 0,34). Die Ablehnung der Schwangerschaft durch den (überwiegend jungen) Mann korreliert dabei in allen Schwangerschaftsdritteln stark mit ,,seiner" Angst um die Geburt (r = 0,59, 0,61, 0,34) sowie stärkerer Angst um die Beziehung in den beiden letzten Schwangerschaftsdritteln (r = 0,59 bzw. 0,61) und dem Wunsch, seine Frau solle später nicht stillen (r = 0,59). Auch die Frau äußerte bei Ablehnung der Schwangerschaft durch den Mann einen geringeren Stillwunsch (r = 0,44) und eine erhöhte Angst um die Paarbeziehung, allerdings nur im ersten Trimenon (r = 0,36). Die Ablehnung der Schwangerschaft hat danach vermutlich den Hintergrund von eifersüchtiger Angst um die Zuwendung durch die Partnerin aufgrund der bevorstehenen (Erst-)Geburt und erzeugt möglicherweise unbewußt bei der Schwangeren Spannungen, die sich in Verkrampfungen während der Geburt niederschlagen (vgl. Dick-Read 1958).

Erwartungsgemäß äußern die weitaus meisten Partner Zufriedenheit mit ihrer Ehe. Unentschieden darin waren 2 Frauen und 1 Mann, offen unzufrieden 2 Männer, keine Frau. Bei allen Paaren gab mindestens einer der Partner an, mit der Ehe zufrieden zu sein, bei 5 Paaren war ein Partner unentschieden oder unzufrieden. Eheunzufriedene Männer waren auch mit sich selbst unzufrieden (r = 0,39) und hatten nach ihren Angaben eher wegen der Schwangerschaft geheiratet (r = 0,47). Die nicht zufriedenen Frauen erwarteten geringe Unterstützung nach der Geburt (r = 0,70) und gaben vermehrt Ängste um sich selbst im 2. Schwangerschaftsdrittel an (r = 0,47). (Aufgrund der stark asymmetrischen Verteilung haben die angegebenen Zusammenhänge allerdings nur beschränkten Aussagewert.) Beim varianzanalytischen Vergleich kamen bei Paaren, bei denen ein Partner unzufrieden oder unentschieden war, deutlich häufiger Geburtsrisiken und operative Entbindungen vor ($p \leqslant 0,05$) als bei zufriedenen Paaren. Bei anderen medizinischen und geburtshilflichen Daten waren keine Differenzen festzustellen.

Eine unterschiedliche Paarstruktur dieser beiden Gruppen war (durch Vergleich von Interaktionskennwerten des Gießen-Tests, s. unten) nicht abzusichern, auch dann nicht, wenn nach nicht zufriedenen Frauen und Männern differenziert wurde; die kleinen Fallanzahlen und die vielen möglichen paarstrukturellen Korrelate von Eheunzufriedenheit ließen dies allerdings auch nicht erwarten.

Bei beiden Partnern wurden die Ängste um die eigene Person, um das Kind, um die Beziehung und die Geburt in gleicher Weise getrennt für die 3 Schwangerschaftsdrittel (für die beiden ersten retrospektiv) erfragt; dabei kommen lediglich Ängste um das Kind und die Geburt oft vor. In der Häufigkeitsübersicht (Tabelle 1) fällt der zwischen den Partnern unterschiedliche Verlauf der Angst um das ungeborene Kind während der Schangerschaftsabschnitte auf: Während die Schwangeren sich mit fortschreitender Schwangerschaft vermehrt um das Kind ängstigen, zeigen sich bei dem Partner solche Ängste häufiger im ersten Schwangerschaftsdrittel. Bedeutsame direkte Beziehungen zwischen Ängsten der Schwangeren (Angst um sich, um das Kind, um die Beziehung, um die Geburt) und Schwangerschafts- und Geburtsrisiken oder Medikamentenverbrauch während der Geburt konnten in unserer Stichprobe nicht festgestellt werden. Es deutet sich aber an, daß die ,,Angst um das Kind" während der Schwangerschaft bezüglich Medikation während der Geburt entgegengesetzte Auswirkungen hat wie die ,,Angst um sich selbst" und ,,Angst um die Beziehung": Bei höherer Angst um das Kind (hier im 1. bzw. 2. Trimenon) wurde seltener eine ,,programmierte Geburt" durchgeführt (r = −0,36) und weniger Analgetika in Anspruch genommen (r = −0,30), auch waren operative Entbindungen seltener, wenn die Schwangere (im letzten Trimenon) vermehrt Angst um das Kind zeigte (r = 0,35). Die Angst um sich selbst (im 2. Trimenon) korrelierte dagegen mit erhöhtem Verbrauch an Spasmolytika (r = 0,38), die Angst um die Beziehung (im 2. und 3. Trimenon) mit erhöhtem Analgetikaverbrauch (r = 0,31) und intensiverer Periduralanästhesie (3. Trimenon, r = 0,44). Im Gegensatz zu Ängsten der Schwangeren um die eigene Person und die Beziehung dürfte also nach diesen Zusammenhängen die Angst um das ungeborene Kind für den Geburtsverlauf eher unproblematisch sein.

Anders als beim Verhältnis zum eigenen Vater lassen sich bei den Schwangeren sowohl zum Befragungszeitpunkt wie auch retrospektiv deutlich häufiger belastende Momente im Verhältnis zur eigenen Mutter feststellen als bei ihrem Partner. Mit belastetem Verhältnis zur eigenen Mutter zeigen sich bei Schwangerschaft und Geburt häufig Risiken (r = 0,41 bzw. r = 0,46), speziell Frühgeburten (r = 0,50). Eine schlechtere Beziehung zur Muter korreliert weiterhin mit der Erwartung unzureichender Unterstützung nach der Geburt (r = 0,35), aber auch mit stärkerem Wunsch nach größerer Zahl weiterer Kinder (r = 0,47). Schwangere mit belastetem Verhältnis zur eigenen Mutter äußern vermehrt Ängst um sich selbst im 1. Trimenon (r = 0,50). Diese Befunde deuten auf Konflikte vom Übergang der Rolle als Tochter auf die einer Mutter an. Bei überzogener Bedeutung der Mutterschaft hat die Erstgeburt hier vermutlich die Funktion der Abgrenzung von der eigenen Mutter (Abstreifen der Tochterrolle) wie auch der möglichen Annäherung durch Gewinn des neuen Status („Aufnahme in den Kreis der Mütter"). Diese funktionale Interpretation unserer Befunde wird unterstützt durch das Ergebnis von Breen (1975), daß Frauen mit problematischem Geburtsverlauf und belastetem Verhältnis zur eigenen Muter sich nach der Geburt ihres Kindes dieser wieder annähern.

Bei Paaren ist neben der Auswertung einzelner Skalen des Gießen-Tests (GT) — in den 4 Zuschreibungen: Frau über sich (ww), Mann über sich selbst (mm), Frau über Mann (wm), Mann über Frau (mw) — für die Untersuchungen der Beziehung (Partnerinteraktion) die Verknüpfung von 2 oder allen 4 Zuschreibungen pro Skala von Interesse (vgl. Beckmann u. Maack 1978). Dies kann sowohl korrelativ wie auch in Differenzwerten geschehen. Für die Untersuchung der Ehepaarbeziehung innerhalb unserer Stichprobe benutzten wir die additive Verknüpfung aller 4 Selbst- und Fremdbilder jeweils pro Skala nach folgendem Muster:

(mm + ww) — (mw + wm) = *Selbst-Fremdbild-Differenz;* hohe positive oder negative Werte bedeuten ähnliche Lage der Selbstbilder bei gleichgerichteter Projektion der Gegenposition auf den Partner; *Rivalität* mit dem Partner um die (erwünschte oder unerwünschte) Position.

(mm + mw) — (ww + wm) = *Urteilerdifferenz;* hohe positive oder negative Werte bedeuten entgegengesetzte Position der Selbstbilder bei gleichzeitigem Nichtwahrnehmen der Position des Partners; *Beziehungslosigkeit* der Urteile.

(mm + wm) — (wm + mw) = *Beurteiltendifferenz;* hohe positive oder negative Werte bedeuten entgegengesetzte Position der Selbstbilder, die jeweils vom Partner bestätigt werden; *Rollenteilung* zwischen den Partnern.

Die additive Verknüpfung der 4 Einzelbilder des GT je Skala wurden mit den wichtigsten medizinischen Daten (Schwangerschaftsrisiko, Geburtsrisiko, Geburtsdauer, Medikamentenverbrauch, operative Entbindung) in Beziehung gesetzt. Dazu wurden die additiven Interaktionswerte pro Skala in 3 Gruppen eingeteilt: hohe negative, mittlere, hohe positive Differenz ($D \leqslant -7; -7 < D < +7; D > 7$).

Die varianzanalytisch zwischen diesen 3 Gruppen abgesicherten Mittelwertsunterschiede der genannten medizinischen Daten zeigt Tabelle 2.

In den Skalen 2 und 3 (Dominanz, Kontrolle) finden sich signifikante Unterschiede.

Bei Ehepaaren, bei denen männliches und weibliches Urteil sowohl über sich als auch den Partner hinsichtlich dominanter oder gefügiger Position komplementär angeordnet

Tabelle 2. Varianzanalysen medizinischer Daten nach Paarstrukturen im Gießen-Text (GT)

Art des Differenzwertes (D) und Skala des GT	Gruppe 1 $D \leq -7$	Gruppe 2 $D^{>-7}_{<+7}$	Gruppe 3 $D \geq +7$	F-Wert
Urteilerdifferenz	Geburtsrisiken (mittl. Anzahl)			
Skala 2 (Dominanz/Gefügigkeit)	1,12	0,17	0,77	5,87[a]
	Operative Entbindung (in %)			
	62	13	44	4,67[a]
Selbst-Fremdbild-Differenz	Schwangerschaftsrisiken (mittl. Anzahl)			
Skala 3 (Kontrolle)	1,10	0,28	0,50	4,72[a]
	Geburtsrisiken (mittl. Anzahl)			
	0,10	0,53	2,00	5,71[a]
	Operative Entbindung (in %)			
	10	32	100	3,67[b]
	Frühgeburt (in %)			
	20	—	—	3,46[b]
Beurteiltendifferenz	Geburtsrisiken (mittl. Anzahl)			
Skala 3 (Kontrolle)	0,55	0,14	1,00	3,20[b]
	Operative Entbindung (in %)			
	38	7	50	3,06[b]

[a] $p < 0{,}01$ [b] $p < 0{,}05$

sind (gleich in welcher Richtung), zeigt sich ein erhöhtes Geburtsrisiko, insbesondere das einer operativen Entbindung.

Bei gegenseitigen Projektionen von Dominanzansprüchen ist die Geburt des Kindes gefährdet, offensichtlich deshalb, weil diese Spannungen sich bei der Gebärenden in einer verlängerten Geburtsdauer (F-Wert: 4,23; $p \leqslant 0{,}05$) und einem erhöhten Verbrauch an krampflösenden Mitteln (F-Wert: 4,04; $p \leqslant 0{,}05$) niederschlagen. Insgesamt stehen hier also unausgetragene Dominanz- und Passivitätswünsche der Partner in Wechselwirkung mit einem negativen Verlauf der Geburt, bis hin zu der erhöhten Wahrscheinlichkeit einer operativen Entbindung.

Die Selbst-Fremdbild-Übereinstimmung in der Skala 3 des GT (Kontrolle) weist sowohl mit Schwangerschaftsrisiken als auch Geburtsrisiken Zusammenhänge auf, aber in unterschiedlicher Weise: Während Geburtsrisiko und operative Entbindung um so geringer sind, je weniger beide Partner für sich selbst die zwanghafte und für den anderen die unterkontrollierte Position beanspruchen, hängt das Schwangerschaftsrisiko eher vom Ausmaß der Übereinstimmung von Selbst- und Fremdbildern ab (erhöhtes Schwangerschaftsrisiko bei hohen positiven und hohen negativen Differenzen). Das Schwangerschaftsrisiko ist in besonderem Maße erhöht, wenn beide Partner sich selbst die unterkontrollierte Position zuschreiben, dem anderen aber die zwanghafte. Bei hoher negativer Selbst-Fremdbild-Differenz treten als Schwangerschaftsrisiko öfter Gestosen auf ($p \leqslant 0{,}05$) sowie häufiger Blutungen während der Schwangerschaft; bei hoher positiver Differenz zeigen sich als Schwangerschaftsrisiken lediglich unklare Geburtstermine häufiger.

Es wird deutlich, daß das Ausmaß der Selbst- und Fremdkontrolle zwischen den Ehepartnern Schwangerschaft und Geburt mitbestimmen. Das Schwangerschaftsrisiko wächst offensichtlich bei fehlender Selbstkontrolle und dem Gefühl, kontrolliert zu werden. Die Beziehung kehrt sich bei der Geburt um, vielleicht deshalb, weil sich bei der Geburt auch ein gewisses Maß an Spontanität günstig auswirken kann. Bestärkt wird diese Vermutung durch die Tatsache, daß hohe Rivalität um die Position auf der Skala ,,Kontrolle" mit deutlichen Bedenken der Frauen gegen die Anwesenheit der Partner im Kreißsaal einhergeht (χ^2-Test: $p \leqslant 0{,}01$): Mann und Frau zeigen Ambivalenzen in bezug auf das Maß der Fremdkontrolle.

Übernimmt in der Partnerschaft der eine Partner die zwanghafte, der andere die unterkontrollierte Position (insbesondere der Mann die zwanghafte, die Frau die unterkontrollierte), ist nach den varianzanalytischen Ergebnissen die Wahrscheinlichkeit von Geburtsrisiko und operativer Entbindung erhöht. Solche Rollenaufteilungen, bei welchen der eine kontrolliert, der andere sich kontrollieren läßt, sind ein charakteristisches und häufig aufzufindendes Merkmal in Problemehen (Beckmann 1979). Für die Vermutung, daß durch eine solche Belastung der Partnerschaft der Geburt des Kindes *unbewußt* Widerstand entgegengebracht wird, spricht die Tatsache, daß keine der anderen subjektiven Daten mit der Wechselwirkung zwischen schwierigem Geburtsverlauf und der Rollenteilung in kontrollierenden und kontrollierten Partner korrelieren.

Insgesamt ergeben unsere Untersuchungen interessante Zusammenhänge zwischen Paarbeziehungen und Geburtsverlauf. Ob der Befund, daß sich bei Ehen mit unklaren Dominanzansprüchen und Kontrollängsten und -wünschen zwischen den Partnern erhöhte Geburtsrisiken einstellen können, Bestätigung findet, müssen Kreuzvalidierungen zeigen.

Literatur

Beckmann D (1979) Geschlechtsrollen und Paardynamik. In: Pross H (Hrsg) Familie wohin? Rowohlt, Reinbek, S 169—195

Beckmann D, Mack N (1978) Zum Problem der Personenwahrnehmung — Interaktionsdiagnostik bei Ehepaaren mit dem Gießen-Test. Med Psychol 4: 114—129

Beckmann D, Richter HE (1972) Gießen-Test, Handbuch. Huber, Bern

Brähler E, Beckmann D (1981) Stabilität der Giessen-Test-Skalen. Diagnostica 27: 110—126

Breen D (1975) The birth of the first child; towards an understanding of femininity. Tavistock, London

Davies-Osterkamp S, Beckmann D (1982) Psychosoziale Aspekte von Schwangerschaft und Geburt. In: Beckmann D, Davies-Osterkamp S, Scheer JW (Hrsg) Medizinische Psychologie, Forschung für Klinik und Praxis. Springer, Berlin Heidelberg New York, S 483—515

Dick-Read G (1958) Mutter werden ohne Schmerz. Hofmann & Campe, Hamburg

Henneborn WJ, Cogan R (1975) The effect of husband participation on reported pain and probability of medication during labor and birth. J Psychosom Res 19: 215—222

Lukesch H (1981) Schwangerschafts- und Geburtsängste. Enke, Stuttgart

Lukesch H, Rottmann G (1976) Die Bedeutung sozio-familiärer Faktoren für die Einstellung der Mutter zur Schwangerschaft. Psychol Prax 20: 4—18

Maack N, Beckmann D (1979) Ehepaardiagnostische Untersuchungen. In: Beckmann D, Richter HE (Hrsg) Erfahrungen mit dem Gießen-Test. Huber, Bern, S 97—115

Neumann H (1982) Welche Resultate hat die Anwendung der Psychoprophylaxe in der Geburtshilfe. In: Schindler S (Hrsg) Geburt, Eintritt in eine neue Welt. Hogrefe, Göttingen, S 226—233

Noack H, Atai H, Grzegorzewski C (1977) Probleme der Kliniksgeburt mit Ehemann. Med Klin 72: 2063—2066

Prodöhl D (1979) Gelingen und Scheitern ehelicher Partnerschaft. Hogrefe, Göttingen

Arzt, Patient und Familie

Aspekte der Familientherapie bei chronischen Krankheiten im Kindes- und Jugendalter

Barbara Wirsching

Voraussetzungen

Es gibt verschiedene Gründe, die den behandelnden Arzt veranlassen können, bei einem chronisch kranken Kind die psychosoziale Dimension stärker zu berücksichtigen; 3 Aspekte stehen im Vordergrund (s. auch Minuchin 1982):

1) Probleme bei der Krankheitsverarbeitung. Dies ist wohl in der Praxis die wichtigste und häufigste Indikation (Anthony 1970). Das bis zur Krankheit unauffällige Kind entwikkelt Schwierigkeiten, die mit der Erkrankung in engem Zusammenhang stehen.

Beispiel: Es gelingt dem Betroffenen nicht, die Krankheit gefühlsmäßig zu bewältigen oder die krankheitsbedingten Lebensveränderungen zu akzeptieren; es ergeben sich Probleme mit der Krankenrolle, v. a. die Schwierigkeit, über die Beziehung zu Alterskameraden in der Gemeinschaft integriert zu bleiben (zusätzliches Problemfeld: die Schule).

2) Die Aktivierung bis zur Krankheit latenter Verhaltensstörungen. Hierbei geht es um Kinder, die gleichzeitig an einer seelischen und einer körperlichen Krankheit leiden, welche beide in einem zeitlichen, aber keinem ursächlichen Zusammenhang stehen.

Beispiel: Ein 12jähriger Junge wurde im 6. Lebensjahr erstmals wegen aggressiver Probleme psychotherapeutisch behandelt. Jetzt, kurze Zeit nach der Manifestation eines juvenilen Diabetes, treten die früheren Symptome in ähnlicher Weise wieder auf. Die krankheitsbedingten Belastungen, die zudem in einer Zeit pubertärer Entwicklungskonflikte auftraten, haben die zuvor erworbenen seelischen Kompensationsmöglichkeiten erneut überfordert.

3) Chronisch psychosomatisch kranke Kinder. Bei den Betroffenen ergibt sich aus verschiedenen Gründen eine besonders schwierige Situation insofern, als psychosoziale Faktoren ursächliche Wirkung auf die Entstehung und den Verlauf einer körperlichen (organdestruktiven) Krankheit haben, wobei es sich nicht nur um herkömmlich als psychosomatisch apostrophierte Krankheiten wie Asthma, Neurodermitis, Ulcus duodeni oder Colitis ulcerosa handeln muß. Denn weder sind *alle* Asthmakranken automatisch ,,psychosomatische Patienten'' noch sind alle Diabetespatienten ,,rein'' organisch Kranke. Allenfalls kann man annehmen (wenngleich der Beweis fehlt), daß ganz bestimmte Krankheiten, wie etwa Asthma, häufiger psychosomatische Ursachen haben. Ein Kriterium, das uns verstärkt an eine psychosomatische Krankheit denken läßt, ist, daß die Entstehung und v. a. der Verlauf einer Krankheit mehr von unbewältigten lebensgeschichtlichen Ereignissen oder Konflikten bestimmt werden als von physiologischen Gegebenheiten bzw. medizinischen Behandlungsmaßnahmen.

Beispiel: Ein zum Zeitpunkt der Untersuchung 17jähriges Mädchen, das seit seinem 12. Lebensjahr unter Ulkusbeschwerden leidet, wurde bereits mehrfach operiert; u. a. war es zu einem Magendurchbruch gekommen, der eine Notoperation erforderte. Schließlich wurde sogar der Vagusnerv durchtrennt. Sie erkrankte kurze Zeit, nachdem ihre 6 Jahre jüngere Schwester an einem bösartigen Tumor verstorben war. Die Patientin hatte selbst versucht (wie es nicht nur bei einer 12jährigen verständlich ist), „alles zu vergessen". Nach der Beisetzung ihrer Schwester habe sie gesagt: „Jetzt wollen wir aber nicht jeden Tag wieder auf den Friedhof gehen." Die Magenbeschwerden traten verstärkt auf in dieser Zeit, als sie versuchte, sich aus dem Elternhaus zu lösen.

Wenn wir uns bei der Analyse dieses Falles auf eine intrapsychische individuelle Betrachtung beschränken, so stoßen wir auf hochambivalente Gefühle des Ärgers und des Neides gegenüber der verstorbenen Schwester, die mit starken Schuldreaktionen einhergehen. Eine Konstellation, wie sie uns auch von anderen Ulkuspatienten vertraut ist. Dieser Konflikt könnte in Einzelgesprächen mit dem jungen Mädchen bearbeitet werden, was vermutlich zu ihrer Entlastung und zu einer Besserung der psychosomatischen Symptome beitragen würde.

Warum Familie?

Warum also sollten wir mit der Familie der oben erwähnten Patientin sprechen? Warum sollten wir die Eltern oder sogar die beiden in der Nähe lebenden Großmütter mit hineinziehen, um mit allen zusammen ein Gespräch zu führen?* Dieser Gedanke mag nicht nur den Kinderarzt, sondern auch manchen Kinder- und Jugendlichenpsychotherapeuten erschrecken; verbindet man mit solchen Gesprächen doch häufig Vorstellungen von dramatischen Abrechnungen, wilden Szenen wechselseitiger Anschuldigung oder umgekehrt auch eisigen, abweisenden Schweigens gegenüber der Einmischung von außen. Kurz gesprochen, die Möglichkeit, daß eine bereits schwierige Sitution durch therapeutisches Hinzutun noch komplizierter wird, liegt nahe.

In dem erwähnten Fall entschieden wir uns dennoch, mit der Patientin und ihren Eltern von Anfang an gemeinsam zu sprechen. Wir trafen dabei auf eine sehr depressiv wirkende Mutter und einen Vater, der versuchte, sich die familiären Belastungen durch ein immenses berufliches Engagement vom Leibe zu halten. Zwischen den Eltern bestand eine große Distanz, das stärkste verbindende Element war die Sorge um die nunmehr ebenfalls schwer kranke ältere Tochter und der Ärger über deren in letzter Zeit verstärkt aufsässiges (in Wahrheit abhängiges) Agieren. Zum Beispiel wurde bereits die Tatsache, daß die Tochter im Einfamilienhaus in ein etwas zurückgezogenes Mansardenzimmer ziehen wollte, als gegen die Eltern gerichtete „aggressive" Aktion erlebt, als eine besonders für die Mutter bedrohliche (eine als endgültig erscheinende Trennung), der sich die Eltern mit aller Autorität entgegenzustellen versuchten, was die Spaltung und Spannung in der Familie weiter verstärkte.

In mehreren Familiengesprächen gelang es, einen stagnierten pathologischen Trauerprozeß wieder in Gang zu bringen und in konstruktivere Bahnen zu lenken (s. auch Perinelli u. Günther 1983). Wir konnten der stark an die Eltern gebundenen Tochter zeigen, daß sie über bessere Möglichkeiten verfügte, ihren schwer belasteten Eltern zu helfen, diese z. B. wieder in ein Gespräch miteinander zu bringen. Das Verhalten der Eltern wurde vor dem Hintergrund von deren eigener Lebensgeschichte verständlicher. Der Vater der Ehefrau war kurz vor ihrer Geburt gestorben. Der Ehemann hatte als Einzelkind erlebt, wie sich seine Mutter nach dem Tod seines Vaters an ihn klammerte. Schließlich kamen auch

* Neue Beiträge zur Familienpsychosomatik finden sich v. a. in der Zeitchrift Family Systems Medicine (vgl. Bloch 1983)

noch die zwiespältigen Gefühle der Patientin gegenüber der verstorbenen Schwester zur Sprache. Ein Ablösungsprozeß konnte eingeleitet, eine reifere, altersadäquate Beziehung entwickelt werden. Die körperlichen Symptome verschwanden bald. Es wurde eine Gelegenheit wahrgenommen, der Krise der Gesamtfamilie, wie sie bei einer isolierten Behandlung der Patientin gedroht hätte, vorzubeugen.

Welchen Gewinn bringt die Einbeziehung der Familie?

Mit der Familientherapie sind 2 einander ergänzende Vorteile verbunden (s. auch Stierlin et al. 1980; Richter 1963, 1970):

1) Wir gewinnen ein größeres Verständnis der Gesamtproblematik, wenn wir Patienten im gemeinsamen Gespräch mit ihren Angehörigen erleben und uns einen unmittelbaren Eindruck von den familiären Beziehungen, den verzerrten Wahrnehmungen und Einstellungen (innerfamiliäre Übertragung) verschaffen können. Die Schilderung der Familienbeziehung durch einzelne Mitglieder ersetzt nicht den unmittelbaren Eindruck der wechselseitigen Abhängigkeiten, die wir als Beobachter aus den Interaktionen und subtilen Einflußnahmen erschließen können.

2) Wir bekommen damit die Möglichkeit, die Beziehungsstörungen am Ursprungsort unter direkter Einbeziehung aller Beteiligten zu bearbeiten. Das Umfeld des Patienten nimmt an der Behandlung teil, was häufig eine Voraussetzung zur konstruktiven Veränderung des einzelnen ist, insbesondere, wenn es sich um Jugendliche oder Kinder handelt. Es werden auf diese Weise auch negative Auswirkungen vermieden, die eine Einzeltherapie auf primär unbeteiligte Angehörige haben kann. In unserem Fall wäre bei der therapeutisch bedingten Herauslösung der Tochter aus der Familie die Situation der Eltern mit Sicherheit schwieriger geworden. Gelegentlich kommt es in solchen Fällen zu einer mehr oder weniger bewußten Sabotage der scheinbar gut laufenden Therapie gerade zum Zeitpunkt des greifbaren Erfolges. Das Schicksal der Angehörigen individuell behandelter Patienten wirft wichtige Fragen der Behandlungsethik auf. In unseren Augen hat der familientherapeutische Ansatz oft auch eine prophylaktische Wirkung (Dührssen 1968), was v. a. dann wichtig ist, wenn noch andere (bisher gesunde) Kinder in der Familie leben. Auch sollte man bedenken, daß jede Einzeltherapie im Grunde immer zugleich eine Familientherapie bedeutet: Kommt es zu einer dauerhaften Veränderung des einzelnen, so ändern sich auch die Beziehungen im Gesamtsystem. Schwierigkeiten entstehen, wenn die Folgen vom Therapeuten nicht genügend bedacht werden.

Es stellt sich nun die Frage nach den Grundzügen therapeutischer Arbeit mit Gesamtfamilien. Was kann der behandelnde Arzt tun (vgl. Kellner 1963)? Warum schlagen so viele Versuche, mit den Familien der Patienten ins Gespräch zu kommen, fehl? Und welche besonderen Aufgaben stellen sich bei Familien mit Kindern, die an einer chronischen Krankheit leiden?

Leitlinien zur Psychotherapie ganzer Familien*

Bereits das erste Familiengespräch stellt für die Beteiligten eine emotional schwierige und belastende Situation dar (Stierlin et al. 1980). Gewöhnlich herrscht nervöse Spannung, Angst vor dem, was geschehen wird. Dahinter steht die Frage: Wer wird angeklagt wer-

---

* Zur Übersicht s. Hoffmann 1982; Watzlawick et al 1969, 1974; Andolfi 1982; Bauriedl 1980; Selvini Palazzoli et al. 1977.

den? Der Therapeut ist ein Fremder, und es ist nicht üblich, in Anwesenheit eines Außenstehenden über Familienangelegenheiten zu sprechen; Geheimnisse werden gehütet.

Am schwierigsten erscheint oft die Position der Eltern. Sie wenden sich in Anwesenheit ihrer Kinder an einen Therapeuten, um Hilfe in Familiendingen zu bekommen. Sie befürchten, dadurch ihr Gesicht zu verlieren, ihre ohnehin oft brüchige Stellung könnte weiter gefährdet werden, ihr Selbstwertgefühl wankt.

Dem muß der Therapeut Rechnung tragen. Er muß den Eltern Respekt zeigen (ihnen ggf. ausdrücklich dafür danken, daß sie mit allen Familienangehörigen gekommen sind). Er sollte positive und konstruktive Elemente am Anfang betonen. Vielen jüngeren Therapeuten fällt es schwer, sich in die Position der Eltern zu versetzen, diesen Verständnis zu zeigen, auch wenn sie schwer versagt zu haben scheinen. Eine Paradoxie liegt darin, daß der Therapeut auch (oder gerade) das Vertrauen der Kinder (selbst derer, die zu Haus am meisten rebellieren) verliert, wenn er sich den Eltern gegenüber nicht fair verhält. Die Loyalität der Kinder zu ihren eigenen Eltern wiegt in jedem Fall stärker als ihr Zutrauen zum Therapeuten. Nicht der Therapeut (die Therapeutin) soll der bessere Vater (die bessere Mutter) für die Kindern sein, sondern er (sie) will den Eltern helfen, bessere Erzieher zu werden.

Wie kann dieses Ziel erreicht werden? Die Grundregel lautet: ,,Nach allen Seiten gerichtete Parteinahme" (Boszormenyi-Nagy u. Sparks 1981). Zunächst ist dies das Gegenteil einer allseitigen Neutralität, die, so angebracht sie z. B. in der psychoanalytischen Gruppentherapie sein mag, in der Arbeit mit Familien regelmäßig zum Scheitern führt. Wenn die ganze Familie zu einem Gespräch eingeladen wird, kann der Therapeut nicht in einer passiven Beobachterrolle verharren. Die Familie würde dann nur, in verschärfter Form, die erneute Manifestation ihres vertrauten Beziehungsdilemmas erleben. Bereits im ersten Gespräch müssen alternative Erfahrungen vermittelt werden. Dies wird wahrscheinlich am ehesten dadurch erreicht, daß der Therapeut zunächst versucht, auch bei den ,,gestörten" Familienmitgliedern, bei den Außenseitern, die konstruktiven Ressourcen aufzudecken. Dazu sind Einfühlung und Fairneß nach allen Seiten notwendig.

Ein weiterer Schritt besteht darin, Stagnationen im Beziehungsprozeß zu erkennen, ein Gespräch der Familienmitglieder gerade über die Themen in Gang zu bringen, über die man — resignierend — aufgehört hat zu sprechen, die Beteiligten zu ermuntern, wieder neu hinzuhören, sich differenzierter auszudrücken, von den eingefahrenen Bahnen altbekannter Klagen und Gegenklagen abzuweichen.

Schließlich ist es notwendig, die Konflikte in der gegenwärtigen Familie vor dem Hintergrund der jeweiligen Herkunftsfamilie zu sehen (Sperling et al. 1982). Wie war es bei den Eltern? Was wiederholt sich? Wo müssen der Partner oder auch die Kinder für etwas bezahlen, das der andere in seiner Familie erlitten hat? Wo haben unbewußte Bindungen, Verpflichtungen, Aufträge eine destruktive Wirkung? Diese Betonung der vertikalen Linie, das Eintauchen in die Familiengeschichte, bestimmen unsere Arbeit vom ersten Augenblick an. Hier liegen die großen, weiterführenden Leitlinien, obwohl es natürlich auch zur konkreten therapeutischen Arbeit gehört, die gegenwärtigen Beziehungen zwischen den Partnern oder zwischen Eltern und Kindern, die wiederum ihre eigene Dynamik entwickelt haben, zu berücksichtigen, z. B. auch auf bestimmte wiederkehrende konflikthafte Interaktionsmuster in der Sitzung hinzuweisen. Aber die Leitperspektive bleibt historisch an den Beziehungen über die Generationen hinweg orientiert.

Welche besonderen Fragen stellen sich bei Familien mit chronisch kranken Kindern und Jugendlichen?

Eine der Hauptschwierigkeiten zu Beginn der Arbeit mit den nächsten Verwandten eines kranken Kindes liegt darin, daß häufig ein Außenstehender (z. B. der überweisende Arzt) entschieden hat, die Familie leide unter Problemen, während die Familienmitglieder selbst darauf bestehen, ihr einziges Problem sei, daß eines der Kinder krank ist. Häufig kommt es auch vor, daß nur ein einziges Mitglied der Familie (fast immer die Mutter) dem Arzt gegenüber von Schwierigkeiten berichtet hat, die sie dann in Anwesenheit der anderen nicht mehr so gesagt haben will oder die vom später hinzugekommenen Ehemann heruntergespielt werden.

In solchen Fällen hat es sich bewährt, die Selbstdarstellung der Familie („unser einziges Problem ist unser krankes Kind, wir sind eine ganz normale Familie") zunächst nicht weiter in Frage zu stellen. Schießlich ist auch das Selbstgefühl der Familie entscheidend, demzufolge die Krankheit des Kindes am belastendsten wirkt, und wir wissen auch, daß wir es hier meist mit einem chronisch belasteten System zu tun haben, dessen Veränderung zunächst weitere Unsicherheit und Angst bei den Beteiligten auslöst, eine Erfahrung, die die Familie schon oft durchlebt hat, wenn sie wie üblich versuchte, ihre Konflikte aus eigener Anstrengung zu lösen (zur Dynamik der sog. „psychosomatischen Familie" s. besonders Meissner 1974; Titchener et al. 1974; Minuchin 1982; Selvini Palazzoli 1983; Wirsching u. Stierlin 1982). Wir dürfen also nicht von ihnen erwarten, daß sie ohne weiteres das schwankende Gleichgewicht weiter gefährden. Schließlich werden auch in jedem Fall, wo es um ein krankes Kind geht, starke Schuldgefühle bei den Eltern geweckt, wann immer eine Verbindung zwischen Krankheit und evtl. vorhandenen Familienproblemen angedeutet wird.

Die primäre Orientierung an der körperlichen Krankheit wird dem behandelnden Arzt gewöhnlich noch leichter fallen: Wir hören uns die Darstellung der Beschwerden an, die Überlegungen der Familie über mögliche Ursachen etc. Sehr wichtig ist es, dann zu fragen, wie die einzelnen Familienmitglieder die Krankheit des Kindes erlebt haben (Wie ist es für Sie als Vater? Was haben Sie gedacht, gefühlt, als Sie von der Krankheit Ihres Sohnes, der Tochter erfuhren), und welche Erfahrungen die Familie zuvor bereits mit körperlichen Krankheiten gemacht hat. Hier werden bereits die Beziehungen in der Familie beleuchtet, und auch die Familiengeschichte gerät ins Blickfeld.

Wie kann nun die medizinische Krankheitsebene verlassen werden, was kann der Therapeut, der behandelnde Arzt dazu beitragen? Es hat sich bewährt, psychosomatische Aspekte nicht allzu drängend ins Spiel zu bringen und auf keinen Fall zu bohren, zu konfrontieren, zu problmatisieren. Erst wenn es im Gespräch gelungen ist, eine Vertrauensbeziehung zu allen anwesenden Personen herzustellen, werden auch die Schwierigkeiten der Familie mitgeteilt, und je gravierender diese sind, je schwerer die Störung ist, desto größer sind der Druck und die Vehemenz, womit die tiefgreifenden existentiellen Konflikte, von denen alle Mitglieder betroffen sind, hervorbrechen. Dies ist ein Charakteristikum jeder psychosomatischen Situation, das der Therapeut unbedingt kennen muß (Wirsching u. Stierlin 1982). Danach beginnt ein besonders schwieriger Teil der therapeutischen Arbeit. ein großer Fehler wäre es, zu rasch „aufdeckend" und „interpretierend" vorzugehen. Jede Verknüpfung von Familienkonflikten mit der Krankheit des Kindes sollte zunächst vorsichtig zum Ausdruck gebracht werden, da sonst eine Blockierung jeder weiteren Vertrauensentwicklung droht. Vielmehr sollte versucht werden, ein konstruktives Gespräch zwischen den Familienmitgliedern selbst in Gang zu bringen. Die Abwehr des einzelnen gegenüber der Familie als Ganzes bedeutet einen zunächst notwendigen Schutz; dieses Verhalten darf nicht unbesonnen korrigiert werden. In psychosomatischen Fällen, wo Abwehrmechanismen sehr starr, dabei aber äußerst brüchig sind, ist besondere Zurückhaltung geboten. Hier drohen tiefgreifende existentielle Krisen, die oft von erneuten Krankheitsausbrüchen begleitet sind, wodurch die Vertrauensbeziehung zum Arzt erneut leidet. Der ohnehin gültige Lehrsatz, keine therapeutischen Interventionen vor der Herstellung einer stabilen Vertrauensbeziehung vorzunehmen, gilt hier verstärkt.

Wie soll es danach weitergehen? In der Regel sind wir gut beraten, uns beim ersten Gespräch mit einer psychosomatischen Familie auf die Vermittlung einer ansatzweisen, ersten positiven Erfahrung zu beschränken, etwa in der Weise, daß ein Gespräch über konflikthafte, ängstlich vermiedene Themen wieder möglich erscheint. Eine solche positive Erfahrung sollte explizit zur Sprache kommen, damit möglichst alle Familienmitglieder Nutzen daraus ziehen. Gegen Ende des Gesprächs können wir meist fragen, wie die einzelnen das Gespräch empfunden haben, ob sie sich vorstellen können, die angeschnittenen Fragen weiter zu besprechen. Läßt sich mit der Familie eine Entscheidung für eine Fortsetzung des Gesprächs treffen, so sollte der Arzt zunächst klären, ob er die Konflikte der Familie so gravierend hält, daß eine Unterstützung von außen notwendig ist oder ob ein Anstoß genügt hat, der Familie den Weg zu zeigen, den sie selbständig weitergehen kann, denn man unterschätzt leicht die Selbstentwicklungskräfte von Familien. Weiter ist zu entscheiden, ob Probleme vorliegen, die in den Kompetenzbereich des Arztes fallen und für deren weitere Bearbeitung er genügend Zeit hat, ob er z. B. in größerem zeitlichem Abstand das Gespräch wiederholen kann, oder ob ein familientherapeutischer Spezialist hinzugezogen werden soll. Aus dem Vorangegangenen dürfte klar geworden sind, daß eine Überweisung zur Familientherapie in herkömmlicher Form oder zum Facharzt meist mit Enttäuschung auf allen Seiten endet. Die Überweisung sollte immer zunächst durch ein Gespräch in der skizzierten Form vorbereitet werden. Der Zeitaufwand lohnt sich für alle Beteiligten.

Indikationsfragen

Die Konsultation eines Familientherapeuten ist in den meisten Fällen, wo es um Krankheitsverarbeitungsprobleme geht, nicht nötig. In denjenigen Situationen, wo im Zuge der Krankheit Verhaltensstörungen aufgetreten sind, und in allen Fällen, wo psychosomatische Faktoren den Verlauf oder die Entstehung der Krankheit beeinflussen, sollte jedoch ein Familientherapeut hinzugezogen werden (Haland-Wirth u. Wirth 1981); G. Buddeberg u. C. Buddeberg 1979: A. Overbeck u. G. Overbeck 1978). Bei der Art der Konsultation haben sich 3 Möglichkeiten herausgebildet:

1) Die Familie bleibt in der Betreuung des behandelnden Arztes, der den Fall mit dem Familientherapeuten bespricht.

2) Es findet ein gemeinsames Gespräch der Familie mit dem behandelnden Arzt und dem Familientherapeuten statt. Erst danach wird entschieden, wer die weitere Betreuung übernimmt. Dies ist ein Vorgehen, das sich in der praktischen Arbeit, aber auch zu Fortbildungszwecken sehr bewährt hat.

3) Die Überweisung zum Familientherapeuten erfolgt nach einem vorbereitenden Gespräch.

In der Zusammenarbeit mit Kinderärzten wurden alle 3 Modalitäten erprobt, und wir haben dabei selbst viel gelernt über die vielfältigen Interventionsmöglichkeiten, die der behandelnde Arzt selbst hat, oft auf der Grundlage eines langjährigen Vertrauensverhältnisses und genauer Kenntnis der Familiensituation. Nach unserer Erfahrung bringt die

Einführung der Familienperspektive eine starke Erweiterung der Verständnismöglichkeiten gerade auch für den behandelnden Arzt und folglich eine Verbesserung seiner therapeutischen Wirksamkeit. Gemeinsame Gespräche mit allen Beteiligten sind auf Dauer meist effektiver und auch weniger zeitaufwendig als Einzelgespräche mit verschiedenen Mitgliedern der Familie. Die positiven Ressourcen der Familie selbst können dann stärker in der Behandlungsarbeit genutzt werden.

Literatur

Andolfi M (1982) Das systemische Modell und seine Anwendung. Lambertus, Freiburg

Anthony E (1970) The impact of mental and physical illness on family life. Am J Psychiatry 127: 138—146

Bauriedl T (1980) Beziehungsanalyse. Suhrkamp, Frankfurt

Bloch D (1983) Family Systems Medicine: The field and the journal. Fam Syst Med 1: 3—11

Boszormeny-Nagy I, Sparks G (1973) Invisible loyalities. Harper & Row, New York

Boszormeny-Nagy I, Sparks G (1981) Unsichtbare Bindungen. Klett-Cotta, Stuttgart

Buddeberg G, Buddeberg C (1979) Familientherapie bei Anorexia nervosa. Prax Kinderpsychol Kinderpsychiat 28: 37—44

Dührssen A (1968) Präventive Maßnahmen in der Familie. Psychother Psychosom 16: 319

Haland-Wirth I, Wirth H (1981) Über die familientherapeutische Behandlung eines 13jährigen asthmakranken Jungen und seiner Familie. Familiendynamik 6: 275—296

Hoffmann L (1981) Foundations of family therapy. Basic Books, New York

Hoffmann L (1982) Grundlagen der Familientherapie. Isko, Hamburg

Kellner R (1963) Family ill health — An investigation in general practice. Tavistock, London

Meissner WM (1966) Family dynamics and psychosomatic processes. Fam Process 5: 142—161

Meissner WM (1974) In: Brede K (Hrsg) Einführung in die psychosomatische Medizin. Fischer, Frankfurt, S 193—214

Minuchin S1478Psychosomatic families — Anorexia nervosa in context, Harvard, London, Massachusetts

Minuchin S (1982) Psychosomatische Familie. Klett, Stuttgart

Overbeck A, Overbeck G (1978) Das Asthma bronchiale im Zusammenhang familiendynamischer Vorgänge. Psyche 32: 929—955

Perinelli K, Günther C (1983) Unverarbeitete Trauer in Familien mit einem psychosomatisch kranken Kind. Prax Kinderpsychol Kinderpsychiat 32: 89—93

Richter HE (1963) Eltern, Kind und Neurose. Rowohlt, Reinbek

Richter HE (1970) Patient Familie. Rowohlt, Reinbek

Selvini Pelazzoli M (1974) Self-starvation. Human Context Books, London

Selvini Pelazzoli M (1983) Anorexia nervosa. Klett, Suttgart

Selvini Palazzoli M, Boscolo M, Ceccin G, Prata G (1977) Paradoxon und Gegenparadoxon. Klett-Cotta, Stuttgart

Sperling E, Massing A, Georgi H, Reich G, Wöbbe-Mönks E (1982) Die Mehrgenerations-Familientherapie. Vandenhoek & Ruprecht, Göttingen

Stierlin H, Rücker-Emden I, Wetzel N, Wirsching M (1980) Das erste Familiengespräch, 2. überarb Aufl. Klett, Stuttgart

Titchener JL, Riskin J, Emerson R (1967) The family in psychosomatic process. In: Handel G (ed) The psychosocial interior of the family. Aldine, Chicago, pp 401—423

Titchener JL, Riskin J, Emerson R (1974) Die Familie im psychosomatischen Prozeß. In: Brede K (Hrsg) Einführung in die Psychosomatik. Fischer, Frankfurt, S 214—241

Watzlawick P, Beavin JH, Jackson DD (1969) Menschliche Kommunikation. Huber, Bern Stuttgart Wien

Watzlawick, P, Weakland JH, Fisch R (1974) Lösungen — zur Theorie und Praxis menschlichen Wandels. Huber, Bern Stuttgart Wien

Wirsching M, Stierlin H (1982) Krankheit und Familie — Konzepte, Forschungsergebnisse, Behandlungsmöglichkeiten. Klett, Stuttgart

Familiäre Kommunikation — Veränderungen in einer Magersuchtbehandlung

Hildegard Klein, Annegret Overbeck und Elmar Brähler

Einleitung

Ein wesentliches Moment beim Verstehen der Interaktionsprozesse zwischen mehreren Personen ist neben der Analyse der Inhalte der verbalen Interaktion die Betrachtung der Struktur dieser Interaktion. Unter Interaktion wird dabei die gegenseitige Beeinflussung zweier oder mehrerer Individuen verstanden (Graumann 1972). Während inzwischen zahlreiche Veröffentlichungen über die Interaktion zweier Personen, sei es im Arzt-Patient-Kontakt, sei es im Therapeut-Patient/Klient-Gespräch, vorliegen, gibt es kaum Publikationen, die die Interaktionen von mehreren Individuen zum Gegenstand haben. Im medizinischen Bereich ist an die Analyse von Kommunikationsstrukturen zwischen mehreren Individuen z. B. auf einer Station im Krankenhaus, bei Visiten, zwischen Patienten im selben Krankenzimmer oder zwischen Patienten mit ähnlichen Krankheiten zu denken. Gerade bei der Anwesenheit mehrerer Personen im Gespräch kann die Analyse der Interaktionsstruktur Aussagen ermöglichen über Rollenaufteilungen zwischen diesen Personen, die Beziehungen der Beteiligten untereinander, die Strategien der interpersonellen und psychosozialen Abwehr. Die Familie wird normalerweise als der Ort angesehen, an dem Menschen lernen, sich zu artikulieren und die Formen des sprachlichen Umgangs miteinander üben. Familientherapeuten haben sich bisher in zahlreichen Publikationen über die psychodynamischen Ursachen der Störungen des familiären Systems geäußert und auch therapeutische Interventionsmöglichkeiten beschrieben. Es ist allerdings bemerkenswert, daß eine systematische Untersuchung der strukturellen Aspekte des Sprechverhaltens in Familien bisher kaum für notwendig erachtet wurde. Erst in neuerer Zeit findet eine Auseinandersetzung in der familientherapeutischen Diskussion statt, die auch quantifizierbare Aspekte mitberücksichtigt (Gurman u. Kniskern 1978). Nach einigen theoretischen Überlegungen werden nachfolgend anhand der therapeutischen Behandlung einer Familie mit einer magersüchtigen Tochter Möglichkeiten und Grenzen der strukturellen Analyse der verbalen Interaktion zwischen den Beteiligten diskutiert.

Um sich im alltäglichen Umgang mit Mitmenschen verständlich machen zu können, ist eine Einübung in kommunikativen Rollen im Gespräch nötig (Habermas 1971). Alle Gesprächsteilnehmer bringen dabei Aspekte ihrer persönlichen Geschichte, relevante Momente ihrer Erfahrungen, Erwartungen und Bedürfnisse sowie die Wahrnehmung der Gesprächssituation und der Gesprächspartner jeweils aktuell in die Kommunikation mit ein. Die einzelnen Aspekte werden im Gespräch zur Disposition gestellt und damit der gemeinsamen Bearbeitung in der Gruppe zugänglich gemacht. Ausgegangen wird dabei von der Annahme, daß in solchen Situationen alle Gesprächspartner prinzipiell die gleiche Chance haben, die Sprecherrolle zu übernehmen, Kommunikation herbeizuführen, Rede und Gegenrede, Frage und Antwort, Deutungen, Erklärungen und Rechtfertigungen abgeben zu können, sich damit den anderen transparent zu machen und ggf. nonverbale Äußerungen in Sprache übersetzen zu können. Thematisch und zeitlich bestehen in der Kommunikation keine Präferenzen. Auch wenn nicht alle Gesprächsteilnehmer diese theoretisch mögliche Verteilung der Redechancen aktuell realisieren, so müssen sie zumindest eine Vorstellung davon haben, wie eine symmetrische Kommunikation zwischen Menschen aussehen kann. Eine Antizipation dieser idealen Kommunikationsstruktur ist Voraussetzung für die Wahrnehmung von Störungen in der tatsächlichen Kommunikation. Die Analyse der Differenz zwischen idealer und faktischer Kommunikation ermöglicht Zugänge zu Hindernissen der Verständigung zwischen den Personen und Hindernissen der emanzipativen Veränderungen in der jeweiligen Gruppe. Diese Differenz muß jedoch vor dem Hintergrund der Bedingungen diskutiert werden, in der die faktische Kommunikation stattfindet. Zu denken ist dabei u. a. an die situativen Bedingungen, die raum-zeitliche Begrenzung eines jeden Gesprächs, die Fähigkeiten und Möglichkeiten eines Menschen, die kommunikative Rolle einnehmen zu können, die Struktur der Beziehung, das Maß an Vertrauen, die Frustrationstoleranz einzelner Personen sowie die institutionellen Bedingungen, die Zweck, Inhalt und Beziehungen prägen.

Mit der Erforschung der Interaktion und Kommunikation in der familientherapeutischen Behandlung wird neueren Ansätzen über die Herausbildung und Natur psychischer Störungen Rechnung getragen. Neben den in dyadischen Konstellationen der Therapeut-Patient-Beziehung geltenden Faktoren ist die Situation in Familientherapiesitzungen u. a. mitbestimmt von der Anwesenheit von zumindest 2 Generationen. Entsprechend unterschiedlich ist auch die Situation des Kindes. Im Arzt-Patient-Kontakt ist es der Patient, der mitteilt und entscheidet, was und wie er mitteilt. Im Familiengespräch — und besonders im Erstgespräch — wird das Kind als Patient vorgestellt. Ihm kommt aber meist nicht oder nicht nur die Funktion des Mitteilenden zu. Vielmehr präsentieren die Eltern — und hier v. a. die Mutter — dem Therapeuten den Patienten und seine Krankheit.

Sowohl für den Arzt als auch den Psychotherapeuten ist es gewinnbringend, Thesen über den Verlauf einer Behandlung, nicht nur über die Wirkung der Medikation oder die Gesprächsinhalte, erhärten bzw. ausformulieren zu können. Auch anhand einer Strukturanalyse der Kommunikation der an der Behandlung Beteiligten können Aussagen über den Krankheits- bzw. Gesundungsverlauf gemacht werden. Erst durch die zusammenfassende Sicht dieser verschiedenen Aspekte der Behandlung ist ein Verständnis der Genesung möglich. Die Art der Darstellung der Probleme muß dabei im Zusammenhang mit den angebotenen Symptomen interpretiert werden.

Klinische Ausgangslage und Vorverständnis

Beim Erstgespräch bestand die Familie aus der damals 45jährigen Mutter, der 14jährigen Tochter als Indexpatientin und einem 7jährigen Sohn. Der Vater war 3 Jahre zuvor an Krebs gestorben. Die Tochter war sehr blaß, ihr Gesichtsausdruck maskenhaft starr, sie wog 32 kg bei einer Größe von 157 cm. Aus den Symptomen Nahrungsverweigerung, Gewichtsabnahme, Obstipation und Laxanzienabusus sowie dem Aussetzen der Monatsblutung ergab sich die Diagnose Pubertätsmagersucht, die auch differentialdiagnostisch erhärtet werden konnte. Die Mutter hatte ein lebensgeschichtliches und psychologisches Krankheitskonzept, obwohl zuvor mehrere Ärzte konsultiert worden waren. Sie vermutete einen Zusammenhang mit dem Tod des Vaters und klagte über die enge belastende Beziehung zwischen sich und der Tochter. Das Zusammenleben in der Familie sei durch die Eßstörung und Nahrungsverweigerung beherrscht. Die Mutter wirkte im Erstgespräch erschöpft, von Schuldgefühlen zerfressen und hoffnungslos. Der Sohn wirkte als einziger munter. Er sprach laut und mit fester Stimme, saß in größerer Distanz zur Mutter als seine Schwester; wirkte oft verloren und „abgehängt".

Über die ausführliche Kasuistik dieser Familiengeschichte sowie transkribierte Tonbandausschnitte aus dem Erstgespräch mit der Familie wurde bereits an anderer Stelle berichtet und ein kontextgebundenes Verständnis dieser Pubertätsmagersucht erarbeitet (Overbeck 1979, 1983). Es sei lediglich darauf hingewiesen, daß sich im Erstinterview ein Machtkampf um symmetrische Positionen widerspiegelte, der die verbale Interaktion der Familie tiefgreifend beeinflußt hatte.

Behandlungsverlauf

Die Tochter wurde zur Behandlungseinleitung 3 Wochen stationär in die benachbarte Kinderklinik aufgenommen. Ein männlicher Pädiater und eine Familientherapeutin mit psychoanalytischer Ausbildung übernahmen zusammen die Behandlung. In der Klinik gab es Mahlzeiten nach einem Plan, der mit der Patientin abgesprochen wurde; das Taschengeld wurde gemeinsam mit der Stationsschwester verwaltet; das Gewicht wurde kontrolliert; mit der Mutter war eine wöchentliche Besuchszeit abgesprochen. Gleichzeitig fand während dieses stationären Aufenthalts täglich ein halbstündiges Gespräch mit der Therapeutin sowie einmal pro Woche ein Familiengespräch statt. Nach der Entlassung aus der Klinik — die Patientin hatte die vereinbarte Gewichtsmarke erreicht — fanden zunächst wöchentliche Familiengespräche in der psychosomatischen Klinik statt. Über die regelmäßigen Gewichtskontrollen wurde der Kontakt mit dem Pädiater aufrechterhalten, der im Laufe der Zeit in die väterliche Rolle hineingewachsen war und damit neben Familie und Familientherapeutin die dritte Komponente im therapeutischen System darstellte. In dieser Zeit waren die Familiengespräche gekennzeichnet durch ein hohes Maß an interpersoneller Fusion. Insbesondere bei Mutter und Tochter war es schwer auszumachen, welcher Affekt, welche Emotion, welcher Wunsch zu wem gehörte. Sie waren sowenig voneinander abgegrenzt, daß sie beide in ihrer psychischen Existenz nur schwer zu unterscheiden und auseinanderzuhalten waren. Eine erneute Einweisung in die Klinik wurde notwendig aufgrund der lebensbedrohlichen Veränderung des Stoffwechsels. Die Therapeutin unterstützte dabei vorbehaltlos die Anweisungen des Arztes gegen den Willen der Patientin und unterschied sich damit rigoros von der eindringlichen Überfürsorglichkeit der Mutter. Selbständigkeit in der Familie war zu diesem Zeitpunkt nur möglich, wenn man log und den autonomen Bereich vor den anderen abschirmte. Macht konnte die Tochter dadurch erwerben, daß alle Helfer — die Mutter, die Therapeutin, der Pädiater — machtlos wurden. Indem die Erwachsenen diese Hilflosigkeit akzeptierten, war es der Tochter möglich, dem Klinikaufenthalt zuzustimmen. Mit Ausnahme der weiterhin wöchentlich stattfindenden Familiengespräche fanden auf Wunsch der Tochter in dieser Zeit keine Kontakte mit der Mutter und der Therapeutin statt. Der Tochter gelang es mit Hilfe des Pädiaters, ein überlebensfähiges Gewicht zu erreichen und auch zu halten. Die Durcharbeitung dieser Episode führte die Behandlung auf ein neues Niveau; das Essensthema wurde zugunsten anderer Themen zwischen Mutter und Tochter verlassen. Die Tochter kam zunehmend aus der Krankenrolle heraus, der Sohn drängte sich spielerisch in die Rolle hinein, um sich interessant zu machen. Er berichtete über Freunde und die gemeinsamen Spiele mit ihnen, beschwerte sich über die Überfürsorge der Mutter, so daß er sich gezwungen sah, Heimlichkeiten und Lügen zu benutzen, um sich durch abenteuerliche Spiele mit seinen Freunden einen autonomen Bereich erhalten zu können. Die Mutter fand zur Problematik ihres eigenen Lebens und ihrer Geschichte, konnte, unter Anteilnahme der Kinder, die durch ihre Eltern erfahrenen Enttäuschungen thematisieren.

Hinsichtlich der Abgrenzungsfähigkeit und Individuation der Familienmitglieder war damit ein neues Niveau erreicht. Ebenso veränderten sich die Behandlungsmotivation und die Bedeutung des Symptoms.

Empirische Untersuchung des Verlaufs eines charakteristischen Therapieabschnitts

Die nach diesem zweiten Klinikaufenthalt geführten Familiengespräche wurden sowohl mittels Videorecorder als auch mit der Gießener Sprachanalyseanlage während 11 Sitzungen hintereinander aufgezeichnet und ausgewertet. Über den technischen Aufbau der Anlage, Reliabilität und Validität des Verfahrens wurde an anderer Stelle berichtet (Brähler u. Overbeck 1981; Brähler et al. 1984). Hier sei lediglich auf die Art und Gewinnung der Variablen eingegangen.

Die Gespräche werden mit einem 4-Kanal-Tonband aufgezeichnet und über einen Prozeßrechner automatisch ausgewertet. Dabei wird die lineare Anordnung von Reden und Schweigen der 4 Gesprächsteilnehmer automatisch in Viertelsekundenabschnitten erfaßt. Zu jedem Zeitintervall wird die Entscheidung getroffen, ob auf einem Kanal der für die Anlage kritische Schwellenwert überschritten wurde oder nicht. Liegt der festgestellte Wert auf allen 4 Kanälen unter dem Stellenwert, so erhält dieses Zeitintervall den Wert Null gleich Pause. Übertrifft die Impulszahl den kritischen Wert, so wird dem Intervall der Wert Th (Therapeutin), Mu (Mutter), To (Tochter), So (Sohn) zugewiesen, je nachdem, um welchen Kanal es sich handelt. Übertrifft die Impulszahl auf 2 oder mehr Kanälen den Schwellenwert, so wird der als Sprecher identifiziert, auf dessen Kanal die Impulszahl am höchsten ist. Die Erfassung von gleichzeitigem Reden war aus technischen Gründen somit nicht möglich. Aus der Zustandskette der Phasen von Reden und Schweigen der 4 Personen können über Datenreduktion spezifische Variablen abgeleitet werden (Brähler u. Overbeck 1981; Brähler et al. 1984). Im folgenden wird jeweils auf die Redeanteile der 4 Personen in den entsprechenden Therapiestunden sowie auf die Redewechsel zwischen den verschiedenen Personen eingegangen. Sowohl für das Erstinterview als auch für die spezifischen Therapiestunden werden dabei die prozentualen Anteile des Redens bzw. der Redewechsel dargestellt. Für den Therapieverlauf wurden dabei jeweils die Mittelwerte der genannten Stunden zugrundegelegt.

Darstellung der empirischen Ergebnisse und Diskussion

Im *Erstinterview* beträgt der Anteil der Therapeutin im Reden 40.2 %, der der Mutter 31,5 %. Die Indexpatientin redet etwas weniger als 25 %. Bemerkenswert ist die äußerst geringe Redebeteiligung des Sohnes mit 5,5 %. Beide Erwachsene bestreiten 71,7 % der Rede (s. Abb. 1). Vergleicht man diese Ergebnisse mit den Werten, die in Erstinterviews mit Familien der psychosomatischen Ambulanz festgestellt wurden, so zeigt in dieser Familie die Therapeutin ein regeres Redeverhalten im Interview. In Erstgesprächen, in denen auch die Väter anwesend sind, spricht die Therapeutin ca. 30 %, die Mutter mit ca. 41 % bedeutend mehr (Overbeck 1980).

Verfolgt man die Entwicklung der Redeanteile über die *Sequenz der aufgezeichneten Sitzungen* hinweg, wird deutlich, daß die Tochter zunächst ihren Redeanteil beibehält und leicht ausweitet, dann in der letzten aufgezeichneten Sequenz auf ca. 16 % reduziert (s.

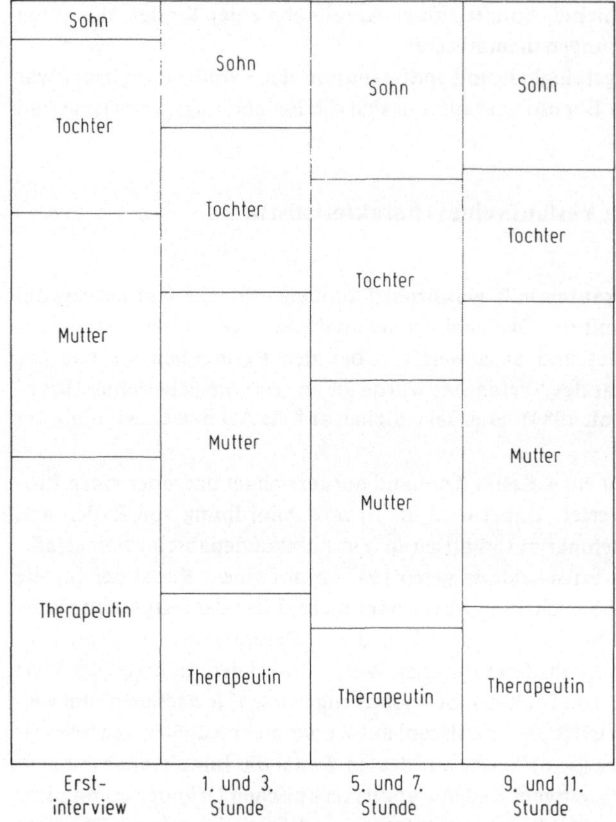

Abb. 1. Redeanteil der 4 beteiligten Personen am Gesamtreden in verschiedenen Therapieabschnitten

Abb. 2). Die Redebeteiligung des Sohnes steigt von ursprünglich 5 % auf 22,5 %. Damit erreicht er ein seiner Schwester vergleichbares Gewicht, was die Qualität seiner Redebeteiligung an der Therapie betrifft.

Mit seiner Beteiligung ist eine gleichwertige Interaktion der beiden Subsysteme (Erwachsene vs. Kinder) möglich. Die Tendenz zur Ausbalancierung der verbalen Aktivität wird v. a. durch das Verhalten der Therapeutin bestimmt, die ihren Anteil am Gesamtreden von 40 % im Erstinterview auf 20 % in der 9. und 11. Stunde reduziert. Der Redeanteil der Mutter verändert sich im Verlauf der Sequenz nicht so wesentlich, so daß die Vermutung angebracht erscheint, daß sich die Mutter vermehrt auf eine verbale Interaktion mit den Kindern einläßt, da die Therapeutin nicht mehr so häufig verbal in Erscheinung tritt. Diese These deckt sich mit den Beobachtungen des klinischen Therapieverlaufs, in dem sich eine zunehmende Interaktion zwischen den Familienmitgliedern abzeichnet, als die Mutter ihre eigene Lebensgeschichte zum Thema macht.

Die Annahme, daß die innerfamiliäre Kommunikation zunimmt, soll nun mit dem Blick auf die *Entwicklung der Dialoge im Verlauf der Therapie* überprüft werden. Mit dem Vergleich der real beobachteten Dialogfolgen und den zu erwarteten Dialoghäufigkeiten ist es möglich, Steuerungsprozesse innerhalb der verbalen Kommunikation in einer Familientherapiesitzung zu untersuchen. Die erwarteten Dialoghäufigkeiten beziehen die Redeaktivität der jeweils vorher sprechenden Person mit ein, die die Wahrscheinlichkeit, daß nach ihr jemand anders sprechen kann, beeinflußt.

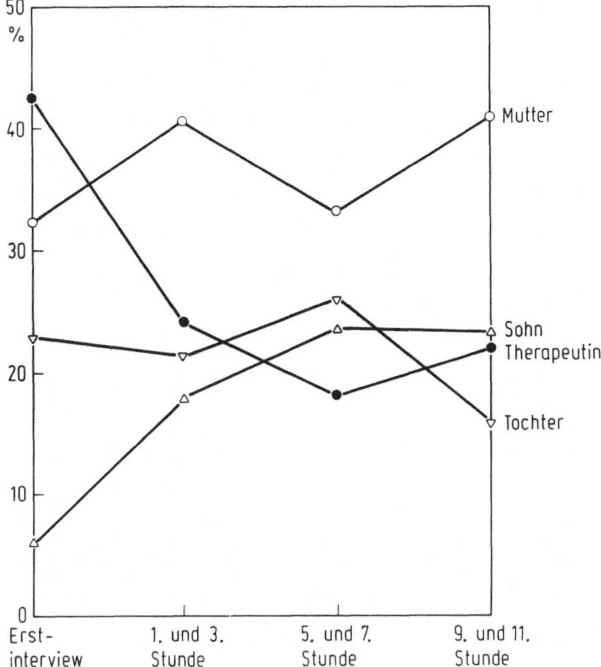

Abb. 2. Veränderung des Redeanteils der 4 Personen im Therapieverlauf

Im Erstinterview spricht die Therapeutin ungefähr so häufig nach den einzelnen Familienmitgliedern, wie dies theoretisch zu erwarten wäre (vgl. Abb. 3). Alle Familienmitglieder sprechen hingegen häufiger nach der Therapeutin, als dies aufgrund ihrer Redezeit vermutet werden könnte (Abb. 4—6, jeweils das Erstinterview).

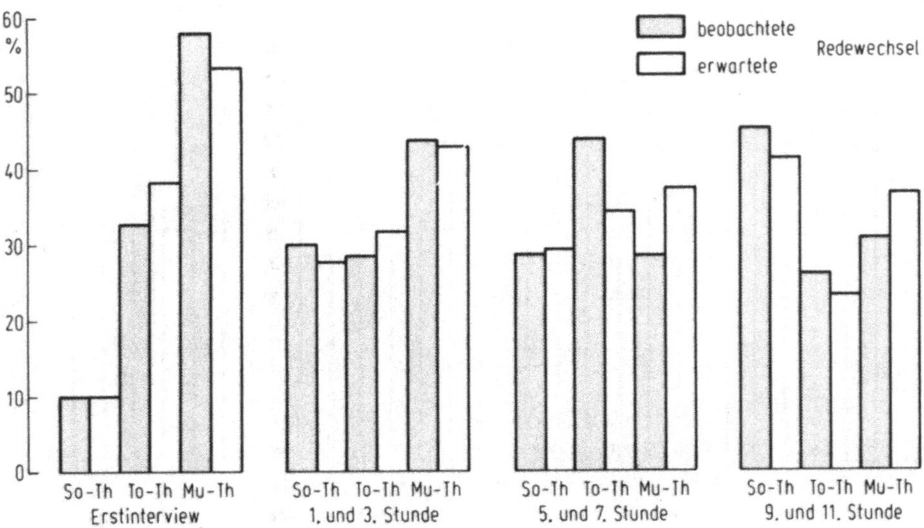

Abb. 3. Beobachtete und erwartete Redewechsel der Therapeutin

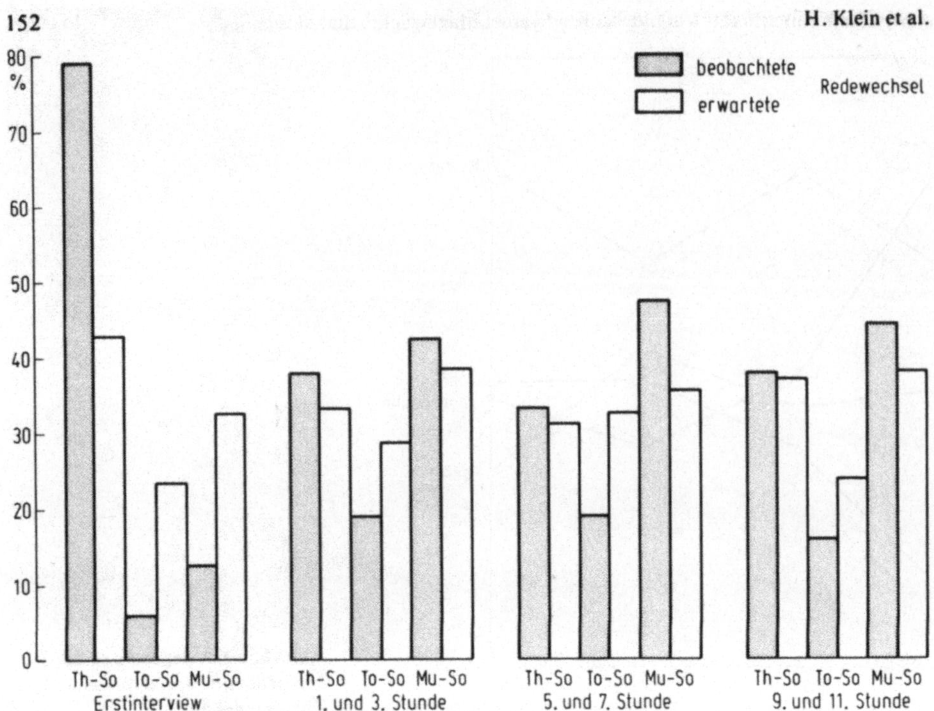

Abb. 4. Beobachtete und erwartete Redewechsel des Sohnes

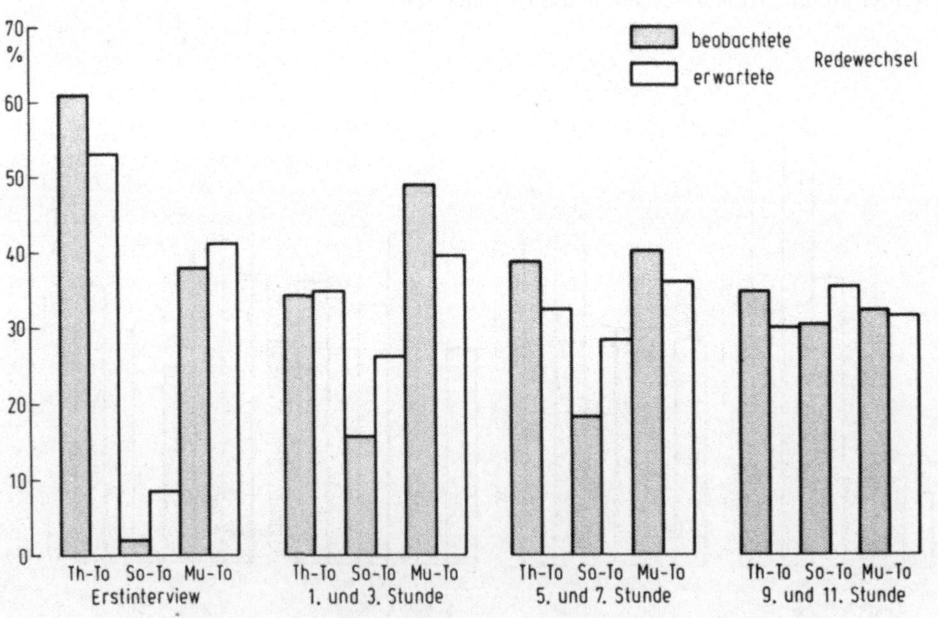

Abb. 5. Beobachtete und erwartete Redewechsel der Tochter

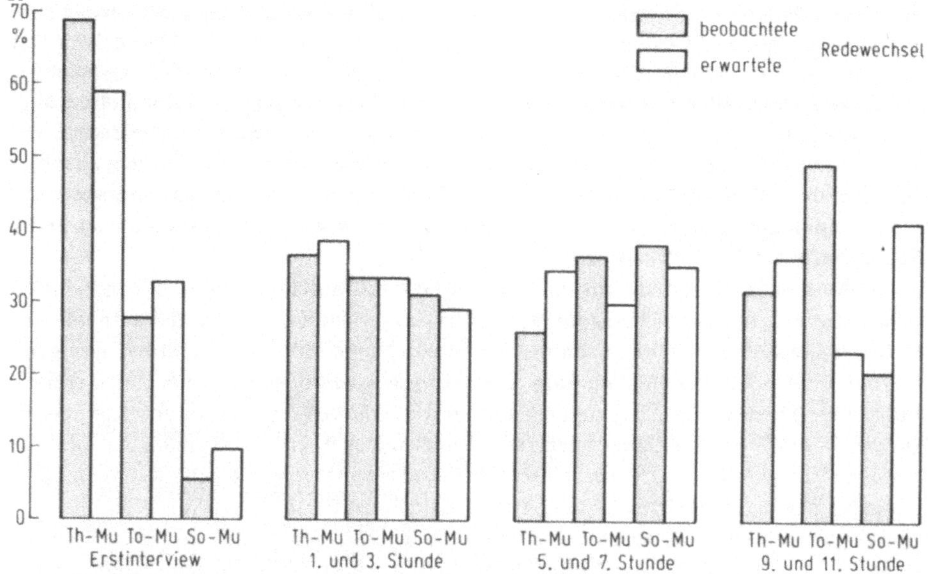

Abb. 6. Beobachtete und erwartete Redewechsel der Mutter

Die Therapeutin kommt damit dem familientherapeutischen Anspruch nach, im Erstinterview allen Familienmitgliedern gleichwertig ihre Aufmerksamkeit zu widmen. Ebenso ist das Verhalten der Familienmitglieder zu verstehen, die es als ihre Aufgabe ansehen, im Erstgespräch die Therapeutin über die Probleme zu informieren, während sie selbst einander weniger vermitteln müssen, da der familiäre Informationshintergrund für sie derselbe ist.

Besonders bemerkenswert ist die Aktivität des Sohnes nach dem Reden der Therapeutin. Er redet nahezu doppelt so häufig nach ihr, wie dies zu erwarten wäre, denn um ihn ging es ja im Erstgespräch nicht. Auch vom klinischen Bild her ist er aus der Symbiose von Mutter und Tochter ausgeschlossen. Der Sohn befindet sich im Erstgespräch in einer untergeordneten Position, wobei er diese durch die vermehrte Interaktion mit der außerfamiliären Person — der Therapeutin — zu überwinden sucht (vgl. Abb. 4).

Im Erstgespräch ist noch auffallend, daß die Interaktion der Geschwister untereinander hinter den zu erwartenden Werten zurückbleibt. Theoretisch könnte der Sohn 23 % seines Redeanteils nach der Schwester einsetzen, real spricht er jedoch nur zu 6 % nach der Schwester. Ähnliches gilt auch für die Tochter, die mit ihren von uns beobachteten Interventionen nach dem Bruder hinter den zu erwartenden Werten zurückbleibt (vgl. Abb. 4 und 5).

Die Betrachtung der Dialoghäufigkeiten im Therapieverlauf zeigt, daß der Sohn über die Therapieabschnitte hinweg zwar immer noch leicht häufiger nach der Therapeutin spricht, insgesamt die Diskrepanz zwischen erwarteten und beobachteten Werten jedoch abnimmt. Der Sohn folgt in seinen verbalen Äußerungen eher seiner Schwester und Mutter. Er spricht vermehrt nach der Schwester, aber immer noch weniger als erwartet, dagegen aber mehr nach der Mutter. Ziehen im Erstgespräch die Erwachsenen noch über 90 % der verbalen Aktivität des Sohnes nach sich, so widmet er sich im 3. Therapieabschnitt mehr der Schwester. Bedenkt man, daß in der beschriebenen Familie der Vater fehlt, so könnte man durchaus das Verhalten des Sohnes mit dem des Familienvaters vergleichen. Im Erstgespräch widmet er sich der außerfamiliären Person in Gestalt der Therapeutin und erfüllt damit die z. T. immer noch gültige Funktion des Mannes, die Familie bei Außenkontakten zu stützen. Im Verlauf der Therapie besinnt er sich auf seine innerfamiliäre Rolle und kann diese auch, unterstützt durch die Therapeutin, annehmen. Ähnliche Beobachtungen sind auch sonst in familientherapeutischen Behandlungen bei den Vätern zu beobachten. Daß der Sohn sich aber nicht nur der Mutter zuwendet, sondern die Schwester als „seine" Gesprächspartnerin akzeptiert, verdeutlicht sein altersadäquates Verhalten und die Solidarität in der Geschwisterposition.

Auch die Indexpatientin spricht im Erstinterview fast ausschließlich nach den beiden Erwachsenen, v. a. nach der Therapeutin (Abb. 5). Sie spricht im 1. Drittel der aufgezeichneten Therapiesequenz häufiger nach der Mutter und immerhin noch ca. 10 % weniger nach ihrem Bruder, als dies möglich wäre. Die häufigen Reaktionen auf die Mutter werden im Verlauf der Therapie reduziert zugunsten einer wiederholten Zuwendung zur Therapeutin (in der 5. und 7. Stunde), aber auch zum Bruder in der 9. und 11. Stunde. Sie spricht immer noch weniger als erwartet nach ihrem Bruder, verteilt ihre verbalen Reaktionen nun aber nahezu gleich auf alle 3 noch am Gespräch beteiligten Personen (30 %). Während im Erstinterview noch 99 % der verbalen Aktivität der Tochter dem Reden der Erwachsenen folgt, ist es in der 9. und 11. Stunde für sie möglich, ihren Bruder als angemessenen Partner zu erkennen. Die Geschwister üben zwar immer noch keinen eindeutigen Einfluß aufeinander aus, aber eine vermehrte Wahrnehmung und Interaktion innerhalb der jungen Generation ist sichtbar.

Sowohl der Sohn als auch die Tochter können inhaltlich in dieser Phase der Therapie vermehrt über ihre außerfamiliären Beziehungen zu Gleichaltrigen sprechen. Vor allem der Sohn berichtet über seine Heimlichkeiten und Abenteuer mit seinen Freunden. Andererseits interessiert er sich aber auch für die Familienangelegenheiten, beschwert sich über die Verschwendungssucht der Frauen und schlüpft öfters in die Rolle des fehlenden Vaters.

Die Mutter ist im Erstinterview ebenfalls mit ihrer Redeaktivität auf die Therapeutin ausgerichtet. Dies entspricht auch ihrer gesellschaftlichen Rolle als Verantwortliche für die Erziehung der Kinder — hier verstärkt dadurch, daß der Vater in der Familie fehlt. Im Therapieverlauf redet die Mutter mehr nach ihren Kindern. Wie oben beschrieben, steigern die Kinder, besonders der Sohn, ihren Redeanteil während der Therapie. Die Mutter hat dadurch mehr Gelegenheit, sich auf sie zu beziehen. Die Interaktion mit der Therapeutin weicht in der mittleren Sequenz der Hinwendung zu den Kindern. Eine leichte Bevorzugung der Tochter ist zu konstatieren. Diese Präferenz der Mutter für die Tochter verstärkt sich in der 9. und 11. Stunde. Die Mutter spricht hier fast doppelt so häufig nach der Tochter wie dies zu erwarten wäre. Gleichzeitig reduziert sich die verbale Interaktion mit dem Sohn.

Wenn man beachtet, daß der Sohn seine verbalen Äußerungen von der Therapeutin weg zur Mutter hin verlagert und in der 3. Sequenz vermehrt nach der Mutter spricht, sie hingegen eher nach der Tochter spricht, obwohl diese die Mutter nicht besonders beachtet, so kann man vermuten, daß es der Tochter gelungen ist, sich tendenziell von der Mutter zu lösen; der Sohn sieht durch die Therapie Chancen, auch von der Mutter wahrgenommen zu werden, so daß sich für ihn eine Anstrengung lohnt.

Hier könnte das Verhalten der Therapeutin ausschlaggebend sein (vgl. Abb. 3). Sie redet im Verlaufe der Therapie vermehrt nach den Kindern. Im Erstinterview und im 1. Drittel der Therapie spricht sie noch ungefähr gleich häufig — entsprechend den theoretisch zu erwartenden Werten — nach allen Familienmitgliedern. Damit kommt sie dem familientherapeutischen Anspruch nach Allparteilichkeit nach; in der 5. und 7. Stunde spricht sie bedeutend mehr nach der Tochter als der Indexpatientin, wobei sie gleichzeitig die Redewechsel mit der Mutter reduziert.

In der 3. Sequenz spricht sie häufiger als erwartet nach dem Sohn, aber auch nach der Tochter. Im gleichen Maße redet sie weniger nach der Mutter, wobei zu bedenken ist, daß die Mutter nahezu 40 % des Gesamtredens in dieser Stunde ausfüllt. Die Therapeutin steuert der verbalen Ausbreitung der Mutter entgegen. Die absolute Redebeteiligung der Mutter kann anscheinend durch interaktive Faktoren relativiert werden, indem die Therapeutin mehr auf die Kinder eingeht.

Die Interpretation der Ergebnisse wird unterstützt durch die Betrachtung der Sprecherabfolgen zwischen 3 Personen (Triloge). Im Therapieverlauf steigt die Redehäufigkeit zwischen der Therapeutin und den beiden Kindern kontinuierlich von 10,3 % zu Beginn auf 18 % am Ende. Ist die Häufigkeit der Triloge zwischen Mutter, Therapeutin und jeweils einem Geschwisterteil in den ersten beiden aufgezeichneten Therapiesitzungen noch nahezu gleich, so ist im letzten Drittel eine Dominanz der verbalen Interaktion zwischen Mutter, Therapeutin und Sohn festzustellen (vgl. Tabelle 1).

Tabelle 1. Prozentuale Häufigkeit der trilogischen Redeaktivität im Therapieverlauf

	1. und 3. Stunde	5. und 7. Stunde	9. und 11. Stunde
To, So, Mu	21,5	34,3	25,5
Th, So, To	10,3	14,4	18,0
Th, So, Mu	34,8	25,7	37,4
Th, To, Mu	33,4	25,7	19,1

Dies dürfte v. a. auf das Redeverhalten der Therapeutin zurückzuführen sein, die im 3. Abschnitt in Gegenposition zur Mutter, die sich der Tochter zuwendet, den Sohn in seiner verbalen Aktivität wahrnimmt und auf ihn reagiert (vgl. Abb. 3 und 6).

Mit der hier vorgestellten Methode der automatischen Analyse des Sprechverhaltens ist es möglich, in objektiver und ökonomischer Weise für den Therapieverlauf wesentliche Vorgänge empirisch zu erfassen und abzubilden.

Analog den Veränderungen, die sich psychodynamisch im Therapieverlauf vollziehen, kann in der formalen Abfolge der verbalen Interaktionen der Gesprächsteilnehmer ein zunehmendes reziprokes Aufeinanderbezugnehmen aller Familienmitglieder konstatiert werden. Es spiegeln sich die Veränderungen der einzelnen Personen wider:

— Die Indexpatientin fand Kontakt zu Gleichaltrigen, verließ nach der Mittleren Reife die Schule und begann eine Ausbildung als Großhandelskauffrau.

— Die Mutter fand eine Halbtagsbeschäftigung, lernte einen Mann kennen, mit dem sie eine feste Beziehung anknüpfte und bis jetzt zusammen lebt.

— Der Sohn war durch den Freund der Mutter von der Aufgabe, die Vaterrolle spielen zu müssen, entlastet. Er wurde ruhiger und ausgeglichener.

Bemerkenswert ist die Wichtigkeit der Kinder, die nicht als Indexpatienten vorgestellt wurden, für den Fortgang der Therapie. Die Möglichkeit, Koalitionen mit Geschwistern bilden zu können, erleichtert den Prozeß der Individuation in der Familientherapie. Die Stellung der Kinder in der Familie wird transparent und kann zum Gegenstand der familiären Kommunikation werden.

In diesem exemplarisch vorgestellten Fall muß die besondere Rolle des Sohnes als des einzigen männlichen Gesprächsteilnehmers in den familientherapeutischen Sitzungen beachtet werden. Gerade in diesem Zusammenhang ist die Rolle des männlichen Pädiaters relevant, der über die regelmäßigen Gewichtskontrollen bei der Indexpatientin eine vaterähnliche Rolle einnahm und das therapeutische System stützte, ohne selbst bei den therapeutischen Gesprächen anwesend zu sein.

Ein Vergleich des beobachteten kommunikativen Verhaltens in dieser Familie mit anderen Gesprächen bei gleicher Diagnostik könnte die Generalisierbarkeit der Daten bezüglich spezifischen Redeverhaltens in Familien mit magersüchtigen Patienten ermöglichen.

Literatur

Brähler E, Overbeck A (1981) Die Erfassung der Interaktion in familientherapeutischen Sitzungen durch die automatische Analyse des Sprechverhaltens. Med Psychol 2: 79—94

Brähler E, Klein H, Overbeck A (1984) Die automatische Interaktionschronographie von Familientherapiesitzungen. In: Brunner EJ (Hrsg) Interaktion in der Familie. Springer, Berlin Heidelberg New York Tokyo

Graumann CF (1972) Interaktion und Kommunikation. In: Pongratz LJ (Hrsg) Handbuch der Psychologie. Hogrefe, Göttingen (Halbband Sozialpsychologie, Bd 7) S 1109—1262

Gurman AS, Kniskern DP (1978) Research on marital and family therapy: Progress, perspective, and prospect. In: Garfield SL, Bergin AE (eds) Handbook of psychotherapy and behavior change, 2nd edn, Wiley & Sons, New York Toronto, p 817—901

Habermas J (1971) Vorbereitende Bemerkungen zu einer Theorie der kommunikativen Kompetenz. In: Habermas J, Luhmann N (Hrsg) Theorie der Gesellschaft oder Sozialtechnologie — Was leistet die Systemforschung? Suhrkamp, Frankfurt, S 101—141

Overbeck A (1979) Zur Wechselwirkung intrapsychischer und interpersoneller Prozesse in der Anorexia nervosa: Beobachtungen und Interpretationen aus der Therapie einer Magersuchtfamilie. Z Psychosom Med Psychoanal 25: 216—239

Overbeck A (1980) Beziehungsstrukturen und Interaktion bei familientherapeutischen Interviews. Theor Med Dissertation, Universität Gießen

Overbeck A (1983) Entwicklung und Neuorientierung einer Magersuchtfamilie. Behandlungsverlauf und Katamnese nach psychoanalytisch orientierter Familientherapie. In: Brunner EJ (Hrsg) Eine ganz alltägliche Familie. Kösel, München, S 24—39

Probleme der Eltern nach der Geburt eines Risikokindes — Psychologische Beziehungsdiagnostik und klinische Erfahrungen

Heinz Böker, Ingo Gerlach, Dieter Beckmann und Gerhard Neuhäuser

Beziehungsdiagnostik unter den Bedingungen der Klinik

Die intensivmedizinische Behandlung von Kindern mit perinatalen Komplikationen, sog. Risikokindern (Neugeborenen mit zerebralen Blutungen, Krämpfen und Infektionen), hat in den vergangenen Jahren zu einer wesentlichen Reduzierung der Sterblichkeit beigetragen.

Vor diesem Hintergrund wird es zunehmend wichtig, nach der Bedeutung psychosozialer Aspekte für die Entwicklung von Risikokindern zu fragen.

Die Interaktion und Dynamik in Familien mit behinderten Säuglingen wird seit Anfang 1981 gemeinsam von Mitarbeitern des Institutes für Medizinische Psychologie und des Zentrums für Kinderheilkunde in Gießen untersucht. Dabei sollen die möglichen Wechselwirkungen zwischen somatischen Komplikationen, sozialen Bedingungen und Familiendynamik bzw. deren Einfluß auf den Entwicklungsstand des Kindes analysiert werden. Ziel der Untersuchung ist schließlich, mittels der gewonnenen Ergebnisse Hinweise für geeignete Behandlungs-, Förderungs- und Beratungsmaßnahmen zu liefern.

In derartigen Untersuchungen wird immer wieder das Fehlen eines testpsychologischen Untersuchungsinstruments deutlich, mit dem man der individuellen Vielfalt in der Beziehungswelt eines (Ehe-)Paares gerecht werden kann, ohne den Anspruch einer intersubjektiv nachvollziehbaren, wissenschaftlich begründeten, möglichst quantitativ beschreibenden psychologischen Diagnostik aufzugeben. So geht es bei unserem Vorhaben auch darum, ein leicht auswertbares Verfahren zu entwickeln, das nicht nur unter „Laborbedingungen" verwendbar ist.

In diesem Beitrag wird zum einen ein solcher Test vorgestellt — eine im Hinblick auf die Paardiagnostik abgewandelte Form der „Gridtechnik" nach Kelly (1955; engl. „grid" = Gitternetz) —; zum anderen auf die Situation der Eltern von Risikokindern bzw. Frühgeborenen und die an diese gestellten psychosozialen Bewältigungsanforderungen eingegangen. Die notwendigerweise ausführlichere Darstellung des Testverfahrens könnte den Eindruck erwecken, es handele sich um ein eher kompliziertes Vorgehen; tatsächlich ergeben sich jedoch relativ einfache Möglichkeiten, zu psychologisch relevanten Aussagen über die Beziehung zwischen 2 Partnern zu gelangen, Aussagen, die durch Formen der indirekten Erfassung, wie sie hier verwendet werden, oft besser gewonnen werden können als durch direkte Befragung im Interview.

Zum Ablauf der Untersuchung

- Eine bei Frühgeborenen erstmals im Alter von 38 Wochen (Gestationsdauer) durchgeführte standardisierte neurologische Untersuchung wird in der 42. Schwangerschaftswoche und 3 Monate später wiederholt.
- Neben den anamnestischen Informationen (über Schwangerschaftsverlauf, Geburt und

Perinatalperiode) werden die wesentlichen biosozialen Daten der Familie ermittelt. Besonderes Augenmerk gilt einer möglichen Belastung der Familiensituation, um für die spätere Zeitverlaufsuntersuchung die Bedeutung von Entlastungsmöglichkeiten für die familiendynamische Entwicklung berücksichtigen können.

— Nach Vollendung des 1. Lebensjahrs werden die Risikokinder nachuntersucht, um die statomotorische, kognitive und sprachliche Entwicklung zu beurteilen. Ferner wird untersucht, inwiefern sich die Familiendynamik und die Stellung der Eltern zum Kind verändert haben.

— Es ist vorgesehen, die Risikokinder und ihre Familien im Alter von 2 1/2 Jahren erneut zu untersuchen.

Erfassung der Beziehung zwischen den Eltern mit der Gridtechnik

Dieses Verfahren enthält Elemente von üblichen Persönlichkeitstests und standardisierten Fragebögen, es versucht aber darüber hinaus Ansprüchen gerecht zu werden, mit denen ein klinisch tätiger Arzt oder ein Psychologe tiefenpsychologische Interviews durchführt. Während in den Persönlichkeitsfragebögen angestrebt wird, anhand von nach statistischen Kriterien ausgewählten Testfragen und den darauf erfolgenden Reaktionen der getesteten Personen Ausprägungen auf Persönlichkeitsdimensionen zu erhalten, die eine in der Bevölkerung mehr oder weniger generelle Gültigkeit haben und für die statistische Normwerte vorliegen, um damit zu Wahrscheinlichkeitsaussagen über evtl. vorhandene signifikante Abweichungen zu gelangen, geben die Daten der Gridtechnik einen Einblick in die *subjektive* Einschätzung, die ein Proband über einen bestimmten Ausschnitt seiner „privaten" Welt hat.

In Gießen wurde dieser Ansatz erstmalig im deutschsprachigen Raum auf eine Zweipersonenbeziehung erweitert. Der Vorgang der Datenerhebung kann wie folgt ablaufen (aus der Literatur sind andere Erhebungsvarianten bekannt, vgl. Fransella u. Bannister 1977; Slater 1976/1977):

Das Paar bzw. Ehepaar wird aufgefordert, alle für beide im Moment wichtigen Personen aus ihrer Umgebung zu notieren. Dabei werden hier folgende Personen vom Psychologen vorgegeben: „ich selbst", „mein Partner", „mein Idealbild". Man erhält eine Liste von für die beiden Partner bedeutungsvollen Personen ihres unmittelbaren Lebensraums, Familienmitglieder, Freunde, Bekannte, Arbeitskollegen etc.

Diese Liste wird gemeinsam erstellt. Die Anzahl der Personen ist nicht festgelegt (jedoch nicht weniger als 6). Vorteilhaft ist es, wenn die aufgeführten Personen gleich getrennt auf durchnummerierten Karteikarten festgehalten werden und jede Person im Anschluß daran über einen Stoß numerierter Karten verfügt, der folgendermaßen aussehen könnte:

1: ich selbst
2: mein Partner
3: mein Ideal
4: Stefan (Kind auf der Intensivstation)
5: Vater des Mannes
6: Mutter des Mannes
7: Vater der Frau
8: Mutter der Frau

usw.

Es sei bemerkt, daß die Nummern auf den Karten keinerlei inhaltliche Bedeutung haben, dem Ehepaar kann theoretisch an 9. oder noch späterer Stelle eine sehr wichtige Person einfallen, die zu notieren ist.

Jetzt werden die beiden Partner getrennt, jeder hat seine Karten vor sich liegen. Im folgenden geht es um die Erhebung der Charaktereigenschaften oder Verhaltensweisen der Testpersonen, der „persönlichen Konstrukte".

Bezogen auf die Anzahl der Karteikarten nennt der Psychologe 3 Zahlen seiner Wahl (oder nach dem Zufallsprinzip), z. B. 3, 5 und 6. Diese 3 Karten zieht die Testperson aus dem Kartenstoß und legt sie vor sich auf den Tisch.

Der Psychologe fordert die (Ehe-)Partner auf, sich nun zu überlegen, aufgrund welcher wichtigen Eigenschaften sich 2 von diesen 3 Personen ähnlich sind und die 3. Person nicht. Diese so gewonnene Eigenschaft wird notiert. In unserem Beispiel mag der Ehemann zu der Überlegung kommen, daß sein Idealbild und sein Vater vor Gesundheit strotzen, wogegen er seine Mutter als kränklich und leidend erlebt. Der Ehemann notiert also als erste Eigenschaft „sehr gesund".

Seine Frau mag zu dem Urteil gekommen sein (sie hat die gleichen Karten vor sich liegen), daß ihre Schwiegereltern sich ähnlich sind aufgrund ihrer extremen Sparsamkeit, ihr Idealbild dagegen ist großzügig. Die Ehefrau notiert also als erste Eigenschaft „extrem sparsam".

Der Psychologe nennt nun eine andere Dreierkombination von Zahlen und wieder soll die Ähnlichkeit zwischen 2 Personen im Gegensatz zur dritten notiert werden, wobei die zuerst genannte Eigenschaft nicht wieder zu verwenden ist.

Theoretisch gibt es bei 8 Elementen 56 verschiedene Dreierkombinationen, bei 16 Elementen 560.

Untersuchungen mit dem Gridmodell haben gezeigt, daß man die maximale Information bereits dann erhält, wenn die Anzahl der Dreierkombinationen um eins geringer ist als die Anzahl der aufgeführten Personen. In unserem Beispiel ist es sinnvoll, die Erhebung der „persönlichen Konstrukte" bei 7 zu beenden. Als Ergebnis erhalten wir z. B. beim Mann: (1) sehr gesund, (2) neugierig, (3) schwatzhaft, (4) charakterfest, (5) beruflich erfolgreich, (6) sehr sportlich, (7) verschwenderisch.

Dagegen bei der Frau: (1) extrem sparsam, (2) konservativ, (3) oft weg, (4) charakterfest, (5) kränklich, (6) treu, (7) sehr verschwiegen.

Hieran anschließend notiert jede Testperson zu den Eigenschaften die Gegensätze.

Wir erhalten folgende Ergebnisse:

Der Mann

Ich selbst	mein Partner	mein Ideal	Stefan	Vater des Mannes	Mutter des Mannes	Vater der Frau	Mutter der Frau	Eigenschaft	Gegensatz
3	2	1	6	1	6	3	4	sehr gesund	kränklich
4	3	4	4	4	1	4	1	neugierig	uninteressiert
4	1	4	4	4	1	4	1	schwatzhaft	still
2	3	1	1	2	5	2	3	charakterfest	loser Charakter
4	6	1	1	1	6	3	6	beruflich erfolgreich	erfolglos
2	6	1	5	1	6	5	6	sehr sportlich	unsportlich
2	3	3	4	2	4	4	4	verschwenderisch	sparsam

Die Frau

Ich selbst	mein Partner	mein Ideal	Stefan	Vater des Mannes	Mutter des Mannes	Vater der Frau	Mutter der Frau	Eigenschaft	Gegensatz
4	2	6	4	1	1	4	4	extrem sparsam	großzügig
5	2	6	4	2	2	3	3	konservativ	fortschrittlich
5	1	3	3	1	6	6	6	oft weg	oft zu Hause
3	4	2	1	3	5	1	3	charakterfest	wankelmütig
4	5	6	1	6	1	2	3	kränklich	gesund
1	4	3	2	4	1	3	1	treu	nicht so treu
5	1	5	4	2	2	5	6	sehr verschwiegen	mitteilsam

Im letzten Teil der Datenerhebung werden die Partner aufgefordert, alle genannten Personen auf allen Eigenschafts-Gegensatz-Itempaaren einzustufen. In unserer Untersuchung erfolgt die Einstufung auf einer 6-Punkte-Skala (1: maximale Ausprägung der Eigenschaft, 6: maximale Ausprägung des Gegensatzes).

Beide in den Grids enthaltenen Beurteilungsräume lassen sich sinnvoll zu jeweils 2 Hauptkomponenten zusammenfassen.

Varianzaufklärung durch die Komponenten

	Er	Sie
1. Komponente	70.45	49.55
2. Komponente	18.34	33.40

Die Komponenten sind voneinander unabhängig.

Die 1. Komponente läßt sich beim Mann am deutlichsten durch die Eigenschaften ,,erfolglos und unsportlich'' beschreiben mit dem Pol ,,erfolgreich und sportlich'' auf der Gegenseite, die 2. Dimension wird durch die Begriffe ,,sehr gesund vs. kränklich'' am treffendsten beschrieben.

Analog dazu sind es bei der Frau die Eigenschaften ,,oft weg und sehr verschwiegen'' mit dem Pol auf der Gegenseite ,,oft zu Hause und mitteilsam'', die die entsprechend hohen Ladungen auf der 1. Hauptkomponente haben, bzw. ,,sparsam und kränklich'' mit dem Gegenpol ,,gesund und großzügig''.

Welche Personen zeichnen sich nun durch markante Positionen in diesen Koordinatensystemen aus?

Im Beurteilungssystem des *Mannes* haben seine Ehefrau, seine Mutter und seine Schwiegermutter hohe Ladungen auf der 1. Komponente in Richtung ,,erfolglos und unsportlich'', d. h., diese 3 Personen spielen in seiner Betrachtungsweise zum Testzeitpunkt eine große Rolle. Gegenüber auf der Seite der Erfolgreichen finden wir sein Idealbild und seinen Vater.

Die deutlichste Position auf der 2. Komponente besitzt der kleine Stefan, das Kind, das zum Testzeitpunkt noch auf der Intensivstation lag, und zwar in Richtung ,,kränklich'', was den Schluß erlaubt, daß der Vater sich um die Gesundheit seines Kindes erhebliche Sorgen macht, und daß diese Sorge in seinem subjektiven Beurteilungsraum eben stark zum Ausdruck kommt.

Die eindeutigsten Positionen im Betrachtungsraum der *Frau* haben ihr Selbstbild und ihre Mutter auf ihrer 1. Komponente in Richtung ,,oft zu Haus und mitteilsam''.

Die 2. Komponente, die eine viel größere Bedeutung als die entsprechende Komponente des Mannes hat (sie klärt nahezu doppelt soviel Varianz auf), enthält auf dem Pol ,,gesund und großzügig'' das Idealbild der Frau und auf dem Gegenpol die Mutter des Mannes, zu der, betrachtet man beide Systeme, beide Testpersonen ein kritisches Verhältnis haben.

Der kleine Stefan spielt im Achsenkreuz der ersten beiden Komponenten keine eindeutige Rolle, er hat vielmehr als einziger auf einer 3. Komponente eine genau zu bestimmende Position, und eben diese 3. Komponente wird durch die Pole ,,kränklich'' vs. ,,gesund'' bestimmt, wobei Stefan in seiner Entwicklung als kränklich erlebt wird.

Dieser durch die mathematisch aufwendige Analyse gewonnene Interpretationsversuch läßt sich ohne weiteres ohne Computer an den Rohdaten selbst vornehmen, der Vorteil der rechnerunterstützten Analyse von zwischenmenschlichen Beziehungen aus der Sicht der ,,Betroffenen'' ist die zumeist sinnvolle Reduzierung der Matrix auf wesentliche Eigenschaften und wichtige Personen im Wahrnehmungsfeld der ,,Testpersonen''.

Auf die genaue Testauswertung soll an dieser Stelle verzichtet werden, Hinweise auf die Auswertung finden sich in Fransella u. Bannister (1977), Hofstätter (1971), Orlik (1974), Slater (1976/1977).

Einige Ergebnisse über die Eltern von Frühgeborenen

Bei der Testdurchführung befindet sich das Frühgeborene zumeist noch auf der Intensivstation, und es ist interessant zu beobachten, bei welchen Paaren das Kind auf dieser Liste erscheint und bei welchen nicht. Zu den vorgegebenen Personen gehört es ja nicht.

Aufgrund der frei gewählten wichtigen Personeneigenschaften werden Problembereiche deutlich, die in Fragebögen nicht angesprochen werden, wie z. B. finanzielle Probleme oder andere tabuierte Themen wie übermäßiges Trinken.

Aus der Auswertung lassen sich Schlußfolgerungen darüber ziehen, welche der aufgeführten Personen von der Testperson als nahestehend erlebt werden und welche nicht, zu wem man sich hingezogen fühlt, obwohl die betreffende Person weit weg ist, oder es wird deutlich, daß die untersuchte Person sich in ihrer gegenwärtigen sozialen Umgebung eigentlich ganz allein fühlt.

Die Ergebnisse der psychologischen Diagnostik kurz nach der Geburt lassen sich wie folgt skizzieren. Die Gießen-Test-Profile der Selbst- und Fremdbilder der jeweiligen Partner zeigen, daß Eltern von zu früh geborenen Kindern sich nicht statistisch signifikant von einer repräsentativen Stichprobe deutscher Ehepaare unterscheiden.

Bei der Analyse der Grids fällt auf, daß sich Eltern von Risikokindern tendenziell isolierter erleben (wie sich aus den euklidischen Distanzen der beurteilten Personen zueinander ergibt).

Derartig festgestellte isolierte Positionen bei Eltern von Risikokindern werden aber nicht gemeinsam erlebt, entweder sieht sich die Frau selbst isoliert und erlebt ihren Mann in einer engen Nähe von Personen, die sie meist persönlich nicht gut kennt, wie z. B. Arbeitskollegen, oder der Ehemann sieht sich selbst isoliert und wähnt seine Frau meist in der Nähe ihrer Familienangehörigen, die er wiederum im Moment der kritischen Situation als ihm fremd erlebt. Solche Feststellungen lassen sich ein Jahr später nicht mehr machen. Unterschiede zu anderen Eltern lassen sich nicht mehr durch situative Bedingungen erklären.

Bei den von uns erhobenen Grids der Eltern von Risikokindern zum Zeitpunkt der Geburt läßt sich zum anderen beobachten, daß eine subjektiv wahrgenommene Isolation einhergeht mit einer Idealisierung der eigenen Person (das bedeutet eine hohe Korrelation von Selbst- und Idealbild bzw. geringe euklidische Distanz) —, wir meinen, dies ist eine Reaktion auf die erfolgte Kränkung durch die Tatsache der Risikogeburt. Derartig sich isoliert wahrnehmende Frauen und Männer, insbesondere bei Idealisierung der eigenen Person, sind schwer ansprechbar, sie sind für eine psychologische Beratung zu diesem Zeitpunkt nicht empfänglich, da sie eine hohe Meinung von sich selbst haben.

Die spezielle Problematik der Eltern von Risikokindern

Die situative Krise der Familie stellt allgemein an die betreuenden Schwestern, Ärzte und Psychologen besondere Anforderungen.

Bei der Auseinandersetzung mit einer möglichen Behinderung des Kindes setzt auf seiten der Eltern eine mehrphasige Trauerreaktion ein. Dabei spielen Abwehrmechanismen (wie Verleugnung, Affektisolierung und Projektion von Schuld) eine bedeutende Rolle. Eine nicht realitätsgerechte Verarbeitung einer Risikogeburt kann — auf dem Boden einer pathologischen Trauerreaktion — zu einer erheblichen Verunsicherung und einer erzieherischen Fehlhaltung führen. So entsteht auf diesem Wege — um 2 extreme Reaktionsmuster zu nennen — eine überfürsorgliche Haltung u. U. aus unverarbeiteten Schuldgefühlen; die manifeste Ablehnung des Kindes resultiert möglicherweise aus einer unerträglichen Kränkung. Die Beratung umfaßt die Information über medizinische Fragen, Zustand des Kindes und Prognose. Darüber hinaus ist die Kenntnis der Abwehrmechanismen der Eltern nach der Geburt eines Risikokindes wichtig. Werden diese berücksichtigt, wird es eher gelingen, die Eltern zu ermutigen, über bedeutsame Gefühle und Fragen im Zusammenhang mit der Gefährdung des Neugeborenen zu sprechen.

Die geschilderten psychischen Verarbeitungsformen können in Einzelfällen zu erheblichen Schwierigkeiten in der Kooperation von Eltern und betreuenden Ärzten und Schwestern beitragen. Hierzu ein kurzes Fallbeispiel (die Erhebung des Paargrids wurde von den Eltern abgelehnt):

Es handelt sich um ehemalige Zwillingsfrühgeborene (aus der 30. Schwangerschaftswoche). Die neonatologische Behandlung wurde bei einem der Zwillinge kompliziert durch ein Atemnotsyndrom 3. Grades, eine Sepsis und eine Hirnblutung 3. Grades. Bereits während dieser Behandlungsphase waren aggressive Spannungen zwischen Eltern und Pflegepersonal aufgetreten. Bei der Nachuntersuchung im Rahmen der Risikosprechstunde fanden sich bei beiden Säuglingen deutliche Hinweise auf eine zerebral bedingte Bewegungsstörung. Eine erneute stationäre Aufnahme eines Zwillings wurde wegen einer Pneumonie und einer Hydronephrose rechts erforderlich. Während dieses zweiten Klinikaufenthaltes kam es zu weiteren häufigen Auseinandersetzungen zwischen Eltern und Personal — verknüpft mit Vorwürfen der Klinik gegenüber, Schuld zu tragen an der Erkrankung und dem schlechten Gedeihen der Kinder. Andererseits verleugneten beide Eltern (trotz deutlichen organpathologischen Befundes im Nierensonogramm) das Ausmaß der Erkrankung und meinten, ihr Kind sei überhaupt nicht krank, man sehe ihm nichts an, es werde nur als „Versuchskaninchen" benutzt. Auf seiten des Pflegepersonals hatte sich im Laufe der Zeit ebenfalls eine aggressive Haltung gegenüber den Eltern entwickelt. Die Krankenschwestern reagierten gekränkt angesichts der in Frage gestellten beruflichen Qualifikation, identifizierten sich mit dem kranken Kind und mieden die Eltern. Als schließlich die Eltern — entgegen ärztlichem Rat — auf vorzeitiger Entlassung bestanden, gelang es, sie in mehreren Gesprächen zu motivieren, sich über ihre Lebenssituation auszusprechen: Das Ehepaar, das bereits ein 3 Jahre und ein 4 Jahre altes Kind hatte, lebte isoliert in einem kleinen Dorf. Die Mutter der Ehefrau, die ihre noch recht infantil und unselbständig wirkende Tochter in der Erziehung unterstützt hatte, war einige Wochen nach der Geburt der Zwillinge gestorben. Hierdurch war — im Zusammenhang mit den notwendigen Fahrten in die etwa 40 km entfernt gelegene Universitätsklinik (Besuch auf der neonatologischen Intensivstation, ambulante Vorstellung in der Risikoambulanz, erneute Klinikeinweisung) — eine extreme Belastungssituation für die Familie eingetreten. Anderen Familienmitgliedern oder auch Nachbarn gegenüber hatten die Eltern bislang die besonderen Schwierigkeiten, die nach der Geburt der Zwillinge aufgetreten waren, verschwiegen aus dem Schamgefühl heraus, „behinderte Kinder" zu haben.

Erst nach dieser Intervention, die die emotionale Belastung als Ursache der Verleugnung des Krankheitsgeschehens und der projektiven Abwehr von Schuld und ferner die gravierende soziale Isolation der Familie deutlich machte, verbesserte sich das Verhältnis zwischen Eltern und Klinik. Auch das Pflegepersonal konnte jetzt auf die krisenhafte Situation und die Abwehrhaltung der Eltern, die als mangelnde Kooperationsbereitschaft interpretiert worden war, eher eingehen.

Die kurzfristig im Anschluß an die stationäre Behandlung des Kindes durchgeführten Interviews standen deutlich unter dem Eindruck emotionaler Angespanntheit. Das Bedürfnis der Eltern nach Erläuterung einiger für sie unklarer Befunde mündete immer wieder in die Frage: „Was bedeutet dieser Befund (z. B. Hirnblutung, Hirnhautentzündung) für die weitere Entwicklung unseres Kindes?" Die ärztliche Information muß gerade auch hier die emotionale Gesamtsituation in der Familie berücksichtigen. Andernfalls besteht die Gefahr, daß medizinische Diagnosen (z. B. Minimalbefunde wie die röntgenologische Diagnose Plexusblutung 1. Grades) eine überwertige Bedeutung erhalten und später mit einem somatischen Krankheitskonzept verknüpft werden. So werden z. B. Kinder, deren Eltern die lediglich als Verdacht bestehende Diagnose einer minimalen zerebralen Dysfunktion unkommentiert mitgeteilt worden ist, häufig auch in späteren Entwicklungsphasen (z. B. bei schulischen Konflikten oder in der Pubertät) an diesem Etikett gemessen.

Wie auch aus den testpsychologischen Befunden deutlich geworden ist, hatte die überwiegende Zahl der von uns 1 Jahr nach Geburt des Kindes interviewten Eltern eine deutlich größere Distanz zu den beängstigenden Umständen der Neugeborenenzeit ihrer Kinder und zu den eigenen Affekten, die nach der Geburt des Kindes aufgetreten waren (Angst, Unsicherheit, Schuldgefühle und Selbstvorwürfe), gewonnen. Sie schilderten die Eindrücke und Erfahrungen, die sie während der intensivmedizinischen Behandlung der Kinder gesammelt hatten:

— Es zeigte sich, daß die meisten Eltern positiv beeindruckt waren vom Einsatz der Schwestern und Ärzte auf der neonatologischen Intensivstation.
— Besonders hervorgehoben wurde die Möglichkeit, jederzeit die Station besuchen zu können.
— Demgegenüber wurden gelegentliche Schwierigkeiten bei der Kontaktaufnahme zu den behandelnden Ärzten kritisch erwähnt, gerade in problematischen Phasen der Therapie, die für die Eltern besonders beunruhigend waren. Auch waren manche Eltern verwirrt aufgrund unterschiedlicher, scheinbar widersprüchlicher Auskünfte. Einige Diagnosen — z. B. nach aufgetretenen Komplikationen — seien nur kurz mitgeteilt worden, ohne den Eltern Zeit und Gelegenheit zu geben, mögliche sich daraus ergebende Fragen zu stellen.
— Ferner vermißten Eltern häufig praktische Hinweise, die auf spezielle Probleme bei der Pflege des Kindes eingingen. Unterlassene Erläuterungen von Angaben im Vorsorgeheft hatten z. T. Beunruhigung ausgelöst.

Andere Beobachtungen beziehen die Abläufe auf der Intensivstation und die Versorgung des Kindes ein. Mit großer Aufmerksamkeit registrierten die Eltern mögliche Zusammenhänge zwischen dem Stationsablauf und dem Verhalten des Kindes:
— So war zeitweise eine motorische Unruhe bei den Kindern aufgetreten, sobald auch auf der Intensivstation eine unruhige Atmosphäre vorherrschte.
— Besorgt äußerten sich manche Eltern über mögliche negative Folgen der lauten Monitorgeräusche.

In diesem Zusammenhang kamen die Eltern auch auf ihre eigenen Schwierigkeiten im Kontakt mit ihrem neugeborenen Kind zu sprechen. Sie wünschten mehr Verständnis und Unterstützung, sich — unter den Bedingungen der Intensivstation — behutsam dem Kind zu nähern. Dabei wurde besonders die Bedeutung des Fütterns als eine Möglichkeit erwähnt, körperlichen und affektiven Kontakt zum Kind herzustellen.

Da infolge der notwendigen intensivmedizinischen Behandlung des Neugeborenen eine frühzeitige und einschneidende Trennung von Eltern und Kind stattfindet, sind die meisten Eltern an einem kontinuierlichen Kontakt zu den behandelnden Ärzten und Schwestern sehr interessiert. Die Informationen dieser Personen, die zunächst als einzige direkt konfrontiert sind mit dem kranken Kind, spielten bei der Auseinandersetzung mit der Risikogeburt und der anschließenden komplikationsreichen postnatalen Phase für die Eltern eine besonders wichtige Rolle.

Die genannten Eindrücke der Eltern regen zu möglichen Veränderungen der Kommunikationsstruktur einer Intensivstation an, wobei natürlich die schwierigen äußeren Bedingungen des Organisationsablaufes zu berücksichtigen sind.

Folgerungen für die Betreuung der Eltern

Als Konsequenzen aus den mitgeteilten Erfahrungen der Eltern ergeben sich:

1) Es ist notwendig, kontinuierliche Bezüge zwischen den Eltern und dem Personal zu ermöglichen, d. h. jedes Elternpaar sollte sowohl auf ärztlicher wie auf pflegerischer Seite möglichst nur einen Ansprechpartner haben, der einen vollständigen Überblick über den Ablauf der Behandlung und Pflege des Kindes hat („Bezugsarzt“, „Bezugsschwester“).

   Voraussetzung für die Betreuung der Eltern ist, daß Ärzte und Schwestern die nach der Geburt eines Risikokindes auftretenden Verarbeitungsformen berücksichtigen, um die Reaktionen der Eltern situationsgerecht interpretieren zu können.

Stationspersonal und nachbetreuende Ärzte haben eine wichtige Aufgabe im Rahmen einer kurzfristigen Krisenintervention. Eine psychotherapeutische Behandlung im engeren Sinne ist nur in seltenen Fällen notwendig.

2) Wünschenswert ist die Einrichtung einer offenen Stationsgruppe, an der die Eltern, das Pflegepersonal und die Ärzte der Station, ferner der Kinikpsychologe teilnehmen. Bedeutsam ist hier v. a. die positive Wirkung des Erfahrungsaustausches mit anderen betroffenen Eltern.
3) Es ist von großer Bedeutung, eine behutsame Annäherung der Eltern an das neugeborene Kind auf der Intensivstation zu ermöglichen und die Eltern frühzeitig in die Pflege des Säuglings einzubeziehen.
4) In Einzelfällen ist eine gezielte, intensive Betreuung angebracht (z. B. bei Tod oder manifester Behinderung des Kindes, bei Verschärfung familiärer Konflikte angesichts der Geburt, möglicher Trennung der Eltern oder einer gravierenden sozialen Isolation der Familie). In einigen Fällen sind spezielle Versorgungsfragen zu klären. Bei der Nachbetreuung der Familien hat sich die enge Zusammenarbeit zwischen Risikoambulanz der Kinderklinik, niedergelassenen Haus- und Kinderärzten und evtl. weiteren Beratungsstellen bewährt.

Literatur

Fransella F, Bannister D (1977) A manual for repertory grid technique. Academic Press, London, New York, San Fracisco

Hofstätter PR (1971) Differentielle Psychologie. Kröner, Stuttgart

Kelly GA (1955) The psychology of personal constructs, vol I, II. Norton, New York

Orlik P (1974) Die Rapid-Technik der Faktorenanalyse — ein ,,computerfreies" Näherungsverfahren. Z Exp Angew Psychol 21: 592—620

Slater P (1976/77) The measurement of intrapersonal space by grid technique, vol I, II. Wiley, New York

Maßnahmen zur Risikoverminderung bei Koronarpatienten und ihren Familien

Christine Klapp, Burghard F. Klapp, Jörn W. Scheer, Herbert Heckers

Herzinfarkt und Fettstoffwechselstörung

Herz-Kreislauf-Krankheiten sind noch vor dem Krebs die häufigste Ursache vorzeitigen Todes in den westlichen Ländern. Große Anstrengungen werden unternommen, um an unausgewählten Bevölkerungsgruppen die bekannten Risikofaktoren wie Hochdruck, erhöhtes Serumcholesterin, Rauchen, Übergewicht, Bewegungsmangel etc. zu bekämpfen.

Der praktizierende Arzt steht täglich vor dem Problem, vorbeugende Hilfen zu leisten bei Menschen, deren Erkrankungsrisiko er bereits klar erkennen kann.

Als größter Risikofaktor für eine koronare Herzerkrankung gilt vor dem Bluthochdruck die Hypercholesterinämie. Allerdings verbergen sich unter diesem Begriff verschiedene Schweregrade und damit auch quantitativ unterschiedliche Risiken für die Betroffenen; die meisten Koronarpatienten haben lediglich einen gering bis mäßig erhöhten Cholesterinwert (Grundy 1978). Jedoch gelten Patienten mit einer Hyper-ß-Lipoproteinämie (im folgenden: familiäre Hypercholesterinämie, FH) als die Gruppe, die am stärksten herzinfarktgefährdet ist. Es handelt sich hierbei um eine autosomal-dominante Erbkrankheit. Bei homozygoten Genträgern versterben nahezu alle Betroffenen um das 20. Lebensjahr an Myokardinfarkten. Bei den heterozygoten Genträgern ist das Risiko einer koronaren Herzerkrankung in Abhängigkeit von der Ausprägung der Hypercholesterinämie 3- bis 10fach größer als für die vergleichbare Normalbevölkerung. Ein ursächlicher Zusammenhang zwischen dieser Form der Hypercholesterinämie und atherosklerotischen Veränderungen wird in der Literatur allgemein anerkannt. Die Vorbeugung von Myokardinfarkten, eine Verlängerung der Lebenserwartung sowie eine Besserung der Lebensqualität durch therapeutische Maßnahmen wie Diät und cholesterinsenkende Medikamente wird derzeit in mehreren größeren amerikanischen Studien untersucht. Erste Befunde scheinen eine günstige Beeinflußbarkeit bei kooperativen und therapieadhärenten Patienten zu bestätigen.

Vorbeugungsmöglichkeiten bestehen so zum einen über eine Beeinflussung der medizinischen Risikofaktoren, wobei neben der Hypercholesterinämie selbst die Elimination zusätzlicher bekannter Risikofaktoren wie Hochdruck, Übergewicht, Rauchen, Bewegungsmangel etc. angestrebt wird. Ist die Bekämpfung dieser Risikofaktoren bereits an erhebliche Veränderungen des Lebensstils und der Lebenseinstellung gebunden, so gilt dies noch mehr für ein „Typ A" genanntes Verhalten, das kürzlich von einem Expertengremium des U.S. National Heart, Lung and Blood Institute als ein weiterer Risikofaktor für koronare Herzkrankheiten bestätigt wurde, dessen Bedeutung sogar höher ist als das mit dem Alter, dem Serumcholesterin, dem systolischen Blutdruck oder starkem Rauchen einhergehende Risiko (Review panel 1981). Die Studie kommt zu dem Schluß, daß kontrollierte Interventionsprojekte höchste Priorität bekommen sollen. Insbesondere sollten Gruppen von Patienten mit nachgewiesenem Infarktrisiko mit verschiedenen Methoden behandelt werden. So wären auch wichtige Rückschlüsse auf die Entstehung von Herz-Kreislauf-Krankheiten möglich: Gelingt die Veränderung bestimmter Risikofaktoren (z. B. des Typ-A-Verhaltens) und geht dies mit einer verminderten Rate von Herz-Kreislauf-Komplikationen einher, so ist auch eine ursächliche Beteiligung des Risikofaktors am Krankheitsgeschehen wahrscheinlicher geworden.

Therapeutische Ansätze

Die bisherige Therapie bei der FH gilt v. a. der Primär- und Sekundärprävention, da ein kausales Angehen nicht möglich ist. Im Prinzip existieren 3 allgemeine und 2 spezielle Therapieformen, die, je nach Schwere der Erkrankung, teils einzeln, meist jedoch kombiniert eingesetzt werden.

Dies sind 1) allgemein — für alle Patienten relevante Methoden —: a) Hinweise zur Lebensführung, b) diätetische Maßnahmen, c) Einsatz von lipidsenkenden Medikamenten; 2) spezielle Maßnahmen — bisher nur für wenige Patienten von Relevanz —: a) operative Maßnahmen (Ileobypass, portokavale Anastomose), b) chronische Plasmapherese.

a) Zur Lebensführung: Empfohlen werden Gewichtsnormalisierung, körperliche Bewegung, geregelte Lebensweise, Ausschaltung weiterer Risikofaktoren wie Rauchen, Hypertonie, Diabetes mellitus und Hyperurikämie, außerdem regelmäßige ärztliche Überwachung.

b) Diätetische Maßnahmen: Die bei der Hyper-β-Lipoproteinämie übliche Diät gilt als Basis der therapeutischen Bemühungen. Sie beruht auf einer Umverteilung des in der normalen Nahrung enthaltenen „Fettmusters" und wird als „fettmodifizierte Diät" bezeichnet. Es soll allgemein der Anteil tierischer Fette gesenkt, der Anteil polyensäurereicher, pflanzlicher Fette erhöht, die tägliche Cholesterinzufuhr damit unter 300 mg gehalten und die Nahrung mit Ballaststoffen und pflanzlichen Eiweißkörpern angereichert werden (Gotto et. al. 1978; Lewis et al. 1981).

Dies bedeutet für die meisten Patienten eine tiefgreifende Umstellung ihrer bisherigen Eßgewohnheiten auf eine überwiegend laktovegetabile Kost mit Verzicht auf Eigelb, Butter, Sahne, Vollfettkäse sowie erheblichen Einschränkungen bei Innereien und bestimmten Fleisch- und Wurstsorten.

Es gilt als gesichert, daß Diät zwar v. a. den LDL-Cholesterinspiegel im Serum zu senken vermag, doch gibt es bis jetzt keinen endgültigen Beweis für die Verhinderung des Fortschreitens der Atherosklerose bzw. Verhinderung/Reduktion von Infarkten mit tödlichem Ausgang (Dayton et al. 1968), obwohl alles dafür spricht.

c) Lipidsenkende Medikation: Hauptsächlich Verwendung finden zur Zeit in Kombination z. T.: Cholestyramin, Nikotinsäure, β-Sitosterin, (Arzneimittelbrief 1981). In diesem Zusammenhang kann hierauf nicht näher eingegangen werden (s. C. Klapp, 1983). Allerdings ist hervorzuheben, daß diese Medikation z. T. für die Patienten unangenehme Nebenwirkungen entfalten wie Obstipation, Kopfschmerzen u. a.

Familienmedizinische und familienpsychologische Aspekte

Ob eine therapeutische Beeinflussung der Fettstoffwechselstörung überhaupt Chancen auf Erfolg hat, hängt entscheidend von der Bereitschaft und der Fähigkeit der Patienten ab, die vorgeschlagenen ärztlichen Maßnahmen zu akzeptieren und in eigenes Verhalten umzusetzen. Die Befolgung ärztlicher Anordnungen („Compliance") ist in vielen Bereichen der Medizin als Problemfeld erkannt worden (vgl. unten S. 169). Bei der FH ist dieser Bedingungsfaktor noch um einiges komplizierter. Die Familie als engere soziale Umwelt der Patienten ist in mehrfacher Weise beteiligt. Zum einen spielt der familiäre Aspekt durch die Vererbbarkeit der Fettstoffwechselstörung eine Rolle. Darüber hinaus stoßen die Einhaltung der Diät, die Änderung der Lebensgewohnheiten etc. auf Grenzen des Verständnisses und der Kooperationsbereitschaft bei den Angehörigen; die Patienten selbst neigen häufig zur Bagatellisierung der Krankheit und tragen zu den Complianceproblemen auf seiten der Familienangehörigen bei. Dies gilt schon für diejenigen Patienten, die bereits an einem Infarkt erkrankt waren und nach erkannter FH zur Einhaltung der entsprechenden Lebensregeln aufgefordert sind. Vielmehr aber gilt es für die Angehörigen bisher nicht manifest erkrankter Patienten, bei denen ebenfalls der genannte Risikofaktor festgestellt wurde und die daher ohne Krankheitsgefühl und Beschwerden zu einer grundlegenden Umstellung ihrer Lebensweise, und das heißt für viele, zu einer schwerwiegenden Einbuße an Lebensqualität, aufgefordert werden.

Wie in den folgenden Abschnitten ausgeführt werden wird, zwingen empirische Befunde und theoretische Überlegungen dazu, die Durchführung ärztlicher Maßnahmen zu überdenken und zu erwägen, ob nicht zusätzliche beratende, ja in manchen Fällen psychotherapeutische Angebote zu machen sind, um den Patienten wirklich mit lebensverlängerndem Erfolg helfen zu können.

Eigene Erfahrungen und Untersuchungen

Die Stoffwechselambulanz des Zentrums für Innere Medizin in Gießen betreibt seit über 10 Jahren intensiv die Diagnostik von Fettstoffwechselstörungen, untersucht die mit diesen für den Patienten verbundenen Risiken, insbesondere hinsichtlich atherosklerotischer Komplikationen und bietet die dem gegenwärtigen Stand medizinisch-wissenschaftlicher Kenntnis entsprechenden Behandlungen an. Die Patienten werden eingehend über Risiken und Verlauf ihres Leidens aufgeklärt und über Jahre betreut. Einen wesentlichen Anteil dieser gesamten Stoffwechselambulanz machen ca. 300 Patienten mit FH aus, die von allen dem höchsten Risiko einer koronaren Herzerkrankung ausgesetzt sind. Diese Patienten erfuhren bereits bisher eine besonders intensive Betreuung. Um so erschreckender wirken die Ergebnisse einer Fragebogenerhebung, an der sich 119 Patienten beteiligten.

Trotz intensiver Aufklärung, die von 90 % der Befragten bestätigt wird, kennt kaum die Hälfte die richtige Krankheitsursache, schätzen sich lediglich 40 % als infarktgefährdet ein und sieht nur die Hälfte der Patienten in der Krankheit eine Bedrohung der eigenen Gesundheit. Die Patienten äußern zwar mehrheitlich Vertrauen in den behandelnden Arzt und sind zu 100 % bzw. 75 % überzeugt von der Wirksamkeit der Diät und der Medikamente, jedoch die ärztlichen Empfehlungen werden nicht eingehalten. So geben nur 13 % der Patienten, die bislang *keinen* Infarkt erlitten hatten und weniger als 50 % der bereits Herzkranken an, die Diät regelmäßig einzuhalten. Die verschriebenen Medikamente werden etwas häufiger eingenommen. Dabei gibt ein relativ hoher Anteil der Patienten bereits körperliche Beschwerden an, v. a. eine Minderung der Leistungsfähigkeit und Angina pectoris (jeweils ca. 50 % der Befragten).

Die hier nur auszugsweise wiedergegebenen Befunde (s. C. Klapp, 1983) stehen in Übereinstimmung mit den Angaben zur Medikamentencompliance in der Literatur. Offensichtlich genügt eine intensive Bemühung der behandelnden Ärzte in vielen Fällen nicht, diejenigen Maßnahmen zu realisieren, welche einen ausreichenden Schutz vor lebensbedrohenden Spätkomplikationen des angeborenen Stoffwechselleidens gewährleisten. Die Kooperation der Patienten scheint v. a. auch dadurch behindert zu werden, daß anders als bei vergleichbaren Krankheiten (etwa Diabetes mellitus) einerseits kein endgültig abgesichertes Behandlungskonzept angeboten werden kann (Wechsel der Medikamente, kontroverse öffentliche Diskussion der Bedeutung des Serumcholesterins) und weil zum anderen auch die Folgen des Leidens (Herzinfarkt etc.) nur bei einem Teil der Patienten und auch dann erst viele Jahre später spürbar werden.

Die Ursachen hierfür werden wir im folgenden unter Heranziehung weiterer Befunde aus unseren Untersuchungen sowie in der Literatur mitgeteilter Ergebnisse von Befragungen diskutieren.

Aufklärung, Krankheitseinsicht und Compliance

In der Literatur über die Compliance* wird für eine effektive Therapie die Aufklärung und kontinuierliche Betreuung als Voraussetzung genannt. Nach den eigenen Angaben unserer Patienten sind diese Voraussetzungen erfüllt; trotzdem werden Ursächlichkeit und Prognose nur von einer Minderheit richtig wiedergegeben.

In der Literatur (vgl. die Übersicht von Schmädel 1979) heißt es einerseits, daß ein Drittel aller Informationen bzw. Erklärungen über Diagnose und Behandlung von den Patienten vergessen werden, andererseits, daß 90 bis 95 % des in der Praxis Erklärten verstanden wird. Im Gegensatz zu Schmädel (1979) erscheint uns dies jedoch nicht als Widerspruch, sondern als Ausdruck des versuchten Selbstschutzes der Patienten, in dem sie sich durch relativ ,,primitive'' Bewältigungstechniken und Abwehrmechanismen (A. Freud 1936) der Konfrontation mit etwas Beängstigendem zu entziehen versuchen.

Die von fast 25 % unserer eigenen Untersuchungsgruppe vermutete ,,schicksalhafte'' Verursachung entläßt den Betreffenden aus einer Art ,,Verantwortlichkeit'', die sich aus der Vererbung ergeben würde: Erbliche Krankheit stigmatisiert, wirft einen Makel, läßt die Frage aufkommen, ob man unter diesen Umständen Nachkommen haben sollte. Ein Schicksal hingegen kann jeden treffen, ist unabänderlich, nicht beeinflußbar und muß getragen werden. Im Glauben an solche ,,übernatürlichen'' Ursachen sieht Schmädel (1979) eine weitere Ursache für Non-Compliance. Dies könnte auch die z. T. fatalistisch erscheinende Haltung vieler Patienten gegenüber der Therapie erklären helfen.

Das Greifen der bereits oben genannten Abwehrmechanismen läßt sich besonders gut bei der Einschätzung des Krankheitsrisikos durch den einzelnen beobachten, wenn nur von knapp der Hälfte der Befragten die FH als Bedrohung gesehen wird. Es mutet grotesk an, daß nur 53 % der Infarktpatienten und 37 % derer ohne Infarkt eine eindeutig höhere Infarktgefährdung für sich selbst gegenüber der allgemeinen Bevölkerung sehen und somit mehr als die Hälfte der Befragten ihre realitätszurückweisenden Bewältigungsstile aufrechterhalten.

Hilfen zum Verständnis dieser Patienteneinstellungen und der angegebenen Verhaltensweisen geben psychoanalytische Konzeptionen über emotionale Bewältigung insbesondere der Abwehrmechanismen sowie der Widerstände gegen die Behandlung wie auch den ,,Krankheitsgewinn'' oder die ,,negative therapeutische Reaktion'' (vgl. z. B. A. Freud 1936; Sandler et al. 1973). Verleugnende Bewältigungsstile werden in der Literatur gerade über Infarktpatienten häufig angegeben (vgl. Hahn 1971; Klapp u. Scheer 1982; Moersch

* Wir benutzen den auch in der deutschen Literatur eingeführten Begriff der Compliance, der die Kooperationsfähigkeit bzw. -willigkeit des Patienten im Hinblick auf die Einhaltung der Wiedervorstellungstermine, Änderungen der Lebensführung und Medikamenteneinnahme entsprechend der klinischen Verordnungen bezeichnet (Sackett u. Haynes 1976).

et al. 1980). Dabei wird für die Koronarpatienten bzw. Patienten nach Herzinfarkt eine starke „Widerstandsschranke“ beschrieben (de Boor 1967, zit. nach Moersch et al. 1980) mit extremer Verleugnung jeder Form der Abhängigkeit und dem Streben nach äußerer Unabhängigkeit; sie widerstehen einer selbstverantwortlichen Aufdeckung und Bearbeitung ihrer Probleme und Ängste (Moersch et al. 1980) und schützen sich vor einem möglichen erneuten Einbruch panikartiker Ängste durch massive Abspaltung und Verleugnung des Angstaffekts (Moersch et al. 1980).

Bestätigt werden diese Interpretationen durch die Angaben der Gießener Patientengruppe über ihre psychische Befindlichkeit: sie berichten von einer überwiegend positiven Stimmungslage, ausgesprochen geringen Angst-, Bedrohungs- und Pessimismusgefühlen angesichts oder besser in Zurückweisung ihrer objektiven Situation. Prekär wird diese starre, realitätsverzerrende Bewältigungsart v. a. deshalb, weil damit für den Patienten logischerweise eine konsequente Durchführung der Therapie unmöglich ist.

Ein offensichtliches Scheitern des herkömmlichen Therapiekonzepts läßt sich aus den Angaben hinsichtlich Einhaltung bzw. Nichteinhaltung ärztlicher Anordnungen der hier befragten Patienten entnehmen.

Subjektiv und objektiv fühlen sich bzw. sind diese Patienten gut aufgeklärt und geben einen guten Arzt-Patienten-Konnex mit hohem Vertrauensgrad für sowohl die Person des Arztes, wie aber auch zu der vorgeschlagenen konservativen Therapie an. So diskrepant, wie Informationsgrad und Krankheitseinsicht erscheinen, stellt sich auch der Vertrauensgrad widersprüchlich zur Einhaltung der Therapie dar. Diese Diskrepanz zwischen hohem Vertrauensgrad zu Arzt und Therapie und niedriger Befolgungsrate gibt einen weiteren Hinweis auf die pathologischen Verarbeitungsmechanismen der Betroffenen.

Gerade die Primärprävention erleidet Schiffbruch, wie durch die Nichteinhaltung der Diät von 87 % ohne bisherigen Infarkt deutlich belegt wird. Nach dem Diätabbruch gefragt, hatten nur 14 % der Infarktpatienten und etwa 25 % derer ohne Infarkt diese Tatsache zugeben können. Da die Beantworter des Fragebogens zu den kooperativen unter den untersuchten Patienten gerechnet werden müssen, ist anzunehmen, daß es beim anderen Teil noch wesentlich ungünstiger aussieht.

Ähnliche Ergebnisse werden für Diätverordnungen bei Hämodialysepatienten von Blackburn (1977), bei Diabetikern von Watkins et al. (1967) und bei Postinfarktpatienten (Davis u. Eichhorn 1963) beschrieben.

Die Einnahme von Medikamenten — hier wurde von den Patienten allerdings nicht zwischen lipidsenkenden Medikamenten und Medikamenten gegen Herzbeschwerden unterschieden — erschien mit der Angabe von fast 60 % regelmäßiger Einhaltung als noch relativ hoch.

Offensichtlich benötigt ein Teil dieser Patienten zumindest für eine gewisse Zeit die emotional sichernde Situation der ärztlichen Untersuchung und Beratung (hier in der Sprechstunde der Fettambulanz), da zumindest 70—80 % eine bestimmte Zeit lang regelmäßig zu den Wiedervorstellungsterminen kamen, sich dort hinsichtlich Therapienotwendigkeit auch immer wieder beraten ließen. Sie erschienen freundlich, zugewandt, aufgeklärt und „vernünftig“, waren jedoch zu einer echten Kooperation unserer Untersuchung zufolge offensichtlich nicht fähig.

Auch hier wird die Diskrepanz zwischen Compliance als Haltung und als Verhalten deutlich, in dem das „Wollen“ und „Für-gut-Halten“ nicht mit dem „Vollbringen“ Hand in Hand geht (vgl. Davis 1968).

Arzt-Patient-Beziehung und Compliance

Bevor hier, wie auch bei anderen chronisch zu behandelnden Patienten, Verbesserungen der äußerlichen Behandlungsbedingungen in Angriff genommen werden, erscheint es wichtig, die bisherige Arzt-Patienten-Beziehung zu überdenken und zu verändern.

Die übliche Struktur der Arzt-Patienten-Interaktion ist auch hier die herkömmliche, nämlich die Interaktion zwischen „omnipotentem, allwissendem", dominantem und aktivem Part gegenüber dem Patienten als, schon von der Bezeichnung her, schwachem, leidendem, nichtwissendem, sich unterordnendem und passivem Part. In dieser Beziehung wird eine Art kindliche Abhängigkeit präformiert, was von den im Kontakt bleibenden Patienten auch angenehm, weil eine gewisse Regression ermöglichend, erlebt wird und somit einen erheblichen sekundären Krankheitsgewinn darstellt. So werden dort für den Patienten „infantile" Bedürfnisbefriedigungen erlangbar, dies jedoch nicht explizit, sondern verdeckt über die Sorgen um die Gesundheit. Die geforderten Einschränkungen, die „Triebverzichte" über die Diät werden jedoch kaum eingehalten. Vom Arzt wünschen die Patienten z. T. direkte Beruhigung und evtl. ein Rezept oder auch „Entlastung" über Ermahnung bzw. „Ins-Gewissen-Reden", und sie erreichen dies auch zumeist.

Dieses Geschehen gründet sich in einer eigentlich wechselseitigen Abhängigkeit hinsichtlich der Bedürfnisbefriedigung, ähnlich einer Mutter-Kind-Konstellation. Es bestehen orale Bedürfnisse und Versorgungswünsche auf seiten des „Kindes" und narzißtische Bedürfnisse auf seiten der „Mutter". Kommen dem Arzt abhängige, vertrauensvolle und zufriedene Patienten entgegen, kann er sich in seiner Rolle als Heiler und Helfer bestätigt und gefestigt fühlen. Unter gewissem Vorbehalt läßt sich charakterisierend der Begriff der „Folie à deux" heranziehen. Damit ist hier der spezifische Interaktionsmodus mit wechselseitigem Eingehen auf Scheinangebote und entsprechender Realitätsverzerrung und -verkennung gemeint, denn tatsächlich sind ja die Patienten so wenig zufrieden und vertrauensvoll wie der Arzt objektiv wenig zu helfen vermag, insbesondere bei dieser Beziehungsstruktur. Diese Art der Kommunikation mag als Möglichkeit für akute Krankheiten (z. B. Herzinfarkt) gut und wichtig sein, bei chronisch Kranken ist ein Therapiekonzept ohne Förderung der Eigenverantwortlichkeit des Patienten nicht durchführbar. Ein kooperatives Bearbeiten der mit der Erkrankung verknüpften Phantasien, Ängste und Zwänge gerade bei chronisch Kranken und Risikopatienten ist jedoch durch das bisherige Rollenverhältnis auf beiden Seiten oft eher behindert als ermöglicht.

Ärztlicherseits gilt es für diese Patientengruppe (wie für andere chronisch bzw. lebensbedrohlich Erkrankte) zu berücksichtigen, daß es unterschiedliche Bewältigungsmöglichkeiten und -stile auf seiten der Patienten gibt. Deren optimale Form (im amerikanischen Schrifttum „coping" genannt) beinhaltet eine adäquate, realitätsangemessene Reaktionsweise des Patienten (Heim 1979) auf die Diagnose und Prognose seiner Erkrankung im Sinne von Einsicht und Kooperation.

Ein großer Teil der hier untersuchten Patienten reagiert jedoch eher mit inadäquaten, für ihn selbst schädlichen und vom Arzt nicht erwarteten Bewältigungsformen, indem er die Bedrohlichkeit und die sich daraus ergebenden Notwendigkeiten für seine Person nicht akzeptiert, sondern abwehrt, Angst- und Bedrohungsgefühle verdrängt und sogar verleugnet.

Der Kranke neigt dazu, den Arzt — sei er wortreich agierend oder schweigend — als Garanten größtmöglicher Überlebenschancen wahrzunehmen und jegliche Verantwortlichkeit an ihn zu delegieren. So subjektiv befriedigend für den Arzt diese Patientenhaltung im jeweils kurzzeitigen situativen Kontakt sein mag, so brüchig und kritisch sind ihre Resultate bereits auf mittlere Sicht.

Dies läuft, entgegen dem äußeren Schein, mit der Forcierung einer passiven Haltung beim Patienten zusammen, welche die Regression und v. a. auch das Verharren in ihr fördert, wodurch „infantile" Bewältigungsansätze begünstigt werden.

Eine solche unglückselige Verstrickung zwischen Arzt und Patient ließe sich oft vermeiden, wenn die emotinalen Bedürftigkeiten und Bewältigungsmöglichkeiten in der Auseinandersetzung mit der Krankheit ärztlicherseits frühzeitig in Betracht gezogen würden.

Koronarkrankheit und Familie

Die besondere Situation dieser Risikogruppe ließ besondere Probleme in Einstellung und Reaktion der Familie und der nächsten Umgebung aus der Sicht des Patienten erwarten. Als für den Kranken besonders wichtig wurde hier die Frage bewertet, ob seine Familie seine Krankheit ernstnehme. Hier sahen 55 % unseres Kollektivs dies als Tatsache gegeben an. Unterschiede zwischen Infarktpatienten und solchen ohne bisherigen Infarkt wurden hierbei, unerwarteterweise, nicht offenbar. Als weiteres „positives" stützendes Element von seiten der Familie könnte die mit fast 70 % genannte Unterstützung der durchzuführenden Diät zu sehen sein. Dies erscheint aber, angesichts der niedrigen Durchführungsrate, nicht ganz glaubhaft.

In diesem Zusammenhang paßt auch die Angabe über vermehrte Konflikte innerhalb der Familie, die sich immerhin bei 26 % im Gefolge der Krankheit nach ihren Angaben eingestellt haben. Die eher „negative" Resonanz der Familie wurde auch bei Sprechstundengesprächen viel öfter gefunden, als die mehrheitlich anders lautenden Antworten im Fragebogen glauben machen möchten. Gegenstand der Sprechstundengespräche war nämlich häufig die geklagte Kooperationsunwilligkeit der Familie. Dies konnte in einem entsprechend kleinen, inoffiziellen Rahmen wohl eher eingestanden werden als bei einer „offiziellen", wenn auch anonymen Befragung, da zudem noch angenommen werden muß, daß die Familie Kenntnis von der Fragebogenaktion hatte.

Das Gefühl der Befragten, daß die Familie primär nicht unter ihrer Krankheit leide, beinhaltet aber auch, daß sie sich nicht „betroffen" fühlt, und somit auch nicht mitleidet.

Erst bei Eintritt eines Infarkts wurde, aus der Sicht des Patienten, ein „Mitleiden" der Familie signifikant deutlicher, erscheint aber mit knapp 50 % immer noch gering angesichts eines so einschneidenden, vital bedrohlichen Ereignisses, wie es der Infarkt allgemein, auch für die Familie, darstellt. Eine noch negativere Einschätzung der familiären Haltung äußerten nur wenige der Befragten, die sich von der Familie mit ihrer Krankheit allein gelassen fühlten (16 %). Ähnlich lassen sich auch die Informationen über das subjektiv empfundene Verhalten der nächsten Umgebung intepretieren, deren stützende, haltgebende Funktion von 55 % der Patienten gesehen wird, wohingegen der Wunsch, die Umgebung möge sich mehr um einen kümmern, hier umschrieben mit „zu geringe Fürsorge", nur von 37 % geäußert wird.

Insgesamt ist die Auswertung, speziell der Fragen über die Reaktionen der Familie, äußerst schwierig, da die Beantwortung der Fragen allein nur sehr wenig Konkretes ergibt. Die jeweiligen Interpretationen und v. a. Relativierungen konnten nur mit Hilfe der näheren Kenntnis persönlicher Schicksale von 70—80 % des Kollektivs gemacht werden und sollen hier auch nur darauf hinweisen, daß die Problematik solcher Befragungen und deren eher „positive" Aussagen mit in die Bewertung eingeht.

Folgerungen für ärztliche Maßnahmen

In der Literatur sind eine Vielzahl äußerer Verbesserungsmöglichkeiten der Compliance, wie kommunale Versorgungsprogramme, Einbindung von Familie und Gemeindeschwester, sowie Einbettung des chronisch Kranken in einer Gruppenverbindlichkeit genannt. So wichtig und im Einzelfall auch erfolgversprechend diese Maßnahmen sein mögen, so viel Skepsis ist andererseits angebracht, wenn nicht die Patient-Arzt- bzw. Arzt-Patient-Beziehung mit ins Kalkül gezogen wird.

Um Erfolge — speziell mittel- oder längerfristige — in der Complianceverbesserung zu erzielen, die ja letztlich eine Verbesserung der Anpassung und Bewältigung mit dem Ziel einer besseren Lebensqualität darstellt, sind erforderlich:

1) das Ernstnehmen der aus der Verstrickung von Patient und Arzt hinsichtlich wechselseitiger Befriedigung und Enttäuschung von (meist unbewußten) Bedürfnissen resultierenden Störmomente,
2) die gezielte psychologische Diagnostik hinsichtlich der Bedürfnisstruktur sowie der Anpassung und Bewältigungskapazitäten der Patienten, speziell der bevorzugten Bewältigungsmuster vor dem Hintergrund ihrer psychosozialen Einbettung und dementsprechend des differenzierten Einsatzes von Betreuungssettings.

Ohne die Einbindung der Arzt-Patient-Beziehung in die genannten Strategien ist die angestrebte Eigenverantwortlichkeit des ja auch real abhängigen Patienten kaum zu erreichen. Ohne die Berücksichtigung der beiderseitigen bewußten und besonders auch unbewußten Erwartungshaltungen, d. h. psychoanalytisch gesprochen, der Übertragung des Patienten auf den Arzt sowie dessen ,,Gegenübertragung", sind keine auf Dauer wirksamen Verbesserungen zu erreichen.

Für den Arzt bedeutet dies insbesondere, nicht als belehrende, tadelnde, ängstigende, strafende und belohnende ,,Über-Eltern-Instanz" zu handeln und so den Übertragungsverführungen der Patienten (oft aus nicht eingestandener eigener Bedürftigkeit) zu erliegen. Vielmehr gilt es für ihn, sich als Helfer zur eigenverantwortlichen Therapiedurchführung selbst zu akzeptieren und dem Patienten gegenüber zu definieren und damit nicht dem Verführungsangebot seitens des Patienten und den darin liegenden Täuschungsgefahren zu erliegen.

Wir haben allerdings Zweifel, ob bei einem Großteil der betroffenen Patienten eine derartige Absichtserklärung ausreicht. Allzu stark ist oft der Druck der realen Lebensverhältnisse der Patienten, aber auch der Einfluß der herkömmlichen Gewohnheiten im ärztlichen Verhalten sowie der äußeren Bedingungen der Ambulanzorganisation. Es erscheint uns bedenkenswert, ob nicht — nach allem, was über die Dynamik von Persönlichkeit und Interaktion zwischen Arzt und Patient bekannt ist — weitergehende Maßnahmen, die auch Innovationen in der Betreuung derartiger Patienten überhaupt bedeuten, erforderlich sind. Wir denken dabei, je nach Art der Patienten und ihrer Lebensbedingungen, an unterschiedliche Möglichkeiten.

1. Intensivere Beratung: In die bisherige Arzt-Patient-Beziehung ließe sich eine verhaltenstherapeutische Beratung durch den behandelnden Arzt als Teil der Sprechstundenberatung integrieren. Ermutigende Erfahrungen ließen sich z. B. bei Hypertonikern sammeln (Vaitl 1979). Allerdings erweisen sich die Selbstkontrollmöglichkeiten, Koppelung mit täglichen Aktivitäten wie auch die Kontrollunterstützung durch Angehörige etc. bei metabolischen Störungen — insbesondere Fettstoffwechselstörungen — als ungleich schwieriger. Hier geht es primär auch um a) die Untersuchung von Verhalten und Gewohnheiten in bezug auf Essen und Trinken und b) die Berücksichtigung der dahinterliegenden Bedürfnisstruktur und Bewältigungskapazitäten bei Belastungen. Erst dann können dem Patienten Empfehlungen an die Hand gegeben werden. Ärztlicherseits bedeutet dies vielfach den expliziten Verzicht auf Idealmaßnahmen und das Inkaufnehmen des „Suboptimalen", das allerdings eher in der Realität durchgehalten wird.

2. *Information von Angehörigen:* Praktikabel ist auch eine Einbeziehung von nicht betroffenen Familienangehörigen (vgl. hierzu auch Sackett u. Haynes 1976) zu entsprechenden Informationsabenden in Gruppen unter ärztlicher Betreuung, Mitwirkung einer Diätassistentin sowie evtl. Hinzuziehen einer Gemeindeschwester, die bei der Betreuung zu Hause helfen kann. Bei chronischen Krankheiten wie Alkoholismus haben sich solche Therapieansätze oft als einzig erfolgversprechend in der Langzeitbehandlung erwiesen.

3. *Selbsthilfegruppen für körperlich Kranke:* Diese sind in den letzten Jahren zu einem festen Bestandteil der medizinischen Versorgung geworden. Der Vorteil liegt hier v. a. in der expertenunabhängigen Förderung von Eigeninitiative und Verantwortung der Betroffenen und ihrer Angehörigen. Selbsthilfegruppen stellen, wenn sie nicht als alleinige Maßnahme empfohlen werden und auf kompetente ärztliche Betreuung zurückgreifen können, in jedem Fall eine gute Ergänzung dar, die geeignet ist, die Wirksamkeit fachspezifischer Maßnahmen zu fördern (Moeller 1981).

4. *Integrierte internistisch-psychosomatische Behandlung:* Bei schweren Störungen der Krankheitsverarbeitung und neurotischen Störungen ist eine weitergehende fachpsychotherapeutische Hilfe angezeigt. Diese muß jedoch v. a. in der Anfangsphase in den medizinischen Behandlungsplan integriert werden, um eine genügende Motivation der Patienten zu erreichen. Sinnvoll erscheint eine besondere Form (halboffener) Gruppentherapie von begrenzter Dauer (ca. 10 Sitzungen), oder eine begrenzte Anzahl (maximal 10 Sitzungen) von Fokalgesprächen (B. F. Klapp et al. 1981).

5. *Familienkurztherapie:* Zum besseren Verständnis der Situation des Patienten und als Ressource zur Bewältigung der Krankheit erscheint die Familie in jedem Fall wichtig. Stören zudem Krankheitsprobleme das Familienleben gravierend oder wirken sich umgekehrt Familienprobleme negativ auf die Verarbeitung und den Verlauf der Krankheit aus, ist die Einbeziehung des Umfeldes fast unerläßlich. Neuere Methoden der Familienkurzpsychotherapie, die selbst bei schweren Störungen u. a. bei Bronchialkarzinom mit Abständen von 6 Wochen bis 3 Monaten zwischen den Sitzungen und einer begrenzten Zahl von ca. 5—6 Interventionen anwendbar sind, haben sich bei zahlreichen Krankheiten bewährt (Wirsching et al. 1981; Wirsching u. Stierlin 1982).

Mit den genannten Maßnahmen liegen Erfahrungen aus unterschiedlichen Bereichen vor. Es bedarf jedoch sicher noch einer weiteren Erforschung und Erprobung auf die Determinanten ihrer maximalen Wirksamkeit unter den hier vorliegenden Bedingungen hin.

Schlußbemerkung

In den vorangegangenen Abschnitten wurde immer wieder auf die Notwendigkeit hingewiesen, die Eigenverantwortlichkeit der Patienten zu stärken und sie aus der kindlichen, regressiven Position der Abhängigkeit und der Auslieferung an die ärztlichen Maßnahmen zu entlassen. Die vorgeschlagenen Innovationen könnten nun aber den Eindruck erwekken, auch hier sollten nur wieder (wenn auch neuartige) Versuche initiiert werden, die Patienten zu einem Verhalten zu veranlassen, das sie eigentlich von sich aus nicht entwikkeln wollen, z. B. zum Zwecke der Risikoverminderung und der möglichen Lebensverlängerung einschneidende Veränderungen in ihrer Lebensweise vorzunehmen. Tatsächlich bedeuten aber die vorgeschlagenen Maßnahmen, richtig verstanden, eine Vergrößerung des Freiraums der Patienten gegenüber der persönlichkeits- und krankheitsbedingten Einschränkung des Verhaltensspielraums, der sich in den genannten Abwehrmechanismen ausdrückt. Andererseits impliziert diese Intention aber auch, daß wir es akzeptieren müssen, wenn manche Patienten in voller Kenntnis der Sachverhalte, ernsthaft und bewußt die ihnen vorgeschlagenen Maßnahmen ablehnen, weil sie für sich selbst eine andere Lebensperspektive wählen. Es schiene uns verfehlt, diesen Typ der „Non-Compliers" unbedingt und auf ausgeklügelte Weise zu „gesundheitsbewußtem" Verhalten erziehen zu wollen.

Literatur

Arzneimittelbrief (1981) Zur Therapie der Hyperlipidämien. Arzneimittelbrief 15

Blackburn SL (1877) Dietary compliance of chronic hemodialysis patients. J Am Diet Assoc 70: 31—37

Davis MS (1968) Physiological, psychological and demographic factors in patient compliance with doctors' orders. Med Care 6: 115—122

Davis MS, Eichhorn RL (1963) Compliance with medical regimes: a panel study. J Health Human Behav 4: 240—249

Dyton S, Pierce ML, Goldman H, Harnish A, Plotkin D, Shickman M, Winfield M, Zager A, Dixon W (1968) Controlled trial of diet high in unsaturated fats for prevention of atherosclerotic complications. Lancet (November 16) II: 1060

Freud A (1936) Das Ich und die Abwehrmechanismen. International University Press, New York (deutsch 1964)

Gotto AM, Foreyt JP, Scott LW (1978) Dietary and behavioral treatment of hyperlipidemia. Compr Ther 4: 40—48

Grundy SM (1978) Cholesterol metabolism in man. West J Med 128: 13—25

Hahn P (1971) Der Herzinfarkt in psychosomatischer Sicht. Vandenhoeck & Ruprecht, Göttingen

Heim E (1979) Coping oder Anpassungsvorgänge in der psychosomatischen Medizin. Z Psychosom Med Psychoanal 25: 251—262

Klapp BF, Scheer JW (1982) Psychologische Aspekte der intensivmedizinischen Betreuung. In: Beckmann D, Davies-Osterkamp S, Scheer JW (Hrsg) Medizinische Psychologie — Forschung für Klinik und Praxis. Springer, Berlin Heidelberg New York, S 402—448

Klapp BF, Klapp C, Heckers H, Hardt J, Scheer JW (1981) Ansätze zur integrierten internistisch-psychosomatischen Behandlung chronisch Kranker und besonders gefährdeter Patienten. Verh Dtsch Ges Inn Med 87: 1241—1244

Klapp C (1983) Familiäre Hypercholesterinämie. Inadäquate Krankheitseinsicht und mangelnde Therapieadhärenz als Wegbereiter eines schicksalhaften Krankheitsverlaufs. Ferber'sche Universitätsbuchhandlung, Gießen

Lewis B, Katan M, Merkx I, Miller NE, Hammett F, Kay RM, Nobels A, Swan AV (1981) Towards an improved lipid-lowering diet: Additive effects of changes in nutrient intake. Lancet 12: 1310—1313

Moeller ML (1981) Anders helfen — Selbsthilfegruppen und Fachleute arbeiten zusammen. Klett-Cotta, Stuttgart

Moersch, E, Kerz-Rühling I, Drews S, Nern RD, Kennel K, Kelleter R, Rodriquez C, Fischer R, Goldschmidt O (1980) Zur Psychopathologie von Infarktpatienten. Psyche 34: 494—588

Review panel on coronary prone behavior and coronary heart disease (1981). Circulation 63: 1199—1215

Sackett DL, Haynes RB (1976) Compliance with therapeutic regimens. John Hopkins University Press, Baltimore London

Sandler J, Dare C, Holder A (1973) Die Grundbegriffe der psychoanalytischen Therapie. Klett, Stuttgart

Schmädel D (1979) Nichtbefolgung ärztlicher Verordnungen. Ausmaß und Ursachen. In: Siegrist J, Hendel-Kramer A (Hrsg) Wege zum Arzt. Urban & Schwarzenberg, München Wien Baltimore, S 139—171

Vaitl D (1979) Gibt es Methoden, die Patientenkooperation zu verbessern? In: Gesundheitspolitisch relevante Herz- und Kreislauferkrankungen. Wido-Materialien 7: 185—200

Watkins JD, Williams TF, Martin DA, Hogan MD, Anderson E (1967) A study of diabetic patients at home. am J Publ Health 57: 452—457

Wirsching M, Stierlin H (1982) Krankheit und Familie — Konzepte, Forschungergebnisse, Therapie. Klett-Cotta, Stuttgart

Wirsching M, Stierlin H, Haas B, Weber G, Wirsching B (1981) Familientherapie bei Krebsleiden. Familiendynamik 6: 1—24

Schmerzen und Beschwerden

Psychologische Aspekte der medikamentösen Schmerzbehandlung

Petra Netter

Medikamentöse Schmerzbehandlung, ein Spezialfall der Psychopharmakologie?

Analgetika zählen i. allg. nicht zu den Psychopharmaka, obwohl ihr Effekt, die Schmerzreduktion, insofern dem von psychotropen Substanzen vergleichbar ist, als er ohne das subjektive Filter der Wahrnehmung und Empfindung des Individuums nicht meßbar ist. Betrachten wir aber zunächst die Unterschiede der Analgetikaforschung gegenüber der Beschäftigung mit der Wirkung von Antidepressiva und Neuroleptika, so ergibt sich:

1) Schmerzforschung kann sich des Reiz-Reaktions-Modells in besserem Maße bedienen als es bei der Behandlung von Depressionen, Wahnsystemen usw. möglich ist, da nicht nur der experimentell gesetzte, sondern auch der pathologische Schmerz als disjunkter Reiz beschreibbar ist, der sich einer spezifischen Reaktion zuordnen läßt.
2) Tierversuche lassen eine wesentlich bessere Vorhersage über die Wirksamkeit der Analgetika zu, als es aufgrund der Tiermodelle der Psychopharmakaforschung möglich ist.
3) Auch die Reaktionen der Individuen sind besser vorhersagbar, da sie enger umschrieben sind und im Grunde nur quantitativ, aber kaum qualitativ variieren.
4) Das unabhängige Maß der Schmerzempfindung hat einen klaren Nullpunkt, und die Definition des Behandlungserfolgs ist eindeutiger durchführbar und daher nicht mit Aspekten der Primärpersönlichkeit konfundiert wie etwa in der Beurteilung antidepressiver Therapiemaßnahmen.
5) Das Problem der differentiellen Indikationsstellung, das die experimentelle wie die klinische Psychopharmakologie beherrscht, spielt in der Analgetikaforschung praktisch keine Rolle.

Trotz dieser Unterschiede existieren aber außer der eingangs genannten gemeinsamen Basis der Beurteilung subjektiver Reaktionen eines Individuums auch eine Reihe von methodischen Gemeinsamkeiten zwischen der Beurteilung der Analgetikawirkung und der von Psychopharmaka:

1) Auch bei der Beurteilung der Wirkung von Schmerzmitteln gibt es keine quantitative klare Dosis-Wirkungs-Beziehung zwischen dem Ausmaß der Störung (in diesem Falle des Schmerzes) und der erforderlichen Menge eines Präparates.
2) Beide Behandlungen sind in starkem Maße abhängig vom Ausgangswert insofern, als die subjektive Beurteilung der empfundenen Störung nicht nur die Behandlungserwartung, sondern auch die Wahrnehmung der durchgeführten Therapiemaßnahmen und folglich die Wahrnehmung der Symptomänderung in starkem Maße beeinflußt.

Diese Gemeinsamkeit rechtfertigt es, die gleichen psychischen Einflußfaktoren zu analysieren wie bei der Psychopharmakaprüfung.

Übersicht über die an der Schmerzregistrierung beteiligten Faktoren

Abbildung 1 zeigt eine schematische Darstellung der Komponenten, die bei der Erfassung eines Schmerzparameters in Form einer Intensitätsbeurteilung, einer Toleranz-, Schwellen- oder Diskriminationsleistungsmessung zusammenwirken.

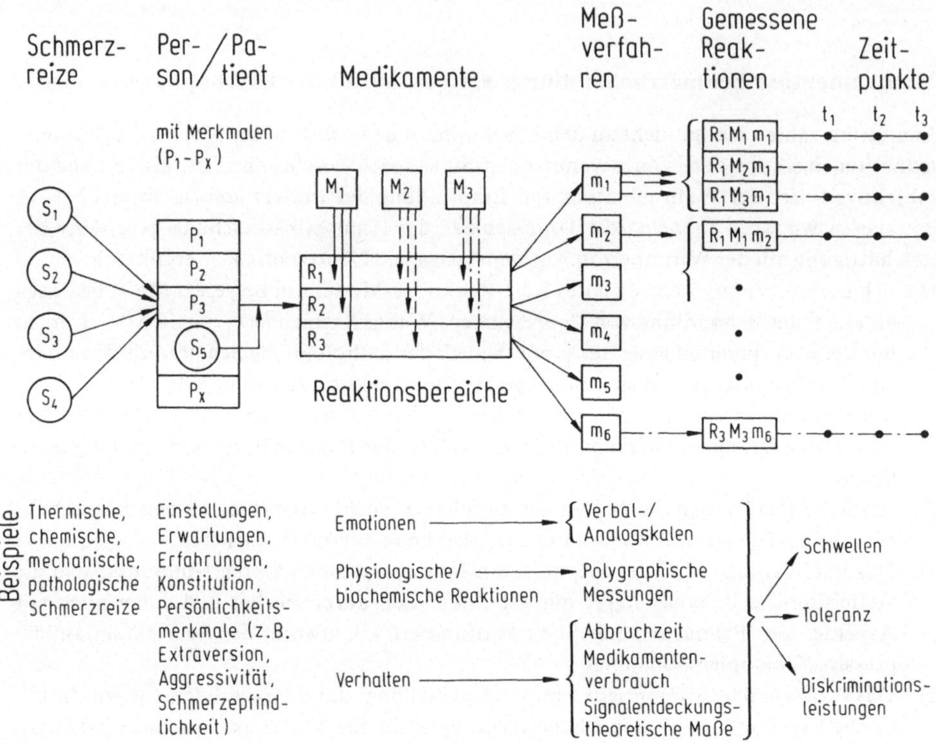

Abb. 1. Übersicht über die an der Schmerzerfassung beteiligten Faktoren

Die Schmerzreize der verschiedenen Art können, wie das Schema zeigt, exogener oder — wie S5 — endogener Natur sein. Diese wirken auf eine Person oder den Patienten, der mit einer Fülle von Einstellungen, Erwartungen, Erfahrungen, mit seinen aktuellen Befindlichkeiten und habituellen Persönlichkeitsmerkmalen (z. B. Extraversion, Aggressivität, Neurotizismus oder Schmerzempfindlichkeit) auf den Schmerzreiz reagiert. Die Medikamente (M1—M3) beeinflussen die im Individuum erzeugten, durch die Wahrnehmung modifizierten Reaktionen. Seine Empfindungen, seine physiologisch-chemischen Reaktionen und schließlich sein motorisches Verhalten (R1—R3) werden durch verschiedene Meßverfahren (m1—m6) sichtbar gemacht, wobei ein und dieselbe Reaktion u. U. durch eine Reihe von verschiedenen Meßverfahren erfaßbar ist. Das meßbare Resultat (R1m; usw.) kann zu verschiedenen Zeitpunkten (t1—t3) registriert werden und im Zeitverlauf sehr unterschiedliche Werte aufweisen. Folglich muß bei jeder Art der Schmerzbehandlung berücksichtigt werden, wieweit die Untersuchungsergebnisse meßverfahrenspezifisch, reizspezifisch, personspezifisch und zeitspezifisch sind.

Im folgenden sollen zunächst die Komponenten der Schmerzwahrnehmung unabhängig von der medikamentösen Beeinflussung behandelt werden, um im zweiten Schritt jene psychischen Faktoren zu analysieren, die bei Einwirkung von Schmerzen *und* Medikamenten zugleich eine Rolle spielen. Dabei wird sich die erste Analyse mehr auf pathologische Schmerzen konzentrieren, die zweite, die die komplexen Interaktionen zwischen Meßparameter, Medikament und individuellen Faktoren zum Gegenstand hat, mehr mit der experimentellen Schmerzforschung, da dort eine bestimmte Schmerzreaktion häufiger mit verschiedenen Meßverfahren erfaßt werden kann.

Determinanten der Schmerzwahrnehmung

Situative Faktoren

Schon 1946 hat Beecher darauf hingewiesen, daß die *Bedeutung,* die ein Schmerz für eine Person hat, dessen Wahrnehmung (Art und Intensität) wesentlich beeinflußt. Er belegte dies am Beispiel von Soldaten, deren Kriegsverletzungen oft freudig ertragen wurden, sofern sie den ersehnten „Heimatschuß" bedeuteten.

Die *Erwartung* des eintretenden Schmerzes bestimmt ebenfalls seine Intensität, wie Luderer u. Bischoff (1978) zeigen konnten, in deren Studie die Stärke des erlebten Schmerzes positiv mit der Intensität der Schmerzerwartung korreliert war.

Die *Begleitinstruktion* kann sowohl bei pathologischem als auch bei experimentellem Schmerz von entscheidender Bedeutung sein (s. dazu Spanos et al. 1974; Greene u. Reyher 1972).

Desgleichen ist die *Distraktion durch ablenkende Reize* ein entscheidender Faktor, dessen Einfluß nicht nur direkt gemessen werden kann (Dinnerstein et al. 1966), sondern der auch direkt als Parameter für die Erträglichkeit des Schmerzes verwendet wird.

Daß nicht nur in Streßexperimenten generell, sondern speziell bei Untersuchungen zum Schmerzerleben die *Kontrollierbarkeit* des Schmerzes eine entscheidende Rolle spielt, belegen Versuche wie die von Morosko u. Simmons (1966): Personen, die einen zur Schmerzkompensation verwendeten Lärmreiz selbst dosieren konnten, erlebten die Schmerzintensität schwächer als solche, denen der Experimentator dieselbe Behandlung zur Schmerzdämpfung angedeihen ließ.

Schließlich ist auch die *Wahrnehmung der eigenen Bewältigungsstrategien* und die Umdeutung der Schmerzwahrnehmung analog zu dem eigenen, bei früherer Gelegenheit daraufhin erfolgten Verhalten von Bedeutung: So wird der experimentelle Schmerz als weniger stark empfunden, wenn man ihn freiwillig auf sich genommen hat, als wenn man ihn gezwungenermaßen ertragen mußte (Neufeld u. Thomas 1977), ein Befund, der als Einstellungsänderung infolge von eigenen Motiven und Handlungen im Sinne der Theorie Festingers (1957) gedeutet werden kann.

Habituelle Faktoren

Alter und Geschlecht. Wie Classen (1982) anhand einer Übersicht darlegt, sind die Ergebnisse zu Unterschieden in Schmerzschwellen und -toleranz bei Männern und Frauen bzw. zur Abhängigkeit vom Alter sehr widersprüchlich.

Dennoch scheinen mehr Studien, zumindest bei experimentellem Druckalgometerschmerz, niedrigere Schmerzschwellen bei Frauen nachzuweisen (Keele 1954; Merskey u. Spear 1964; Woodrow et al. 1978). Einige Studien finden auch die Schmerztoleranzschwelle bei Elektroschmerzreizung höher bei männlichen als bei weiblichen Personen, was sowohl für psychiatrische Patienten als auch für Gesunde nachgewiesen werden konnte (Notermans u. Tophoff 1975). Classen (1982) hingegen konnte bei einer signalentdekkungstheoretischen Auswertung (nach Clark 1974) eines Elektrostimulationsschmerzes an Kopfschmerzpatienten weder für das Diskriminationsleistungsmaß der Sensitivität (d') noch für das Maß der subjektiven Reaktionsneigung (lg β, vgl. Tabelle 2) einen Unterschied zwischen den Geschlechtern nachweisen.

Auch für die Altersabhängigkeit gibt es sowohl Befunde, die auf eine Erhöhung der Schmerzschwellen im Alter hinweisen (Clark u. Meehl 1971 sowie Harkins u. Achapman 1975, zit. nach Classen 1982) als auch solche, die belegen, daß die Schmerzempfindlichkeit für experimentell erzeugte Schmerzen (Woodrow et al. 1978) und für pathologische Schmerzen, zumindest bei psychiatrischen Patienten (Merskey 1965 sowie Pilling et al. 1967, zit. nach Classen 1982) mit steigendem Alter stärker wird. Auch für dieses Persönlichkeitsmaß konnte Classen mit der signalentdeckungstheoretischen Auswertung von Elektroschmerzen keine Differenzen nachweisen.

Die Befunde zeigen wiederum, daß die Aussagen über Schmerzart, Meßmethode und Patientenkollektiv sehr ,,variant" sind und erst dann eine Verallgemeinerung zulassen, wenn sich die Ergebnisse über verschiedene Schmerzarten und Schmerzmaße hinweg bestätigen.

Persönlichkeitsfaktoren. Obwohl in erheblichem Umfang gerade bei der Schmerzwahrnehmung auch kulturelle Faktoren eine Rolle spielen (vgl. Wolff u. Langley 1975), sind es vielfach eher Persönlichkeitsfaktoren (die natürlich ihrerseits durch kulturelle und Sozialisationsprozesse mitdeterminiert sind), welche dazu beitragen, daß Personen über pathologische Schmerzen unterschiedliche Angaben machen oder sie ganz verleugnen, daß Medikamente verlangt oder bei experimentellem Schmerz die Wahrnehmungs- und Erträglichkeitsschwelle unterschiedlich angegeben werden.

Ohne zu der Frage Stellung zu nehmen, ob diese schmerzmodifizierenden Persönlichkeitsfaktoren erworben oder z. T. genetisch determiniert sind, sollen die wichtigsten der Persönlichkeitskonstrukte genannt werden, die nicht nur die Wahrnehmung des Schmerzes, sondern in Abhängigkeit davon auch die Wahrnehmung der analgetischen Wirkung beeinflussen. Eine große Zahl von Experimenten und klinischen Studien nimmt Stellung zur Beziehung zwischen Schmerzwahrnehmung einerseits und *Intro- und Extraversion* und *Neurotizismus* andererseits, den beiden am besten erforschten Persönlichkeitsdimensionen.

In den klinischen Studien wird vielfach mit Analog- oder Verbalskalen zur Schätzung der Schmerzintensität oder der therapiebedingten Schmerzreduktion gearbeitet, aber auch mit der Häufigkeit und Anzahl von Medikamenten, die Patienten zur Schmerzbehandlung verlangen. Eine Studie, die beide Maße kombiniert verwendet, ist die von Bond u. Pearson (1969), in welcher Krebspatientinnen sowohl nach der Angabe der von ihnen empfundenen Schmerzintensität als auch nach ihrem Bedürfnis, Analgetika zu erhalten, klassifiziert und gleichzeitig mit dem Fragebogen zur Erfassung des Neurotizismus und der Extraversion getestet wurden (Tabelle 1).

Tabelle 1. Persönlichkeitsmerkmale von Schmerzpatientinnen (+ hohe, − geringe Ausprägung des Merkmals). (Nach Bond u. Pearson 1969)

Angabe von Schmerzen	Einnahme von Analgetika	n	Neurotizismus	Extraversion
Nein	Nein	13	−	+
Ja	Nein	17	+	−
Ja	Ja	22	+	+

Die Patientinnen mit Zervixkarzinom, die weder Schmerzen angeben noch Analgetika einnehmen, sind eher dem Typ der psychisch stabilen Extravertierten zuzurechnen; jene, die zwar Schmerzen haben, aber eine analgetische Behandlung nicht in Anspruch nehmen, zeigen das Muster der introvertierten Neurotikerinnen, und Patientinnen, die bei Angabe von Schmerzen auch unmißverständlich Medikamente verlangen, sind eher psychisch labial (hohe Neurotizismuswerte) und extravertiert.

Gemeinsam ist den meisten klinischen Studien, daß höhere Schmerzempfindlichkeit mit einer allgemein größeren Klagsamkeit über vegetative und somatische Beschwerden einhergeht, was ein typisches Zeichen der Person mit hoher psychischer Labilität oder stark ausgeprägtem Neurotizismus ist und ein Charakteristikum des Schmerzpatienten zu sein scheint (Sternbach 1974). Auch postoperative Schmerzen werden von extravertierten Neurotikern als stärker eingestuft als von introvertierten psychisch stabilen Personen, wie eine andere Studie von Bond et al. (1976) zeigen konnte.

Dabei ist es offensichtlich mehr die Dimension des Neurotizismus, die die Schmerzempfindlichkeit steuert, und mehr die Extraversionsdimension, die die Äußerung des Schmerzes erleichtert, so daß in der Kombination dieser beiden Ausprägungen die intensivsten subjektiven Angaben gemacht werden, während stabile Extravertierte, wie die Studie von Bond u. Pearson (1969) zeigte, eher robust sind im Ertragen von Schmerzen.

Die Differenzen zwischen den Schmerzangaben Intro- und Extravertierter mögen jedoch auch damit zusammenhängen, daß Introvertierte ihre Schmerzgipfel am Vormittag, Extravertierte am Nachmittag erleben, wie eine Studie von Folkard et al. (1976) über die diurnalen Rhythmen der Schmerzempfindlichkeit ergab.

Auch die Korrelate der erhöhten neurotischen Klagsamkeit, nämlich die Tendenz, häufiger Sorgen und Streitigkeiten im Zusammenhang mit Beruf und Familie anzugeben, erwies sich als signifikant mit der Anzahl eingenommener Medikamente korreliert, die Frauen im 1. Schwangerschaftsdrittel zur Behandlung von Schmerzen zu sich nehmen; auch das Bedürfnis, beim Geburtsvorgang Narkosemittel zu erhalten, war signifikant mit der Anzahl der neurotischen Symptome korreliert bei einer prospektiven Untersuchung über den Schwangerschaftsverlauf an 8000 Schwangeren (Netter, im Druck).

Die Tatsache, daß auch experimenteller Schmerz mit Persönlichkeitsfaktoren assoziiert ist, zeigt Tabelle 2, in der die Korrelationen zwischen Persönlichkeitsmerkmalen und verschiedenen experimentellen Maßen zur Erfassung des Elektrostimulationsschmerzes bei 100 gesunden Versuchspersonen dargestellt sind (Netter et al. 1981).

Es handelte sich um ein Paradigma, bei dem 2 verschieden starke Elektroreize nach der Methode der Signalentdeckungstheorie als schwach oder stark identifiziert werden mußten. Diese wurden 80mal in gemischter Reihenfolge dargeboten, und aus den 4 möglichen Antworttypen des richtig/falsch identifizierten starken/schwachen Reizes wurden außer den beiden für die signalentdeckungstheoretische Auswertung nach Clark (1974) erforderlichen Maßen dei Diskriminationsleitungsfähigkeit d' und der Reaktionsneigung lg β auch die Anzahl der falsch-positiven Reaktionen sowie die Stromstärke als Parameter herangezogen, die als ,,unerträglich" bezeichnet wurde. Es wird deutlich, daß Personen, die mit geringem Selbstbewußtsein in das Experiment eintreten und habituell eine größere Schmerzempfindlichkeit angeben, bei geringeren Reizstärken die Angaben machen, der Schmerz sei unerträglich, und häufiger den schwachen Reiz als stark einstufen. Dies wäre im Sinne einer größeren Empfindlichkeit zu werten, eine Einschätzung, die die Befunde über den Zusammenhang zwischen Neurotizismus und pathologischem Schmerz stützen würde. Das signalentdeckungstheoretische Maß d' sowie das Maß der Reaktionsneigung lg β, die ebenfalls mit diesen beiden Persönlichkeitsskalen korrelieren, zeigen jedoch eine

Tabelle 2. Korrelationen von Persönlichkeitsfaktoren mit verschiedenen Elektroschmerzmaßen ohne Präparat (positive Korrelation: Faktor sagt hohe Schmerzempfindlichkeit voraus; n = 100 Studenten)

Persönlichkeitsfaktoren aus Fragebogenskalen	Invertierte Toleranzgrenze (Amperestärke, die als unerträglich bezeichnet wird)	Anzahl falsch-positiver Reaktionen (schwacher Reiz als stark eingeschätzt)	SDT: Maß der Unterschiedsempfindlichkeit für starken und schwachen Reiz (d')	SDT: Maß für geringe Reaktionsneigung (1-lgβ)
Aktuelles Befinden: Skala Selbstbewußtsein	−0,21[b]	−0,37[c]	0,37[c]	0,23[b]
Habituelle Schmerzempfindlichkeit	0,24[b]	0,21[b]	−0,19[b]	−0,17[a]
Positive Einstellung gegenüber Schmerzmitteln	−0,18[a]	—[d]	—[d]	—[d]
Aggression gegen sich selbst	0,20[b]	0,20[b]	−0,27[b]	—[d]
Psychische Labilität	0,18[a]	—[d]	—[d]	—[d]
Rigidität	0,20[b]	—[d]	—[d]	—[d]

[a] $p \leq 0{,}10$; [b] $p \leq 0{,}05$; [c] $p \leq 0{,}01$; [d] — nicht signifikant.

umgekehrte Tendenz und deuten eher an, daß Personen mit dem größeren situationsbedingten Selbstbewußtsein und mit geringerer allgemeiner Schmerzempfindung eher besser zwischen den Schmerzreizen diskriminieren können und eine geringere Reaktionsneigung aufweisen als selbstbewußtere und unempfindlichere Personen. Auf derselben Linie liegt die Korrelation mit der Selbstaggression und der psychischen Labilität, während die positive Einstellung gegenüber Schmerzmitteln nur eine sehr schwache Beziehung zu der subjektiven Angabe ,,unerträglich" aufweist.

Psychische Korrelate der Analgetikawirkung

Bei pathologischer Schmerzbehandlung

Bei der Betrachtung der behandlungsbedingten Schmerzänderung spielt natürlich, wie eingangs erwähnt, der Ausgangswert der Schmerzintensität eine entscheidende Rolle, da die Abnahme der Schmerzen vorwiegend bei hohen Ausgangswerten auftreten kann. Dennoch zeigt sich, daß unter Behandlung eine prämedikamentös bestehende Korrelation mit Persönlichkeitsmerkmalen eine Veränderung erfährt. So ließen sich in der Studie von Classen (1982) an 2 Gruppen von je 15 Kopfschmerzpatienten deutlich höhere Korrelationen zwischen prätherapeutisch festgestellter positiver Einstellung zu Analgetika und der Höhe der unter Therapie angegebenen Kopfschmerzen nachweisen als vor Einsetzen der Behandlung. Dies mag darauf zurückzuführen sein, daß die Behandlung als relativ ineffektiv erlebt wurde, so daß Patienten mit einer positiven Einstellung zu Analgetika ihre Enttäuschung stärker zum Ausdruck brachten durch Angabe höherer Kopfschmerzwerte unter Therapie. Auch die ohne Analgetikaeinfluß im Abschnitt ,,Persönlichkeitsfaktoren" hergestellten Beziehungen zwischen Extra-/Introversion einerseits und Schmerzangaben andererseits lassen sich unter Behandlungsbedingungen wiederfinden bzw. sogar noch deutlicher machen: In der Studie von Bond et al (1976) wird die Schmerz-Differenz zwischen hochneurotischen, extravertierten Patienten einerseits und psychisch stabilen introvertierten andererseits unter Pentazozinbehandlung zunächst nach der Injektion verringert, bei Abklingen der Wirkung (nach ca. 3 h) jedoch deutlich größer als vor der Applikation der Substanz.

Auch in der Langzeitstudie von Classen (1982) wird, unabhängig davon, ob eine Behandlungswoche mit Placebo oder mit Schmerzmitteln vorangegangen ist, die wöchentlich einmal ermittelte Korrelation zwischen der Stärke der angegebenen Kopfschmerzen und der Introversion in beiden Therapiegruppen deutlicher als bei Behandlungsbeginn. In der gleichen Studie fand Feingold (1982) eine eindeutig stärkere Reduktion der Kopfschmerzen unter Tablettentherapie (Placebo sowohl als Metamizol) bei Personen, die eine starke sensorische Suggestibilität in einem Test aufwiesen, bei dem apparativ Sinnesreize vorgetäuscht wurden und bei dem hochsuggestible Personen häufiger angeben, diese Reize wahrgenommen zu haben.

Bei experimenteller Schmerzbeeinflussung

Bei der Betrachtung des Zusammenhangs zwischen Persönlichkeitsmerkmalen und der medikamentös bedingten Änderung der Wahrnehmung experimentell ausgelöster Schmerzen wird besonders die in Abb. 1 schematisch dargestellte Möglichkeit der Interaktion zwischen Art des Schmerzreizes, Art des Schmerzmaßes und Faktoren des Individuums evident, was mit der Auswertung dieser Zusammenhänge in der Studie an 100 gesunden Probanden (Netter et al. 1981) in Tabelle 3 veranschaulicht wird.

Tabelle 3. Korrelationen von Persönlichkeitsfaktoren mit der Änderung der Schmerzmaße nach Medikation bei der elektrischen Schmerzmessung (n = 20)

Persönlichkeitsfaktoren aus Fragebogenskalen	Subjektive Angabe der Schmerzreduktion				Objektive Abnahme der Diskriminierungsleistung			
	Kontrollgruppe ohne Medikation	Placebo	Schmerzmittel Flupirtine	Schmerzmittel Tramadol	Kontrollgruppe ohne Medikation	Placebo	Schmerzmittel Flupirtine	Schmerzmittel Tramadol
Allg. Schmerzempfindlichkeit	0,39[a]	0,47[b]	0,46[b]	0,06	—	—	—	—
Spontane Agression	0,68[c]	0,40[a]	0,16	0,47[b]	0,34	0,51[b]	0,13	0,07
Reizbarkeit	0,42[a]	0,22	0,15	0,44[b]	—	—	—	—
Psychische Labilität (Neurotizismus)	0,13	0,48[b]	0,15	0,35	—	—	—	—
Extraversion	0,48[b]	0,06	0,04	0,08	—	—	—	—
Maskulinität	0,02	0,43[a]	0,40	0,06	—	—	—	—

[a] $p \leq 0,10$; [b] $p \leq 0,05$; [c] $p \leq 0,01$. — = nicht abgedruckt, da kein Wert der Zeile signifikant.

Hier wurden wiederum eine Reihe von Persönlichkeitsmerkmalen korreliert mit der subjektiven Angabe der Schmerzreduktion nach Medikamenteneinnahme einerseits und der objektiven Abnahme der Diskriminationsfähigkeit d' nach dem signalentdeckungstheoretischen Konzept. Alle Korrelationen wurden jeweils innerhalb der 5 Behandlungsgruppen zu je 20 Versuchspersonen berechnet (die Metamizolgruppe ist hier nicht wiedergegeben, da dort keine bedeutsamen Zusammenhänge mit Persönlichkeitsmerkmalen auftraten).

Die Zusammenhänge zwischen Persönlichkeit und Schmerzreduktion betreffen, wie man in Tabelle 3 sieht, fast ausschließlich die subjektiven Angaben, nicht jedoch das objektive Maß d'. Obwohl letzteres sich nicht als verläßlicher Indikator für Schmerzempfindlichkeit erwiesen hatte (vgl. Tab. 2), zeigt es konsistent die gleiche Beziehung zur Spontanaggression wie die subjektive Angabe des verringerten Schmerzes: Aggressivere Personen in der Kontroll- und der Placebogruppe geben eine stärkere Schmerzreduktion bei der 2. Messung des Elektroschmerzes an und haben zugleich eine schlechtere Diskriminationsleistung (was als Zunahme der Unempfindlichkeit gedeutet werden müßte). Dies Verhältnis kehrt sich unter dem starken Schmerzmittel Tramadol um, wo gerade Probanden mit hoher Spontanaggression angeben, daß trotz des Präparats der Schmerz nicht geringer geworden ist.

Ähnliche Beziehungen deuten sich für die Dimension Reizbarkeit und in geringerem Maße für die psychische Labilität an. Dies zeigt, daß dieselbe Persönlichkeitsdimension sich nicht nur unterschiedlich in subjektiven und objektiven Maßen äußern, sondern auch unter verschiedenen Präparaten unterschiedliche Wahrnehmungen über Schmerzreduktion erzeugen kann.

Das gleiche Bild bietet sich, wenn das subjektive und objektive Maß der Schmerztoleranz (Abbruchzeit und invertierte Analogskala der subjektiven Schmerzeinschätzung) beim experimentell erzeugten Ischämieschmerz mit Persönlichkeitsmaßen unter verschiedenen Behandlungsbedingungen in der gleichen Studie korreliert werden (Abb. 2).

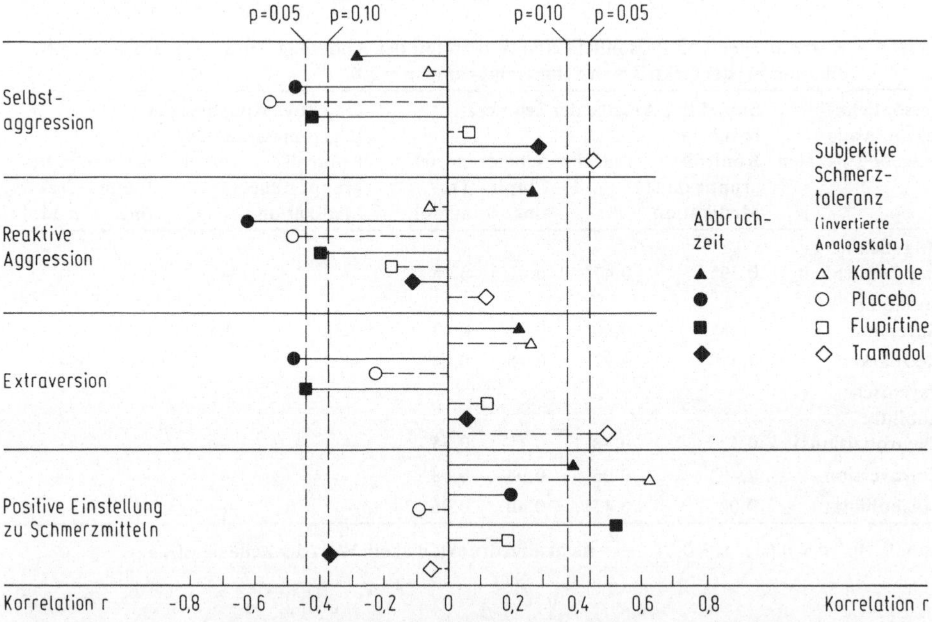

Abb. 2. Korrelationen einzelner Persönlichkeitskonstrukte mit dem objektiven Maß (Abbruchzeit) und dem subjektiven Maß (invertierte Analogskala) der Schmerztoleranz bei der Beurteilung des Ischämieschmerzes in 4 Gruppen mit unterschiedlicher Behandlungsbedingung

Hieraus ergibt sich:

1) Während sich unter Kontrollbedingungen weder zur Aggression noch zur Extraversion signifikante Beziehungen herstellen lassen, tolerieren aggressive und extravertierte Personen unter Placebo den Schmerz deutlich kürzer und geben ihn auch als stärker

an, erleben dagegen unter Tramadol eine Verbesserung ihrer subjektiven und objektiven Schmerztoleranz.

2) Unter den Substanzen Tramadol und Flupirtine zeigen sich z. T. deutlich gegensätzliche Beziehungen zwischen Schmerztoleranz und Persönlichkeitsmerkmalen.

3) Die Theorie von Festinger (1957) läßt sich in der Beziehung zur positiven Einstellung zu Schmerzmitteln ablesen: Der Schmerz wird von Probanden mit einer positiven Einstellung gegenüber Analgetika unter Kontrollbedingungen (im Sinne der Probanden also freiwillig) länger ausgehalten, während der Versuchsleiter für die Verabreichung eines als unwirksam empfundenen Medikaments (Tramadol) durch eine kürzere Toleranz „bestraft" wird. Das gleiche deutet sich für das Präparat Flupirtine bei extravertierten und reaktiv aggressiven Versuchspersonen an.

4) Nicht immer sind subjektive und objektive Toleranz innerhalb einer Präparatgruppe in der gleichen Richtung mit dem Persönlichkeitsmerkmal assoziiert, was im Falle der Flupirtinegruppe in bezug auf die Korrelationen zur Extraversion sogar zu einer auf dem 10%-Niveau signifikanten Korrelationsdifferenz zwischen Abbruchzeit und subjektiver Toleranz führt.

Vergleicht man dagegen auf derselben Beurteilungsskala („Präparat hat gut gegen den Schmerz gewirkt") die Reaktionen auf die 2 verschiedenen Schmerzreize, so ergibt sich, zumindest in der Placebogruppe, eine gleichsinnig negative Korrelation zum Faktor Reizbarkeit und eine gleichsinnig positive zur Maskulinität. Dies deutet an, daß weniger der Schmerzreiz als vielmehr das Beurteilungsverfahren oder Meßverfahren zu den unterschiedlichen Assoziationen zwischen ein und demselben Persönlichkeitsmerkmal und der Schmerzmittelwirkung auf verschiedene Schmerzreize beiträgt.

Abschließend darf gesagt werden, daß das Ausgangsniveau der Schmerzempfindung, die Art des Reizes, in noch stärkerem Maße die Art des Schmerzmeßverfahrens (subjektiv vs. objektiv) und schließlich auch die Art des verwendeten Analgetikums entscheidend dafür verantwortlich ist, welche Typen von Personen einen positiven Effekt der Schmerzreduktion zeigen werden. Während sich für die größere Empfindlichkeit und die geringere Toleranz gegenüber Schmerzen einige allgemeine Tendenzen der größeren Klagsamkeit und aggressiv nervösen Persönlichkeitsstruktur aufzeigen ließen, ist die Medikamentenwirkung nicht einheitlich für alle Maße und alle Präparate mit eben diesen Persönlichkeitsdimensionen assoziiert.

Literatur

Beecher HK (1976) Pain in men wounded in battle. Ann Surg 123: 98—105

Bond MR, Pearson JB (1969) Psychological aspects of pain in women with advanced carcinoma of the cervix. Psychosom Res 13: 13—19

Bond MR, Glynn JP, Thomas DC (1976) The relation between pain and personality in patients receiving Pentazocine (Fortral) after surgery. Psychosom 20: 369—381

Clark CS (1974) Pain sensitivity and the report of pain: an introduction to sensory decision theory. Anaesthesiology 40: 272—287

Classen W (1982) Signalentdeckungstheoretische Analyse von Schmerzäußerungen in Abhängigkeit von Geschlecht und Alter. Psychol Beitr 24: 523—527

Dinnerstein AJ, Lowenthal M, Blitz B (1966) The interaction of drugs with placebos in the control of pain and anxiety. Perspect Biol Med 10: 103—117

Feingold E (1982) Untersuchungen zur sensorischen Suggestibilität sowie zum Zusammenhang zwischen sensorischer Suggestibilität und der Placeboansprechbarkeit im Schmerzbereich. Dissertation rer. nat. Johannes-Gutenberg-Universität Mainz

Festinger L (1957) A theory of cognitive dissonance. University Press, Stanford, Californien

Folkard S, Glynn CJ, Lloyd JW (1976) Diurnal variation and individual differences in the perception of intractable pain. Psychosom Res 20: 289—301

Greene RJ, Reyher J (1972) Pain tolerance in hypnotic analgesic and imagination states. J Abnorm Psychol 79: 29—38

Keele KD (1954) Pain sensitivity test: the pressure algometer Lancet I: 636—639

Luderer HF, Bischoff C (1978) Schmerzerwartung und Schmerzwahrnehmung in experimentellen und klinischen Situationen. Med Psychol 4: 164—178

Merskey H, Spear FG (1964) The reliability of the pressure algometer. Br J Soc Clin Psychol 3: 130—136

Morosko TE, Simmons FT (1966) The effect of audio-analgesia on pain threshold and pain tolerance. J Dent Res 45: 1608—1616

Netter P (im Druck) Vegetative Beschwerden, verminderte Belastbarkeit, Gesundheitsverhalten und klinische Befunde in der Schwangerschaft. Geburtshilfe Frauenheilk

Netter P, Tille C, Feingold E (1981) Personality, pharmacology and perception of pain. Abstract Volume 8th International Congress of Pharmacology, Tokyo

Neufeld RWJ, Thomas P (1977) Effects of perceived efficacy of a prophylactic controlling mechanism on self control under pain stimulation. Can J Behav Sci 9: 224—236

Notermans JLH, Tophoff MMWA (1975) Sex differences in pain tolerance and pain apperception. In: Weisenberg M (ed) Pain: Clinical and experimental perspectives. Mosby, St. Louis, pp 111—116

Spanos NP, Barber TX, Lang G (1974) Cognition and self-control: Cognitive control of painful sensory input. In: London H, Nisbett RE (eds) Thought and feeling. Aldine, Chicago, pp 141—158

Sternbach RA (1974) Pain patients, traits and treatment. Academic Press, London

Wolff BB, Langley S (1975) Cultural factors and the response to pain. In: Weisenberg M (ed) Pain: Clinical and experimental perspectives, Mosby, St. Louis, pp 144—151

Woodrow KM, Friedman G, Siegelaub AB, Collen MF (1975) Pain tolerance — differences according to age, sex and race. In: Weisenberg M (ed) Pain: Clinical and experimental perspectives. Mosby, St. Louis, pp 133—143

Subjektive Beschwerden und objektiver Befund

Elmar Brähler und Jörn W. Scheer

Einleitung

Gesundheit, Krankheitsgefühl und Krankheit sind im Hinblick auf ein ganzheitliches Verständnis auf mindestens 2 Ebenen zu betrachten, der objektiven Ebene der organ-medizinisch feststellbaren Symptome und der subjektiven Ebene des Erlebens von Beschwerden bzw. von Krankheit (vgl. Weiner 1983; Beckmann u. Scheer 1976). Es soll hier kein Versuch unternommen werden, die beiden Ebenen konzeptuell in Einklang zu bringen, da bislang schon viele derartige Bemühungen trotz erfolgversprechender Ansätze nicht zu einer befriedigenden Lösung führten (vgl. z. B. Delius u. Fahrenberg 1966; Weiner 1983; Netter 1981; Sternbach 1973; Fordyce 1976; Fahrenberg 1979). Es soll hier vielmehr die Bedeutung der subjektiven Ebene, die der Beschwerden, hervorgehoben werden, denn dem subjektiven Erleben der Patienten wird u. E. bislang vor allem von ärztlicher Seite nicht der Stellenwert zugebilligt, der ihm zukommt. Auch viele Patienten stellen den organischen Aspekt, das körpermedizinisch Objektivierbare, in den Vordergrund. Die — auch bei Ärzten — sehr verbreitete Ansicht, daß Beschwerden genau dann auftreten, wenn ein organisch faßbares Symptom vorliegt, ist jedoch nicht belegbar. Zahlreiche Untersuchungen haben gezeigt, daß das Vorliegen von Beschwerden mit dem Vorliegen einer objektivierbaren Körperstörung im Durchschnitt nicht sehr hoch korreliert (vgl. Beckmann 1984; Brähler u. Scheer 1983; Brähler et al. 1983 b). Eine Diskussion über die Gegenüberstellung von echten vs. eingebildeten, organischen vs. funktionellen bzw. somatogenen vs. psychogenen Beschwerden soll hier aber nicht vorgenommen werden, da sich in dieser Diskussion oft lediglich Unterschiede zwischen theoretischen Konzepten widerspiegeln, während für den Betroffenen die Beschwerden zunächst einfach da sind (vgl. Fordyce 1976; Sternbach 1973).

Im folgenden werden die häufig in der Praxis auftretenden Konstellationen von organischem Befund und psychischem Befinden besprochen. Sodann wird die Form der Erhebung von Beschwerden (spontan geklagte vs. systematisch erhobene Beschwerden) diskutiert und auf die Frage von Symptomkomplexen und die Spezifität von Beschwerden eingegangen. Weiterhin betrachten wir die Körperbeschwerden im psychosozialen Zusammenhang, wobei sich einige oft vorausgesetzte Annahmen als revisionsbedürftig erweisen.

Häufige Konstellationen von Befund und Beschwerden

Personen ohne organischen Befund und ohne Beschwerden

Diese Personengruppe umfaßt die normalen „Gesunden", die weder Beschwerden noch faßbare Störungen haben. Es ist das Ziel ärztlicher Bemühungen, möglichst viele Patienten diesem Zustand zuzuführen. Weiner (1983) nennt 2 Gruppen von Gesunden: a) Personen, die aufgrund ihrer genetischen Veranlagung, ihrer persönlichen Charakteristiken und ihres sozialen Umfelds gesund bleiben, b) Personen, die prädisponiert sind zu erkranken, aber dennoch gesund bleiben.

Es ist sehr viel Mühe darauf verwandt worden, Risikofaktoren für alle möglichen Erkrankungen zu finden, um daraus präventive Maßnahmen herzuleiten. Das so gewonnene Bündel von Ratschlägen ist jedoch zu umfangreich, um realisiert werden zu können, und ist zudem teilweise in sich widersprüchlich. So würde man zweifellos streßkrank, wäre man ständig um die Verwirklichung einer ,,gesunden" Lebensweise bemüht! Da Krankheit meist als Abweichung vom Normalzustand Gesundheit gesehen wird, wurden bislang kaum Untersuchungen zur ,,Verursachung von Gesundheit" durchgeführt. Sieht man Gesundheit und Krankheit als 2 mögliche Formen der Anpassung des einzelnen an seine Umwelt an, so wäre doch in erster Linie danach zu suchen, was zur Gesundheit führt, weil dann eher Hinweise zur gesunden Lebensführung zu geben wären und nicht nur Listen von Ratschlägen zur Vermeidung jeder einzelnen Krankheit. Zu fragen ist auch, ob nicht auch bestimmte Krankheiten als angemessene Anpassungsleistungen zu sehen wären, die essentiell wichtig für das Leben des einzelnen sind und dazu dienen, Schlimmeres zu verhüten. Die Idealnorm von Gesundheit und der Begriff von Krankheit sind nicht nur bei verschiedenen Kulturen unterschiedlich, sondern auch innerhalb von Kulturen epochenabhängig und in Subkulturen verschieden (z. B. Magersucht/Fettsucht vs. Idealgewicht).

Personen mit Befund und mit Beschwerden

Diese Konstellation, auf den ,,normalen Kranken" zutreffend, entspricht der gewohnten Vorstellung, daß Schmerzen letztlich immer eine organische Ursache haben; die von dem Patienten geäußerten Beschwerden gehen einher mit einer vom Arzt als Befund bestätigten Störung.

Diese Kranken werden in der Regel rein somatisch behandelt, in der Annahme, daß durch die Behandlung der organischen Störung auch die Beschwerden gelindert werden. Dies gelingt aber nur, wenn die Beschwerden tatsächlich durch organische Ursachen entstanden sind.

Häufig haben die Symptome jedoch nicht ausschließlich organische Ursachen. Wenn chronische Kopfschmerzen etwa durch eine Verspannung der Rückenmuskulatur entstehen, sind diese Verspannungen wiederum oft mit einer quälenden Lebenssituation verbunden, was dem Patienten nicht bewußt sein muß, so daß er sich für nur körperlich krank hält. Bei chronisch körperlichen Erkrankungen können Patienten mit gleichem Befund sowohl beschwerdefrei als auch leichter oder schwerer leidend sein. Die Beschwerden eines Patienten sind demnach als subjektive Interpretation seines Zustands aufzufassen.

Personen mit Befund, aber ohne Beschwerden

Dieser Fall, der ,,scheinbar Gesunde", der trotz einer körperlichen Erkrankung keine Beschwerden hat, ist ebenfalls nicht selten. Hierzu gehören z. B. Ulkuskranke, die trotz massiver Geschwüre keine Beschwerden haben, Patienten, die von Herzinfarkt überrascht werden, Menschen, die sich auch durch den stärksten Raucherhusten nicht beeinträchtigt fühlen. Die Krankheiten dieser Personengruppe sind dem Typ nach organisch, eine seelische Komponente ist in vielen Fällen an der Verursachung, v. a. aber an der Verleugnung und Verdrängung von Beschwerden beteiligt. Es sind Personen aus dieser Gruppe, die bei Vorsorgeuntersuchungen als Schwerkranke diagnostiziert werden, obgleich sie sich gesund fühlen. Durch diese Gruppe von Kranken kam die Forschung über Compliance bzw. Non-Compliance (Befolgung bzw. Nichtbefolgung von ärztlichen Anweisungen und Empfehlungen) in Gang. Diese Kranken zeigen nicht selten ein arztvermeidendes Verhalten und neigen zu Selbstbehandlungen in Zusammenhang mit Ratschlägen von Verwandten, Freunden oder auch medizinischen Halblaien.

Zu dieser Personengruppe gehört noch eine spezielle Gruppe von chronisch Kranken, die aufgrund seelischer Bewältigungsstrategien und auch der Einstellung ihres Lebensstils auf die Krankheit beschwerdefrei sind (z. B. Diabeteskranke).

Personen mit Beschwerden, aber ohne organischen Befund

Diese Konstellation entspricht dem „psychoneurotisch Kranken". Sie ist dadurch gekennzeichnet, daß der Patient Beschwerden hat, die der Arzt nicht durch einen Befund verifizieren kann. Diese Gruppe von Patienten wurde oft mit Begriffen wie „Simulanten" bzw. „Hypochonder" abgewertet. Die Rollen von Patient und Arzt können sich dabei oft schwierig gestalten, v. a. wenn der aufgesuchte Arzt rein organmedizinisch orientiert ist und vergeblich versucht, die subjektiven Körpererlebnisse zu objektivieren, um helfen zu können. Der Patient fühlt sich dann verkannt und wechselt von Arzt zu Arzt, da auch er glaubt, daß es zu seinen Beschwerden einen faßbaren Befund geben müßte. Wenn dann aber kein Befund zu finden ist, hält der Patient nicht selten die Ärzte für unfähig, die Ärzte aber halten den Patienten für einen Simulanten.

Dieser Typus ist wohl weit verbreitet, wenn man bedenkt, daß z. B. mehr als jeder zweite Bürger der Bundesrepublik zeitweilig an Müdigkeit, Kreuzschmerzen, Kopfschmerzen, Schwitzen und übermäßigem Schlafbedürfnis leidet (vgl. Brähler u. Scheer 1979). Emotionen wie Angst, Anspannung, Ärger, Wut, Scham oder auch Freude können sich in bestimmten Situationen direkt in Herz-, Magen-, Kopf-, Atem-, Glieder- oder auch Unterleibsschmerzen niederschlagen.

Für Patienten mit Beschwerden, die mit keinem organischen Befund korrespondieren, hat man eine Vielzahl von Krankheitsbegriffen erfunden: von Neurasthenie über vegetative Labilität bis hin zum Neurotizismus. Bei Netter (1981) sind — ohne Anspruch auf Vollständigkeit — 23 verschiedene Bezeichnungen aufgelistet.

Diese Bezeichnungen sind das Ergebnis von Bemühungen ärztlicherseits, den von einem Krankheitsgefühl Betroffenen einen Namen für ihre Krankheit zu geben, die nicht gefunden werden kann, während die Verwendung der genannten abwertenden Bezeichnungen darauf deutet, daß dem Betroffenen ein Krankheitsgefühl nicht zugebilligt wird.

Die hier der Verdeutlichung der Zusammenhänge halber vorgenommene Einteilung von Beschwerden und Befunden (vorhanden — nicht vorhanden) ist natürlich sehr vereinfachend, weil in der Wirklichkeit die Grenzen zwischen gesund und krank bzw. zwischen beschwerdefrei und nicht beschwerdefrei fließend sind. Zudem geht sie davon aus, daß Beschwerden und Befund nur in einer bestimmten Situation oder zu einem bestimmten Zeitpunkt gesehen werden und daß von *einer* Krankheit und den *zu dieser* gehörigen Beschwerden die Rede ist. Es gibt unter Berücksichtigung dieser Aspekte weitere häufige Konstellationen, die jetzt besprochen werden sollen.

Patienten mit atypischen Beschwerden

Sehr häufig tritt der Fall auf, daß ein Patient wegen einer bestimmten Erkrankung den Arzt aufsucht oder zum Arzt überwiesen wird, neben den für diese Krankheit charakteristischen Beschwerden aber eine Fülle von Beschwerden hat, die mit dieser Erkrankung eigentlich nichts zu tun haben.

Von seiten der Ärzte bemüht man sich, immer feinere Untersuchungsmethoden zu entwickeln, um organische Substrate und übergeordnete Erklärungsmuster zu finden. Doch häufig lassen sich eine Vielzahl von Beschwerden nicht mit dem organischen Befund in Zusammenhang bringen.

Dies läßt mehrere Folgerungen zu:

— Die organmedizinische Diagnostik ist noch unvollkommen. Präzisere Untersuchungsmethoden könnten auch die Beschwerden von allen Patienten bzw. in allen Bereichen klären.
— Die gefundenen organischen Substrate sind irrelevant für die Erkrankung, da es sich bei den Krankheitsbeschwerden um Folgen eines „vegetativen Syndroms" handelt.
— Die symptomorientierte Betrachtung erfaßt und erklärt nur einen Ausschnitt aus einem differenzierten Prozeß des Krankheitserlebens.

Patienten mit chronischen Erkrankungen

Bei Patienten mit einer chronischen Erkrankung liegt meist ein gesicherter Organbefund vor. Doch bei diesen Patienten kommt es auf der subjektiven Ebene zu großen Unterschieden im Beschwerdeverhalten. So leiden Patienten mit gleichem organischen Befund oft in unterschiedlichem Ausmaß, z. B. bei multipler Sklerose.

Bei einigen Patienten tauchen Beschwerden auf, die unmittelbar nichts mit dieser Erkrankung zu tun haben. Hierin kann sich die Sorge um die Erkrankung ausdrücken oder der Wunsch, besonders viel Anteilnahme und Fürsorge zu erreichen. Bei anderen Patienten kann es zu einer Verleugnung von krankheitsbedingten Beschwerden kommen, welche es u. U. erleichtert, mit der Erkrankung fertig zu werden.

Bei Eingriffen wie Herz- oder Ulkusoperationen zeigt sich meistens eine Reduktion der Beschwerden durch den Eingriff, die aber nicht von Dauer ist (vgl. Friedrich 1981; Möhlen u. Brähler 1984; Siefen 1983).

Die subjektive Bedeutung und Verarbeitung der Krankheit ist mitbestimmend für langfristige Behandlungsergebnisse. Es scheint daher wichtig, ärztlicherseits nicht nur den organischen Befund zu betrachten, sondern dem subjektiven Empfinden des Patienten gleichgewichtige Aufmerksamkeit zu schenken.

Erfassung von Beschwerden

Bei den meisten Arzt-Patienten-Kontakten kommt es zu Spontanangaben von Beschwerden. Auch in der Patientendokumentation werden oft unsystematisch Beschwerden erfaßt.

In einer Studie an großen Stichproben zeigte Netter (1981), daß bei der systematischen Befragung die einzelnen Beschwerden wesentlich häufiger genannt werden als bei Spontanangaben. Dies ist z. T. durch den Kontext der Befragung zu erklären, z. B. wird ein Patient mit einer Magenerkrankung spontan weniger über Kopfschmerzen klagen, wenn er nicht ausdrücklich danach gefragt wird; oder ein Patient mit chronischer Prostatitis wird ungefragt seltener über Herzbeschwerden klagen, da er sie nicht als für sein Leiden relevant ansieht. Auf der anderen Seite ergibt sich das Problem, ob die bei der systematischen Befragung, aber nicht bei der Spontanangabe geäußerte Beschwerde weniger intensiv ist als die spontan geklagte (vgl. Netter 1981).

In Spezialambulanzen wird oft ein Spezialbeschwerdebogen eingesetzt, bei dem nur Beschwerden erfragt werden, die unmittelbar zur Krankheit „gehören". Eigene Untersuchungen, bei denen Prostatitispatienten neben dem Gießener Beschwerdebogen (GBB) ein Spezialbeschwerdebogen über den Genital- und Analbereich vorgegeben wurden, zeigten, daß 12 der 57 Beschwerden des GBB häufiger genannt wurden als die am häufigsten angegebenen Spezialbeschwerden. Dies macht u. E. deutlich, daß eine standardisierte Befragung mit einem allgemeinen Beschwerdebogen wesentliche über eine Differentialdiagnose hinausgehende Informationen bringt.

Dem Arzt wird dadurch die Möglichkeit eröffnet, den Patienten im Gesamtzusammenhang zu sehen, und er vermag ggf. zu erkennen, daß ihm spontan nur ein Symptom angeboten wurde, das im Kontext anderer Krankheitsbilder zu sehen ist.

Wir selbst haben für derartige Zwecke den Gießener Beschwerdebogen (GBB, vormals BSB) entwickelt (Zenz 1971; Brähler u. Scheer 1983), einen Fragebogen zur Erfassung der subjektiven körperlichen Beschwerden, der auf eine Vorform der HHM-Liste (Kerekjarto et al. 1972) zurückgeht. Er enthält 57 Items aus den Bereichen Allgemeinbefinden, Vegetativum, Schmerzen und Emotionalität. Gefragt wird nach dem Ausmaß der Belästigung (nicht/kaum/einigermaßen/erheblich/stark) durch die Beschwerden. Durch die abgestufte Antwortmöglichkeit haben auch Personen mit hoher Klagsamkeit die Möglichkeit, bestimmte Beschwerden als besonders belastend zu bezeichnen, eine Information, die bei Verwendung von Ja-/Nein-Antworten verlorenginge. Außer den 57 Beschwerden wird im GBB erfragt, ob die Beschwerden eher seelisch oder eher körperlich bedingt sind. Weiterhin besteht die Möglichkeit, nicht vorgegebene Beschwerden anzugeben.

Anhand zweier großer Stichproben, einer repräsentativen Erhebung bei Bürgern der Bundesrepublik Deutschland (n = 1601) und der Klientel der Psychosomatischen Klinik in Gießen (n = 4076), wurde der GBB zum Testinstrument weiterentwickelt. 4 Beschwerdenkomplexe mit je 6 Items wurden zu Skalen zusammengefaßt: 1. Erschöpfung, 2. Magenbeschwerden, 3. Gliederschmerzen und 4. Herzbeschwerden. Die Summe der 4 Skalen ergibt den 5. Skalenwert Beschwerdedruck. Diese Skalen erwiesen sich als stichprobenunabhängig (vgl. Brähler 1978) und valide in bezug auf klinische Stichproben mit eindeutig definierten Krankheitssymptomen (vgl. Brähler et al. 1983 b) und bei der Vorhersage bezüglich des Krankheitsverlaufs (vgl. Brähler u. Möhlen 1984).

Symptomkomplexe und Spezifität von Beschwerden

Bei der Faktorenanalyse von Beschwerdelisten ist wiederholt ein dominierender „Generalfaktor" gefunden worden, bei dem v. a. die „Erschöpfungsitems" hohe Ladungen aufwiesen (vgl. Kerekjarto et al. 1972; Zenz 1971; Höck u. Hess 1975; Kokott 1980; Gellermann 1976; Baumann 1972; Fahrenberg 1975; Hampel u. Fahrenberg 1982; Christian et al. 1965; Lorr u. Rubinstein 1955; Brähler u. Scheer 1979). Die Dominanz dieses Faktors hat zur Folge, daß die ebenfalls oft gefundenen spezifischen Faktoren nicht statistisch unabhängig voneinander sind. Einige Autoren von Beschwerdebögen haben daher auf eine Aufgliederung nach Symptomkomplexen verzichtet und arbeiten nur mit der Skala „Beschwerdedruck" bzw. „Allgemeine Klagsamkeit" (z. B. v. Zerssen 1971, 1976) als Gesamtwert, doch für den Anwender ist oft gerade die Aufgliederung nach Beschwerdekomplexen von Interesse.

Die zunächst naheliegende künstliche Orthogonalisierung aufgefundener Teilskalen ist kein gangbarer Weg, weil dadurch die praktische Verwendbarkeit sehr erschwert wird. Bei einer durchschnittlichen Interkorrelation bei den 4 spezifischen Skalen des GBB von 0,50 bleibt noch genügend Aussagekraft der einzelnen Skalen (Brähler u. Scheer 1983).

Eine andere Vorgehensweise, die Konstellation einzelner Beschwerden bzw. Skalenwerte zu analysieren, besteht darin, typische Beschwerdeprofile zu ermitteln, wie dies Kasielke (1982) mit Q-Analyse durchführte, um zu einer Differenzierung verschiedener Neurotikergruppen auf syndromatischer Ebene zu gelangen. Netter (1981) analysierte die Häufigkeiten von Symptomkonfigurationen von Beschwerden mit der Konfigurationsfrequenzanalyse. Diese typologischen Vorgehensweisen sind wohl besser geeignet, für bestimmte Krankheitsbilder typische Beschwerdekonstellationen zu ermitteln als die bisherigen Versuche, Kollektive durch uni- bzw. multivariate Mittelwertsvergleiche bei den Beschwerden zu unterscheiden, da bei diesen Verfahren ein additives lineares Modell unterstellt wird und die Interaktionen und Assoziationen von Beschwerden nicht erfaßt werden können. Darüber hinaus ist zu bezweifeln, daß es für bestimmte Krankheiten spezifische, typische Beschwerden gibt, so daß man Krankheitsgruppen differentialdiagnostisch trennen könnte, da unter gleichen Bedingungen oft verschiedene Symptome entwickelt werden und die gleichen Symptome bei unterschiedlichen Bedingungen auftreten können.

Es ist noch anzumerken, daß der stets gefundene Generalfaktor einer allgemeinen Klagsamkeit bei Kindern wohl nicht vorliegt. Dies zeigte sich bei einer Untersuchung von verhaltensgestörten Kindern im Alter von 8 bis 14 Jahren mit einem Kinderbeschwerdefragebogen (Brähler et al. 1983 a).

Körperbeschwerden im psychosozialen Zusammenhang

Die Zusammenhänge von Körperbeschwerden mit sozialen Merkmalen werden meist in der Art als gesichert gesehen, daß

— Frauen mehr Beschwerden haben bzw. äußern als Männer,
— ältere Menschen mehr Beschwerden haben als jüngere,
— Personen mit niedriger Schulbildung bzw. Schichtzugehörigkeit mehr Beschwerden haben als solche mit höherer Schulbildung bzw. Schichtzugehörigkeit (vgl. z. B. Bräutigam u. Christian 1981).

Weiterhin wird in der Literatur — stets nicht empirisch belegt — behauptet, daß Frauen und — bei einigen Autoren — auch Männer in den Wechseljahren bzw. dem entsprechenden Lebensabschnitt eine erhöhte Beschwerdeneigung zeigen. Bei diesen Aussagen sind aufgrund der uns vorliegenden Befunde wichtige Korrekturen anzubringen. Dies mag für die Beurteilung eines einzelnen Patienten zunächst weniger wichtig erscheinen, doch solche Befunde sind von Bedeutung, wenn man das Beschwerdemuster des einzelnen im Rahmen seiner biosozialen Bezugsgruppe beurteilen will.

Von Kerekjarto et al. (1972) fanden nur bei 5 Items der HHM-Liste bei Patienten einer internistischen Ambulanz Geschlechtsunterschiede. In der Eichstichprobe der BL v. Zerssens (1976) erreichten Frauen einen höheren Testwert als Männer, Ältere zeigten leicht vermehrt Beschwerden gegenüber Jüngeren, während sich Unterschiede nach der sozialen Schichtzugehörigkeit nicht ergaben. Fahrenberg (1965) berichtet über eine vermehrte Beschwerdehäufigkeit von Frauen gegenüber Männern beim VELA-Fragebogen in einer gemischten Stichprobe von Studenten und Patienten.

Fleckenstein (1976) fand bei einer Stichprobe von 173 teils psychiatrischen Patienten lediglich eine Altersabhängigkeit bei einem Faktor, einem gemischten Beschwerdebild einer mehr situativen Angst.

Beim BFB von Höck u. Hess (1975) zeigte sich eine vermehrte Beschwerdehäufigkeit von Frauen, während sich eine Altersabhängigkeit nur bei den Frauen nachweisen ließ. Der Testwert erwies sich als unabhängig von der Schulbildung. Bei den FBL von Fahrenberg ergaben sich an einer gemischten Stichprobe von Gesunden und Kurpatienten bei 5 von 11 Skalen signifikant höhere Testwerte von Frauen, Altersabhängigkeiten zeigten sich nur auf Itemebene. Die Beschwerdehäufigkeit war bei niedrigem Bildungsgrad höher. Alters- und Geschlechtsabhängigkeiten in der FBL berichtet Kury (1977).

Mit der erweiterten BL von v. Zerssen fanden Hönmann et al. (1981 b) eine erhöhte

Klagsamkeit von Frauen, jedoch keine Alters- und Schichtabhängigkeit; in einer Vorstudie jedoch hatte sich eine Altersabhängigkeit gezeigt (Hönmann et al. 1981 a). Bei einer umfangreichen Untersuchung mit dem GBB in einer Patientenstichprobe fand Kokott (1980) eine Alters-, Geschlechts- und Schichtabhängigkeit.

Die Uneinheitlichkeit der Befunde liegt wohl zum einen an der Stichprobenselektion (vgl. Hönmann et al. 1981 b) und zum anderen an der Stichprobengröße.

Merskey u. Spear (1967) konnten bei Patienten, die ihre Sprechstunden aufsuchten, keine signifikante Korrelation zwischen Schichtzugehörigkeit und Schmerzbeschwerden entdecken (vgl. Cohn 1983).

Da bei den meisten der angeführten Untersuchungen relativ hohe Stichprobengrößen vorlagen, sind die gewonnenen Befunde auf ihre Relevanz hin zu betrachten, weil die hohe Stichprobengröße zwar viele Befunde statistisch zu sichern ermöglicht, aber dabei leicht minimale Unterschiede statistisch signifikant werden können, die ohne praktische Bedeutung sind (vgl. Bredenkamp 1972).

Die Aussage, daß Frauen mehr Beschwerden haben als Männer, konnten wir in unseren eigenen Untersuchungen bestätigen, wobei sich bedeutsame Unterschiede zeigen in der Hinsicht, daß Frauen insgesamt mehr leiden, mehr Gliederschmerzen und Erschöpfungsneigung angeben als Männer (vgl. Brähler u. Scheer 1983). Betrachtet man klinische Stichproben, so fällt auf, daß dabei in vielen Fällen Unterschiede zwischen der Klagsamkeit der Männer und der Frauen verschwinden (vgl. Brähler et al. 1983 b). Erst der sanktionierte Rahmen der Krankenrolle scheint es den Männern zu ermöglichen, Beschwerden zu artikulieren, die sie sonst eher nicht wahrnehmen wollen. Daß die unterschiedliche Klagsamkeit von Männern und Frauen keine dispositionelle (persönlichkeitsbedingte) Angelegenheit ist, sondern eher ein Rollenmerkmal, wird dadurch deutlich, daß sich bei 12jährigen Jungen und Mädchen noch keine Unterschiede finden, diese aber bei 14jährigen vorhanden sind (Zenz et al. 1983). Dies deutet auf eine entsprechende Rollenübernahme im Zusammenhang mit der Identitätsfindung während der Pubertät hin.

In unseren Untersuchungen konnten wir auch die Altersabhängigkeit von einzelnen Beschwerdebereichen bestätigen. Die Älteren leiden insgesamt mehr, sie geben mehr Gliederschmerzen an und leiden vermehrt an Herzbeschwerden, während sich bei den Magenbeschwerden keine Altersabhängigkeit zeigt. Gleichzeitig wurde jedoch bei unseren Untersuchungen deutlich, daß bei den genannten Beschwerdebereichen die Altersabhängigkeit linear ist, d.h., daß generell keine besondere Beschwerdeerhöhung nach den Wechseljahren zu erkennen war. Die Altersabhängigkeit von Beschwerden wurde meist — auch bei unseren Untersuchungen — nur bei Erwachsenen betrachtet. Eine Extrapolation auf das Jugendalter, wonach man daraus schließt, daß Kinder und Jugendliche, die geringste Klagsamkeit zeigen, ist jedoch unzulässig. Bei 12- und 14jährigen Schülern zeigte sich nämlich ein Beschwerdeausmaß, welches das jeder Altersgruppe von Erwachsenen übertrifft (Zenz et al. 1983). Die verbreitete Annahme, daß Beschwerden und Krankheiten naturgemäß von der Wiege bis zur Bahre stetig zunehmen, ist nicht haltbar. Es ist durchaus möglich, daß die Zunahme von Beschwerden und Krankheiten einer internalisierten Erwartung zu verdanken sind, positiver ausgedrückt, daß die Beschwerden des Älterwerdens nicht schicksalhaft sind.

Die Bildungsabhängigkeit von Beschwerden konnten wir für die Normalbevölkerung nicht bestätigen. Nach unseren Untersuchungen ist dieser gelegentlich gefundene Zusammenhang eine Scheinkorrelation, die auf den tendenziell höheren Bildungsgrad der Jüngeren und der Männer zurückgeht (Beckmann et al. 1977).

Die — auch von uns — gefundene Bildungsabhängigkeit der Beschwerden bei klinischen Stichproben ist daher wohl auf Selektionsfaktoren zurückzuführen (Brähler et al. 1977).

Bei unseren Untersuchungen stellten wir eine bislang wenig beachtete Determinante für die Beschwerden fest: die ,,Partnerabhängigkeit". Biskup (1982) fand bei Koronarpatienten, daß die Partner klagsamer Patienten weit mehr klagen als die Partner wenig klagsamer Patienten. Bei einer repräsentativen Ehepaarbefragung an 201 Ehepaaren fanden wir hohe Übereinstimmung der Klagsamkeit der Ehepartner. Diese gab es auch in einer Schweizer Ehepaarbefragung (Duss-von-Werdt 1982; Förster 1978) und bei der Untersuchung von Karzinompatientinnen und ihren Partnern (Möhring 1983, Kongruenz der Körperbeschwerden bei Krebspatientinnen und ihren Partnern. Unveröffentlichtes Manuskript). Um die Gewichtigkeit der Partnerabhängigkeit der Klagsamkeit zu verdeutlichen, sind in Tabelle 1 die Einflüsse von Alter, Geschlecht und Klagsamkeit des Partners in einer repräsentativen Befragung von 201 Ehepaaren dargestellt, wobei die Wechselwirkungen der Einfachheit halber nicht berücksichtigt sind.

Tabelle 1. Körperbeschwerden in Abhängigkeit von Geschlecht, Alter und Klagsamkeit des Partners

Skala	Geschlecht (männlich/weiblich) $r_{m/w}$	Alter (jünger/älter) $r_{j/a}$	Partner (niedrige/hohe Klagsamkeit des Partners) $r_{n/h}$
1 Erschöpfung	0,17	0,08	0,31
2 Magenbeschwerden	−0,03	0,02	0,22
3 Gliederschmerzen	0,17	0,39	0,38
4 Herzbeschwerden	0,13	0,19	0,27
5 Beschwerdedruck	0,13	0,21	0,41

Die Ergebnisse zeigen, daß der Klagsamkeit des Partners die größte Bedeutung beigemessen werden muß. Dies legt die Vermutung nahe, daß beim ,,Beschwerdeverhalten" ähnliche interpersonale Mechanismen wirksam sind, wie sie beim ,,Schmerzverhalten" vemutet werden (vgl. Cohn 1983; Sternbach 1978; Meldmann 1970). Die Kongruenz der Körperbeschwerden läßt sich durch 3 teilweise miteinander konkurrierende Modelle erklären (vgl. auch Hell 1982).

1) Die Kongruenz entwickelt sich im Verlauf des Zusammenlebens (,,Interaktionsmodell"; vgl. z. B. Ovenstone 1973 a, b).
2) Die Kongruenz ist Folge der Partnerwahl (,,Assortative mating theory"; vgl. Crago 1972).
3) Die Kongruenz ist Folge der ähnlichen Lebensbedingungen (,,Streßmodell").

Mit dem Befund, daß bei Ehepaaren eine Kongruenz von Körperbeschwerden vorliegt, kann man auch der bislang nicht gut geklärten Tatsache, daß auch Krankheiten — nicht nur infektiöse — gehäuft bei Ehepartnern auftreten, näherkommen (vgl. Mikula u. Stroebe 1977). Es zeigt sich, daß Krankheiten und Beschwerden miteinander verwoben sind auch in der Richtung, daß Beschwerden, die zunächst kein organisches Substrat haben, in somatische Krankheiten münden können. Für Schmerzen wird dieser Sachverhalt ebenfalls angenommen (vgl. Cohn 1983).

Außer den sozialen und interpersonalen Einflüssen auf das Beschwerdeverhalten werden auch intrapersonale Mechanismen diskutiert, d. h. der Einfluß habitueller sowie situativer Merkmale auf das Beschwerdeverhalten. Eine Untersuchung von Schmidt-Atzert et al. (1983) hat gezeigt, daß verschiedenen Emotionen verschiedene Körperempfindungen seltener oder häufiger attribuiert werden. So wird Panik bzw. Angst ein hohes Ausmaß an Herzklopfen zugeschrieben, während bei Ärger Magenbeschwerden und bei Scham und Verlegenheit leichtes Erröten im Vordergrund stehen.

Bei chronischen Schmerzpatienten fand man positive Korrelationen von Schmerzbeschwerden unter anderem mit den Variablen Angst, Neurotizismus, Introversion, Depression, Schuldgefühlen etc. (vgl. Cohn 1983). Auch für vegetative Beschwerden zeigte sich ein Zusammenhang mit bestimmten Krankheitsgruppen (vgl. Eysenck 1961; Fahrenberg 1969; Brähler u. Scheer 1983). So ist über den Zusammenhang von Körperbeschwerden und Depression besonders oft berichtet worden (vgl. z. B. Brähler u. Scheer 1983; Cohn 1983). Es stellt sich dabei die Frage, ob sich Körperbeschwerden nur als Begleiterscheinung von Depressionen zeigen oder ob ihnen nicht auch eine Rolle als Depressionsersatz zukommt („larvierte Depression“).

Folgerungen

Es ist deutlich geworden, daß die subjektiven Beschwerden von Patienten nicht immer eindeutig mit organischen Substraten in Zusammenhang stehen, die der Arzt untersucht. Die in der medizinischen Betrachtungsweise vorherrschende Trennung von Gesundheit und Krankheit nach dem Gesichtspunkt des Vorhandenseins oder Fehlens eines organischen Befundes ist für viele Patienten fatal. Patienten, die sich krank fühlen, die massive Beschwerden haben, können selbst keine Unterscheidung treffen, ob sie krank sind oder sich nur als krank empfinden, sie fühlen sich eben so. Während Krankheitsgefühl und Krankheit für den Patienten identisch sind, ist für den Arzt ein Patient, der sich krank fühlt, aber bei dem kein organischer Befund zu erheben ist, „eigentlich“ gesund. Bezeichnungen wie „Artefakt“, „Simulant“, „Hypochonder“ oder „Querulant“ sind Ausdrucksweisen einer Hilflosigkeit des Arztes, der mit seiner spezialisierten rein organischen Betrachtungsweise dem Patienten nicht helfen kann und ihn daher als aggressiv, als eine Art Selbstverstümmler erlebt. Einfacher zu behandeln ist ein Patient mit einer faßbaren organischen Störung, die oft eindeutige und klare Behandlungsmaßnahmen möglich macht. Eine ganzheitliche Medizin versteht die Beschwerden der Patienten nicht nur als Indikatoren einer „eigentlichen Erkrankung“, sondern nimmt sie als solche ernst, auch in dem Sinne, daß sie als eigenständige behandlungsbedürftige Erscheinungen betrachtet werden. Generell sollte den subjektiven Beschwerden des Patienten die gleiche Aufmerksamkeit geschenkt werden wie den organischen Befunden. Zwar ist es in vielen Fällen unbedingt wichtig, den organischen Befund in den Vordergrund zu stellen, doch gibt es ebenfalls zahlreiche Fälle, wo dem subjektiven Befinden der höhere Stellenwert gebührt.

Für den Arzt ist es ungewohnt und kostet auch viel Zeit, das Krankheitsgefühl des Patienten mehr zu berücksichtigen, anstatt sich allein um die somatische Krankheit zu kümmern. Ein Hilfsmittel ist durch die systematische Erfassung der Körperbeschwerden, z. B. durch den GBB, gegeben, wodurch andere übliche Diagnoseinstrumente ergänzt werden.

Natürlich kann ein Fragebogen nicht das Gespräch ersetzen, aber unter den geschilderten Umständen eröffnet eine solche systematische Erhebung von Körperbeschwerden oft erst die Möglichkeit, ein Gespräch, das über die systemorientierte Frage-Antwort-Form hinausgeht, zu führen.

„Jedem Arzt schwebt das Gefühl vor, Krankheiten zu heilen“ (Weiner 1983); dies ist zum einen nicht immer möglich und zum anderen hilft es einem Patienten nicht, der an keiner nachweisbaren „Krankheit“ leidet, sondern an einem Krankheitsgefühl.

Ziel des Arztes sollte es sein, die subjektiven Beschwerden des Patienten zu lindern, ihm in erster Linie zu helfen. Gefordert ist die Rolle des Helfers anstatt des oft überforderten „Heilers".

Literatur

Baumann U (1972) Eine Kontrolluntersuchung zur Beschwerdenliste. Arch Psychiatr Nervenkr 216: 153—161

Beckmann D (1984) Grundlagen der Medizinischen Psychologie — Ein Lehrbuch — Verlag f. Med. Psychologie im Verl. Vandenhoeck & Ruprecht, Göttingen

Beckmann D, Scheer JW (1976) Rollenerwartungen als Determinanten des Patientenverhaltens. Schleswig-Holst Aerztebl 29: 577—585

Beckmann D, Brähler E, Braun P (1977) Zur Scheinkorrelation neurotischer Körperbeschwerden und sozialer Schichtzugehörigkeit. Z Psychosom Med Psychoanal 23: 251—261

Biskup J (1982) Die psychosoziale Situation von Koronarpatienten. Europäische Hochschulschriften. Lang, Frankfurt/Main

Brähler E (1978) Der Gießener Beschwerdebogen (GBB). Habilitationsschrift, Gießen

Brähler E, Möhlen K (1984) Psychodiagnostische Prädikatoren für die postoperative Prognose des Zwölffingerdarmgeschwürs. Psychother Psychosom Med Psychol (im Druck)

Brähler E, Scheer JW (1979) Skalierung psychosomatischer Beschwerdenkomplexe mit dem Gießener Beschwerdebogen (GBB). Psychother Med Psychol 29: 14—27

Brähler E, Scheer JW (1983) Der Gießener Beschwerdebogen (GBB) — Handbuch. Huber, Bern Stuttgart Wien

Brähler E, Beckmann D, Müller S (1977) Psychosomatische Beschwerden und Schichtzugehörigkeit. Med Psychol 3: 214—223

Brähler E, Ernst R, Klein H, Overbeck A (1983a) a) Arbeitsbericht zum DFG-Projekt „Interaktionen in familientherapeutischen Sitzungen". Gießen (unveröffentlichtes Manuskript)

Brähler E, Surrey HW, Scheer JW (1983b) b) Der Gießener Beschwerdebogen (GBB) — Tabellenband. Eigenverlag Med Psychol, Gießen

Bräutigam W, Christian P (1981) Psychosomatische Medizin, 2. Aufl. Thieme, Stuttgart

Bredenkamp J (1972) Der Signifikanztest in der psychologischen Forschung. Akademische Verlagsgesellschaft, Frankfurt

Christian P, Kropf R, Kurth H (1965) Eine Faktorenanalyse der subjektiven Symptomatik vegetativer Herz- und Kreislaufstörungen. Arch Kreislaufforsch 45: 171—194

Cohn N (1983) Psychologische Faktoren und Prozesse bei der Entstehung und dem Verlauf von psychogenem Schmerz. Psychother Psychosom Med Psychol 33: 13—19

Crago MA (1972) Psychopathology in married couples. Psychol Bul 77: 114—122

Delius L, Fahrenberg J (1966) Psychovegetative Syndrome. Thieme, Stutgart

Duss-von-Werdt J (1982) Fünfjährige Familien. Befragung von 222 Elternpaaren in der Stadt Zürich. Zusammenhänge, Bd 2. Institut für Ehe und Familie, Zürich

Eysenck HJ (1961) Smoking, personality and psychosomatic disorders. J Psychosom Res 7: 107—130

Fahrenberg J (1965) Ein itemanalytischer Fragebogen funktionell körperlicher Beschwerden (VELA). Diagnostica 11: 141—153

Fahrenberg J (1969) Körperlich funktionelle Beschwerden und Persönlichkeitsmerkmale. Nervenarzt 40: 111—116

Fahrenberg J (1975) Die Freiburger Beschwerdeliste FBL. Z Klin Psychol 4: 79—101

Fahrenberg J (1979) Das Komplementaritätsprinzip in der psychophysiologischen Forschung und psychosomatischen Medizin. Z Klin Psychol Psychother 27: 151—167

Fleckenstein G (1976) Zur Selbstbeurteilung aktueller psychosomatischer Beschwerden — Ein experimenteller Beitrag. Z Klin Psychol 5: 109—123

Förster J (1979) Körperliche Beschwerden bei Ehepaaren. Familiendynamik 4: 282—295

Fordyce WE (1976) Behavioral methods for chronic pain and illness. Mosby, St. Louis

Friedrich R (1981) Aspekte der psychischen Adaptation an einem implantierten Herzschrittmacher — unter besonderer Berücksichtigung der Bewältigungs- und Abwehrmechanismen. Haag & Herchen, Frankfurt

Gellermann G (1976) Zusammenhänge zwischen physiologischen Variablen und Fragebögen bei psychiatrischen Patienten. Psychologische Diplomarbeit, Marburg

Hampel R, Fahrenberg J (1982) Die Freiburger Beschwerdenliste FBL. Gruppenvergleiche und andere Studien zur Validität. Forschungsbericht Nr. 7 des Psychologischen Instituts, Freiburg

Hell D (1982) Ehen depressiver und schizophrener Menschen. Eine vergleichende Studie an 103 Kranken und ihren Ehepartnern. Springer, Berlin Heidelberg New York

Höck K, Hess H (1975) Der Beschwerdefragebogen (BFB) — Ein Siebtestverfahren der Neurosendiagnostik für Ärzte und Psychologen. VEB Deutscher Verlag der Wissenschaften, Berlin

Hönmann HJ, Schepank H, Riedel P (1981 a) Beschwerden bei psychisch Gesunden und Kranken in der Allgemeinbevölkerung. Vortrag beim Kongreß des DKPM, Berlin

Hönmann HJ, Schepank H, Riedel P, Schmidt G (1981 b) Die Beschwerden der psychisch Gesunden. Verh Dtsch Ges Inn Med 87: 1238

Kasielke E (1982) Neurosenklassifikation. VEB Deutscher Verlag der Wissenschaften, Berlin

Kerekjarto M von, Meyer AE, Zerssen D von (1972) Die HHM-Beschwerdenliste bei Patienten einer internistischen Ambulanz. Z Psychosom Med Psychoanal 18: 1—16

Kokott HJ (1980) Aufarbeitung des Umkircher Dokumentationssystems mit einer Beispielauswertung zu einer körperlichen Beschwerdeliste — unter weiterer Berücksichtigung der Beziehungen zwischen einigen Fragebögen und Tests. Psychologische Diplomarbeit, Universität Freiburg

Kury H (1977) Kreuzvalidierung der Freiburger Beschwerdenliste (FBL.W) Z Klin Psychol 6: 203

Lorr M, Rubinstein AE (1955) Factors descriptive of psychiatric outpatients. J Abnorm Soc Psychol 51: 514

Meldmann J (1970) Diseases of attention and perception. Pergamon, Elmsford, N. Y.

Merskey H, Spear FG (1967) Pain, psychological and psychiatric aspects. Balliere, Tindall & Casell, London

Mikula G, Stroebe W (Hrsg) (1977) Sympathie, Freundschaft, Ehe. Huber, Bern

Möhlen K, Brähler E (1984) Beschwerdebild und Selbstkonzept von Patienten mit Ulcus duodeni vor und 4 Jahre nach einer Operation. Z Psychosom Med Psychoanal (im Druck)

Netter P (1981) KFA von funktionellen Beschwerden bei Spontanangabe und standardisierter Befragung. In: Janke W (Hrsg) Beiträge zur Methodik in der differentiellen, diagnostischen und klinischen Psychologie. Hein, Königstein/Ts., S 393

Ovenstone J (1973 a) The development of neurosis in the wives of neurotic men. Part I: Symptomatology and personality. Br J Psychiatry 122: 35

Ovenstone J (1973 b) The development of neurosis in the wives of neurotic men. Part II: Marital role functions and marital tension. Br J Psychiatry 122: 711

Schmidt-Atzert L, Kutscher R, Reizammer J (1983) Körpersymptome bei semantisch ähnlichen und unähnlichen Emotionen. Z Exp Angew Psychol 30: 458—473

Siefen G (1983) Psychosoziale und gesundheitliche Veränderungen nach Operationen am offenen Herzen (Ein-Jahres-Katamnese). Medizinische Dissertation, Gießen

Sternbach RA (1973) Pain patients, traits and treatment. Academic Press, New York

Sternbach RA (1978) Clinical aspects of pain. In: Sternbach RA (ed) The psychology of pain. Raven, New York, p 241

Weiner H (1983) Gesundheit, Krankheitsgefühl und Krankheit — Ansätze zu einem integrativen Verständnis. Psychother Psychosom Med Psychol 33: 15—34

Zenz H (1971) Empirische Befunde über die Gießener Fassung einer Beschwerdenliste. Z Psychother Med Psychol 21: 8—13

Zenz H, Marschall P, Balzer-Böken B (1983) Untersuchungen über Leistungsverhalten und körperliches Wohlbefinden von Schülern. Forschungsbericht der Abteilung Medizinische Psychologie der Universität Ulm

Zerssen H von (1971) Die Beschwerdenliste als Test. Therapiewoche 21: 1908—1914

Zerssen H von (1976) Beschwerden-Liste. Beltz, Weinheim

Sachverzeichnis

Erste Schritte in der Psychotherapie

Erfahrungen von Medizinstudenten, Patienten und Ärzten mit Psychotherapie
Michael Balint als Lehrer

Herausgeber: **W. Bräutigam, W. Knauss, H.H. Wolff**
Mit Beiträgen zahlreicher Fachwissenschaftler

1983. VIII, 188 Seiten. DM 52,–. ISBN 3-540-12773-9

Psychotherapie-Manual

Sammlung psychotherapeutischer Techniken und Einzelverfahren

Herausgeber: **M. Linden, M. Hautzinger**

Mitherausgeber: L. Blöschl, N. Hoffmann, A.J. Rush, H.C. Steinhausen, L. Süllwold

1981. XVIII, 320 Seiten. DM 48,–. ISBN 3-540-10683-9

Psychotherapie in der Klinik

Von der therapeutischen Gemeinschaft zur stationären Psychotherapie

Herausgeber: **H. Hilpert, R. Schwarz, F. Beese**
Mit Beiträgen zahlreicher Fachwissenschaftler
Mit einem Geleitwort von W.T. Winkler

1981. XII, 215 Seiten. DM 42,–. ISBN 3-540-10428-3

H. Strotzka

Psychotherapie und Tiefenpsychologie

Ein Kurzlehrbuch

2., unveränderte Auflage. 1984. X, 299 Seiten. DM 39,–. ISBN 3-211-81810-3

Familientherapie und Familienforschung

Herausgeber: **O. Bach, M. Scholz**
Mit Beiträgen zahlreicher Fachwissenschaftler

2. Auflage. 1982. 32 Abbildungen, 168 Seiten. DM 28,–. ISBN 3-211-95803-7
Vertriebsrechte für die sozialistischen Länder: S. Hirzel Verlag, Leipzig

Interaktion in der Familie

Herausgeber: **E.J. Brunner**
Mit Beiträgen zahlreicher Fachwissenschaftler

1984. 4 Abbildungen, 12 Tabellen. XIV, 320 Seiten. DM 44,–. ISBN 3-540-13031-4

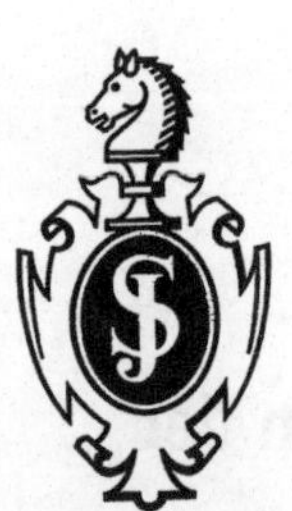

Springer-Verlag
Berlin
Heidelberg
New York
Tokyo